药师处方审核培训系列教材（案例版）

高警示药品处方审核要点

广东省药学会　组织编写

总 主 审　郑志华（广东省药学会副理事长兼秘书长）

　　　　　　魏　理（广东省药学会药物治疗学专委会副主任委员）

总 主 编　吴新荣（广东省药学会药物治疗学专委会名誉主任委员）

　　　　　　王若伦（广东省药学会药物治疗学专委会主任委员）

副总主编　刘　韬（广东省药学会药物治疗学专委会副主任委员）

　　　　　　王景浩（广东省药学会药物治疗学专委会副主任委员）

　　　　　　郑锦坤（广东省药学会药物治疗管理专家委员会副主任委员）

主　　编　杨　晨（中国人民解放军南部战区总医院）

副 主 编　安会杰（中国人民解放军南部战区总医院）

　　　　　　麦海燕（中山大学附属第三医院）

　　　　　　陈　新（中国人民解放军南部战区总医院）

　　　　　　黄琳琅（中国人民解放军南部战区总医院）

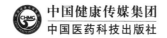

中国健康传媒集团

中国医药科技出版社

内容提要

本书是"药师处方审核培训系列教材（案例版）"之一。高警示药品属于需要重点监测的一类药物。本书共分为四章，其中第一章概述了高警示药品；第二章介绍了高警示药品用药错误的危害、用药错误风险因素及八种高警示药品用药错误类型；第三章则根据新编药物学的药学分类，详细介绍了各类高警示药品的用药情况、用药错误风险因素及方法措施、常见处方审核案例；第四章介绍了高警示药品在特殊人群中的应用概况。本书帮助广大药师更快捷、更准确进行高警示药品处方审核工作，同时为参与相关药物治疗的护士及青年医师提供用药参考，更好地保障患者用药安全。

图书在版编目（CIP）数据

高警示药品处方审核要点 / 杨晨主编 .—北京：中国医药科技出版社，2024.5

药师处方审核培训系列教材（案例版）

ISBN 978-7-5214-4659-3

Ⅰ.①高… Ⅱ.①杨… Ⅲ.①药品 – 处方 – 检查 – 岗位培训 – 教材 Ⅳ.① R97

中国国家版本馆 CIP 数据核字（2024）第 101723 号

美术编辑 陈君杞

版式设计 友全图文

出版　**中国健康传媒集团**｜中国医药科技出版社

地址　北京市海淀区文慧园北路甲 22 号

邮编　100082

电话　发行：010-62227427　邮购：010-62236938

网址　www.cmstp.com

规格　710 × 1000 mm $^1/_{16}$

印张　16 $^1/_2$

字数　271 千字

版次　2024 年 12 月第 1 版

印次　2024 年 12 月第 1 次印刷

印刷　大厂回族自治县彩虹印刷有限公司

经销　全国各地新华书店

书号　ISBN 978-7-5214-4659-3

定价　**58.00 元**

获取新书信息、投稿、为图书纠错，请扫码联系我们。

编 委 会

邱　洪（中国人民解放军联勤保障部队第 925 医院）

林鸿举（中国人民解放军南部战区总医院）

胡丽辉（中国人民解放军南部战区总医院）

秦译炜（中国人民解放军南部战区总医院）

徐乐加（中山大学附属第三医院）

黄笑芳（中国人民解放军南部战区总医院）

萧伟斌（中国人民解放军南部战区总医院）

谢又佳（中国人民解放军南部战区总医院）

写给读者的话

亲爱的读者们：

在这个医疗健康领域发展日新月异的时代，我们自豪地呈献给您——《药师处方审核培训系列教材（案例版）》；它既是广大药师对自身角色定位和转变的深刻理解，更是药学服务与实践经验的无私分享。

随着"健康中国"战略的深入推进，医疗卫生服务体系正经历着一场深刻的变革。药师，已从传统的调剂小角色，转向以患者为中心、提供全方位药学服务的新身份，成为人民大众安全、合理用药的重要守护者。

2018年，国家卫生健康委员会办公厅等联合发布的《医疗机构处方审核规范》，将广大医院药师确定为处方审核工作第一责任人，赋予了我们新的使命。这不仅是对药师专业地位的认可，也对药师服务水平提出了更高要求。

在这样的大背景下，广东省药学会及时顺应国家政策导向，满足药师同仁的迫切需求，率先在全国开展"处方审核能力"培训工作。自2018年7月开办全国第一个"审方培训班"起，我们先后组织了由资深药师组成的师资团队、出版了标准的"培训教材"、构建了系统的处方审核培训体系，在全省乃至全国范围内，开展了全方位、多模式处方审核培训。同时，为了满足基层特别是边远地区广大药师的审方培训需求，我们还开辟了线上培训渠道。截至2024年8月，已为全国各省市培训了超过20000名合格的审方药师，约占我国医院药师总人数的4%。基于我们审方培训项目的规范性、实用性，培训效果得到业界充分认可，深受广大药师欢迎，被亲切称为"广式审方培训"。经过培训的药师成为各地、各单位的审方骨干乃至培训老师。

为了规范和引领处方审核培训项目的深入开展，广东省药学会相继发布了《广东省药师处方审核能力培训标准》《处方审核标准索引》（2023年更新），并出版了国内首部审方教材《药师处方审核培训教材》以及配套的《临床处方审核案例详解丛书》。

在历时5年2个月、累计45期线下审方班以及药师自发的线上学习教学实践中，我们的培训专家们收集了大量宝贵的问题处方案例，这些案例对于提升审方药师的处方分析能力和技能具有重要的参考价值。因此，广东省药学会组织了各大医院的专业团队，在处方审核理论丛书的基础上，结合丰富的实战经验，增加了更多、更有代表性的典型案例分析和练习试题，共同编写了这套《药师处方审核培训系列教材（案例版）》。

本套教材可以当作《药师处方审核培训系列教材》的延伸学习材料，内容广泛而全面，实用性强。它不仅介绍了药师审方工作所涉及的法律、法规，审方药师的职责、规范的操作流程，审方所需的检索工具；还概述了各类系统疾病的药物使用原则、不同给药途径、不同应用类别药物的药理、药效学理论；更重要的是，陈述了案例的客观资料，总结了案例特征，并以药品说明书为基础，结合相关"指南"或"专家共识"，全面系统地分析了处方中药物使用的合理性及存在的问题。并列举了各类具有代表性的处方审核真实案例，对案例进行了问题提出、处方分析、干预建议的首创"三步式案例教学"，力求做到科学、规范、实用，真正做到给读者"授人以渔"的师者用心。

书中还提供了大量练习题，并附上答案。通过学习，能够使一线药师得到现场培训的效果，从而更有针对性地提升了药师独立学习、分析问题以及解决问题的思维和实战技能，使他们成为审方骨干。这种理论和案例充分结合的编写模式，也是本丛书的一大特色。

习题集中的不少案例来源于参加国内和广东省内举办的各期审方药师培训班的优秀学员在作业练习中提交的真实案例，具有很高的实用参考价值。在此，我们对所有贡献智慧和经验的学员表示衷心的感谢！

此外，本书也可作为临床药师、临床医师（特别是基层医疗机构年轻的医务人员）、护士、临床药学专业学生的宝贵参考资料。

我们深知，基于医药科技的迅猛发展和编者的知识、能力所限，本丛书所述的案例及机制分析可能存在滞后情况，有些案例的分析和干预建议可能存在一定程度的主观性和局限性。在此，恳请医药学界的专家和广大读者不吝赐教，提出宝贵的批评和指正，以便我们在再版修订时改进、完善。

最后，感谢您选择《药师处方审核培训系列教材（案例版）》。我们承诺，将继续致力于提供高质量的药学教育资源，以支持药师队伍的成长和药学服务水平的提升。

总编组

前　言

　　高警示药品是指一旦使用不当发生用药错误，会对患者造成严重伤害，甚至会危及生命的药品，在我国最初称为"高危药品""高危药物"或"高警讯药物"。这类药品具有药理作用显著且治疗窗窄、用药错误易造成严重后果、不良反应发生频率高且严重、给药方法复杂等特点，是需要重点监测的一类药物。

　　鉴于高警示药品是用药安全的防范重点，为保障患者权益，促进临床合理用药，对使用此类药品的处方审核成为药师的工作重点，各医疗机构也逐步提高重视程度。同时，为规范医疗机构处方审核工作和高警示药品管理工作，国家卫生健康委员会联合多部门发布了系列文件。2018年发布的《医疗机构处方审核规范》，明确药师是处方审核工作的第一责任人，并对处方审核的基本要求、审核依据和流程、审核内容、审核质量管理及培训等提供指引；2020年制定的《关于加强医疗机构药事管理　促进合理用药的意见》，再次明确要强化药师或其他药学技术人员对处方的审核，所有处方均应当经审核通过后方可进入划价收费和调配环节。2022年出台的《关于进一步加强用药安全管理提升合理用药水平的通知》指出要加强重点药品使用管理。医疗机构要建立高警示药品、易混淆药品管理制度，对本机构内高警示药品及多个规格、看似、听似的易混淆药品，分别存放并设置警示标识。加强对各科室部门和医务人员的培训，使其能够准确识别；在药品调配交接以及发放使用时，医务人员要互相提醒，向患者做好用药教育，注意防范误选误用。高警示药品处方审核作为处方审核的重要内容，在减少用药不良事件或不良反应事件的发生及促进合理应用上发挥着重要作用。

　　《高警示药品处方审核要点》是一部介绍高警示药品基本情况及处方审核要点的专业书籍。在广东省药学会的指导与组织下，一批长期从事药品处方审核的药学专家，根据高警示药品的特点，从工作实践出发，围绕高警示药品治疗处方审核中常见、多发、易错的问题进行调研和撰写。本书既有理论研究、药品介绍，也有案例解析与课后习题，通过理论与实际相结合的方式，帮助广大药师更快捷、更准确进行高警示药品用药审核工作，同时为参与相关药物治疗的护士及青年医师提供用药参考，更好地保障患者用药安全。

由于作者知识水平与实践经验有限，不免存在一定程度的局限性和主观性，造成纰漏。恳请各位专家学者和读者朋友给予批评指正，以便再版修订时改正。

编 者
2024年4月

目 录

第一章 总论

第二章 高警示药品用药错误概述

第三章　高警示药品审方要点

第四章 高警示药品在特殊人群中应用概况

第一章 总 论

第一节 高警示药品发展概述

一、国外高警示药品发展概述

20世纪90年代，美国安全用药协会（Institute for Safe Medication Practices，ISMP）在对药物使用错误的案例进行分析时发现，由于药物使用错误导致的医疗事故是对患者健康造成影响最为普遍的原因之一。1995—1996年，美国ISMP开展了关于何种药品在何种情况下会对患者健康造成伤害的研究，共有161个医疗机构参与调查。结果发现多数致死或使患者受到严重伤害的药物差错是由少数特定药物所引发的。由此，美国ISMP首次提出了高警示药品（high-alert medication）的概念。

2001年，美国ISMP明确了高警示药品的概念，即若使用不当，会对患者造成严重伤害，甚至会危及生命的药品。同时确定了5类高警示药品：胰岛素制剂、安眠药及麻醉剂、注射用浓氯化钾或磷酸钾、静脉用抗凝药（肝素）、高浓度氯化钠注射液。2003年，根据收集到的用药错误案例、相关专业人员提交的报告和专家意见反馈，美国ISMP第一次公布了高警示药品目录（19类高警示药品）。同年，美国医疗机构联合评审委员会提出了确保医疗安全的六大目标，第三个目标即为"提高患者应用高警示药品的安全性"。至此，美国各级医疗机构均制定了一系列关于高警示药品的规范化管理措施。

随着对药品用药错误、不良反应/事件的持续收集分析，以及新药品种和剂型的不断增加，高警示药品目录也在持续更新。美国ISMP分别于2008年（19类13种高警示药品）、2012年（22类10种高警示药品）、2014年（22类12种高警示药品）对高警示药品目录进行修订。随后又根据应用场景的不同，将高警示药品目录分为"急诊医疗服务（acute care settings）""长期医疗服务（long-term care settings）""社区及门诊医疗服务（community and ambulatory care settings）"三部分，目前执行的版本分别发布于2018年（21类12种高警示药品）、2021年（9类8种高警示药品）、2021年（9类7种高警示药品）。

高警示药品概念已被多个国家和地区广泛接受。一些国家在此基础上制定了针对本国情况的高警示药品目录及管理策略并建立了相应的评价体系，如新加坡建立了一个多中心、多学科的高警示药品协作组织，该组织由药师、护士、临床医师以及6个来自基层和急救护理机构的临床服务和质控人员组成，通过"计划-学习-行动"，周期性推进高警示药品工作。英国、加拿大、澳大利亚把预防用药错误（medication error，ME）作为高警示药品管理的主要措施，建立了较成熟的ME报告与管理体系，针对ME高发的处方（医嘱）开具、药品存储调配与发放、药品使用与监测等环节进行了大量研究，并逐步完善管理措施。

二、国内高警示药品发展概述

我国医疗机构对高警示药品的安全使用问题非常重视。20世纪末，一些医药专家已经意识到某些药品在使用中存在高风险，并发展出了高风险药品的理念。

2008年，国家食品药品监督管理局药品不良反应监测中心发布了高风险品种"风险管理计划"推进行动。

2009年，卫生部发布的《医疗机构药学部门的建设与管理指南》和《卫生部医院药事管理检查项目与评价标准》中，明确提出医疗机构要加强高警示药品管理。

2011年，卫生部、国家中医药管理局、总后勤卫生部联合颁布的《医疗机构药事管理规定》中明确定义了用药错误，并提出医疗机构应当建立用药错误监测报告制度。2012年颁发的《三级综合医疗机构评审标准实施细则》中要求医疗机构应制定用药错误报告制度，建立调查处理程序，实施整改措施，同时高警示药品管理被纳入等级医院评审。国内将预防用药错误作为高警示药品管理的主要措施，以便有效防范药物伤害。

2012年，为切实加强高警示药品管理，参照美国ISMP 2008年公布的高警示药品目录，同时结合我国医疗机构用药实际情况，中国药学会医院药学专业委员会用药安全项目组制定了《高危药品分级管理策略及推荐目录》，推荐了高警示药品专用标识，并提出"金字塔式"的A、B、C三级管理策略。

2014年，合理用药国际网络（International Network for Rational Use of Drugs，INRUD）中国中心组临床安全用药组、中国药理学会药源性疾病学专业委员会和中国药学会医院药学专业委员会汇集临床医学、药学、护理学、循证医学/流行病学、管理学及法学等多学科专业人士，历经数次专家论证，发布了《中国用药错误管理专家共识》。该共识根据错误是否发生、对患者是否造成伤害以及对患者造成伤害的严重程度将用药错误从A到I分为9级，并对用药错误的风险因素，用药错误的处置、报告、监测与信息利用，用药错误的防范策略及医务人员的职责进行明确，对后续高警示药品相关问题的政策制定具有指导意义。

2015年，基于遵从英文原文语义、切合管理文化以及方便对患者进行用药交代、避免歧义等多方面考虑，中国药学会医院药学专业委员会对我国之前使用的"高危药品""高危药物""高警讯药物"，统一定名为"高警示药品"。同时，基于全国23家医疗机构医务人员参与的高警示药品目录遴选调研项目，借鉴美国ISMP高警示药品目录，结合我国国情，制定了我国第一版《高警示药品推荐目录》，共收录了24类14种高警示药品。

2017年，《中国高警示药品临床使用与管理专家共识》《高警示药品用药错误防范技术指导原则》先后发布。

2019年，中国药学会医院药学专业委员会根据收到的反馈意见，结合我国用药错误报告和医务人员调查，删除了2个药品种类和1个药品品种，加注了药品规格和给药途径，形成了第二版《高警示药品推荐目录》，共包含22类13种高警示药品。该目录更加科学合理，是目前全国各地医疗机构制定本级高警示药品目录的最重要的参考之一。

2017年至2020年，关于用药错误各个具体环节的专家指导原则陆续发布，如《处方环节用药错误防范指导原则》《盒装药品发药设备应用环节用药错误防范指导原则》《与药品说明书有关的用药错误防范指导原则》《病区药品储存环节用药错误防范技术指导原则》《医疗机构药品条码技术应用相关用药错误防范指导原则》。标志着我国用药错误的防范管理逐步向高警示药品"用药零风险"方向迈进。

第二节　高警示药品遴选与推荐目录

药品种类和品规众多，目前仅国内上市的药品已达数十万个。采用何种依据在众多品种中确定高警示药品，是专家学者持续高度关注的问题。我国医疗机构最初参考美国ISMP高警示药品目录进行高警示药品管理，但该目录和我国实际用药情况存在脱节：有些药品在中国未上市，而一些在我国医疗实践中存在严重用药风险的药品并未列入目录。因此，2014年起，中国药学会医院药学专业委员会用药安全专家组启动了中国高警示药品目录制定工作，并于2015年和2019年先后两次发布中国高警示药品推荐目录，成为各医疗机构制定高警示药品目录的重要参照，也为设计合理的遴选方案和流程提供了宝贵的经验。

一、高警示药品遴选原则

基于高警示药品的定义，其遴选应符合下列条件之一：

1.药理作用显著，治疗窗较窄，用药错误易造成严重后果；

2.药品不良反应发生频率高且严重；

3.给药方法复杂或特殊途径给药，需要专门监测；

4.易发生药物相互作用或易与其他药品发生混淆；

5.其他易发生用药错误或发生用药错误后易导致严重不良后果。

在遴选高警示药品时应注意下列情况的区分：一是将用药错误造成的损害与药品不良反应进行区分，二是对用药错误的轻重程度进行区分。

二、高警示药品目录遴选的一般步骤

1.宣传教育，提高科学认知　目录遴选工作顺利开展的前提是医务工作者有充分的认知和足够的重视。因我国起步较晚，目前许多医务工作者对高警示药品仍缺乏科学认知。因此，在遴选高警示药品目录前，通过举办研讨会、发放资料等形式做好宣教工作，是非常必要的。

2.收集数据，形成待选目录　首先应明确高警示药品的遴选原则。其次，信息是决策的基础，在遴选高警示药品时，应尽可能全面地查询检阅和收集药品的不良反应、用药错误等不良事件信息，搜索相关文献及调查报道，参考各级已公布的高警示药品目录。最后，结合本级医院药品供应目录进行逐一筛选,制定高警示药品待选目录。

3.专家调查,充分咨询论证 通过德尔菲法进行多轮意见征询,得到基于理论、实践经验的群决策。将待选目录以问卷调查的形式,发放给全院临床科室专家和一线医务人员。依据其工作经验,对待选目录中药品的风险程度进行打分,将被调研者对待选药品的熟悉程度作为权重,同时提出品种删除和增补建议。收集问卷,整理意见,调整问卷后下发进行再次征询意见,请医务人员依据综合意见修改自己的原有意见,往复循环,逐步取得较一致的结果。

4.确定目录,达成一致意见 由统计专家根据采集数据进行整理统计,获得每种待选药品风险程度的加权平均值,制定高警示药品目录。为保证目录的相关性和完整性,将制定的目录发给临床工作人员、用药安全相关专家进行审阅把关。在综合各成员意见的基础上形成趋于一致的目录。

三、国外高警示药品目录

美国高警示药品目录是根据提交给ISMP国家用药错误报告计划的用药错误报告、文献报道的造成伤害的用药错误案例、识别最常造成伤害的药物研究以及从业人员和安全专家的意见生成。2003年美国ISMP开始正式公布高警示药品目录(19类高警示药品)。目前,ISMP将高警示药品目录根据应用场景的不同分为"急诊医疗服务(acute care settings)""长期医疗服务(long-term care settings)""社区及门诊医疗服务(community and ambulatory care settings)"三部分(表1-2-1、表1-2-2和表1-2-3)。

表1-2-1 ISMP急诊医疗服务高警示药品目录(2018版)

序号	21类高警示药品
1	肾上腺素受体激动药,静脉注射(如肾上腺素、去氧肾上腺素、去甲肾上腺素)
2	肾上腺素受体拮抗药,静脉注射(如普萘洛尔、美托洛尔、拉贝洛尔)
3	麻醉药,普通、吸入或静脉注射(如丙泊酚、氯胺酮)
4	抗心律失常药,静脉注射(如胺碘酮、利多卡因)
5	抗血栓药 抗凝药(如华法林、低分子肝素、普通肝素) 口服抗凝药和凝血因子Xa抑制剂(如达比加群、利伐沙班、阿哌沙班、依度沙班、贝曲沙班、磺达肝癸钠) 直接凝血酶抑制剂(如阿加曲班、比伐卢定、达比加群) 糖蛋白IIb/IIIa抑制剂(如依替巴肽) 溶栓药(如阿替普酶、瑞替普酶、替奈普酶)

序号	21类高警示药品
6	心脏停搏液
7	化疗药（非肠道或口服途径）
8	高渗葡萄糖注射液（20%或以上）
9	腹膜和血液透析液
10	硬膜外或鞘内用药
11	强心药，静脉注射（如地高辛、米力农）
12	胰岛素（皮下或静脉注射）
13	脂质体的药物（如两性霉素B脂质体）和传统的同类药物（如两性霉素B去氧胆酸盐）
14	中度镇静药，静脉注射（如右美托咪定、咪达唑仑、劳拉西泮）
15	小儿用口服轻中度镇静药［如水合氯醛、咪达唑仑、氯胺酮（非肠道途径）］
16	阿片类药物 　　静脉注射 　　口服（包括液体浓缩物、速释制剂、缓释制剂） 　　经皮给药
17	神经－肌肉阻滞剂（如琥珀酰胆碱，罗库溴铵，维库溴铵）
18	肠外营养制剂
19	氯化钠注射液（高渗，浓度＞0.9%）
20	100ml或更大体积的灭菌注射用水［供注射、吸入或冲洗（不含倒瓶）用］
21	磺酰脲类降糖药（口服，如氯磺丙脲、格列美脲、格列本脲、格列吡嗪、甲苯磺丁脲）

序号	12种高警示药品
1	肾上腺素，肌内注射或皮下
2	依前列醇，静脉注射
3	胰岛素U-500*
4	硫酸镁注射液
5	甲氨蝶呤（口服，非肿瘤用途）
6	注射用硝普钠
7	阿片酊
8	缩宫素（静脉注射）
9	浓氯化钾注射液
10	复合磷酸氢钾注射液
11	异丙嗪注射液
12	加压素（静脉注射或骨髓腔内注射）

注：*，需要特别强调的特定药物，注意采用不同的策略来预防这些药物发生的错误类型。

表1-2-2 ISMP长期医疗服务高警示药品目录（2021版）

序号	9类高警示药品
1	抗帕金森病药，包括卡比多巴、左旋多巴和至少含有其中一种成分的联合产品
2	抗血栓药 抗凝药（如华法林、低分子肝素、普通肝素） 口服抗凝药（如达比加群、利伐沙班、阿哌沙班、依度沙班、贝曲沙班） 直接凝血酶抑制剂（如达比加群）
3	化疗药 口服和非肠道化疗药（如卡培他滨、环磷酰胺） 口服靶向治疗和免疫治疗（如哌柏西利、伊马替尼、博舒替尼） 不包括激素治疗
4	GABA类似物，用于神经性疼痛治疗（如加巴喷丁、普瑞巴林）
5	免疫抑制剂，口服或非肠道途径（如硫唑嘌呤、环孢素、环磷酰胺、他克莫司、阿巴西普、阿达木单抗）
6	胰岛素，各种配方和强度（如U-100、U-200、U-300、U-500）
7	阿片类药物，所有给药途径（如口服、舌下、肠外、经皮），包括液体浓缩物、速释制剂、缓释制剂、与其他药物的组合产品
8	肠外营养制剂
9	磺酰脲类降糖药，口服（如氯磺丙脲、格列美脲、格列本脲、格列吡嗪、甲苯磺丁脲）
编号	8种高警示药品
1	浓缩吗啡液（20mg/ml），口服*
2	地高辛，非肠道或口服途径
3	肾上腺素，肌内注射或皮下注射
4	胰岛素U-500
5	右旋糖酐铁，非肠道途径
6	甲氨蝶呤（口服或非肠道途径，非肿瘤用途）*
7	苯妥英
8	沙库巴曲缬沙坦

注：*，需要特别强调的特定药物，注意采用不同的策略来预防这些药物发生的错误类型。

长期急性医疗服务机构和设有亚急性病房的长期医疗服务机构还应参考《ISMP急诊医疗服务高警示药品目录（2018版）》。

表1-2-3 ISMP社区及门诊医疗服务高警示药品目录（2021版）

编号	9类高警示药品
1	抗血栓药，口服或非肠道途径 抗凝药（如华法林、低分子肝素、普通肝素） 口服抗凝药和凝血因子Xa抑制剂（如达比加群、利伐沙班、阿哌沙班、依度沙班） 直接凝血酶抑制剂（如达比加群）

续表

编号	9类高警示药品
2	化疗药 　　口服和非肠道化疗药（如卡培他滨、环磷酰胺） 　　口服靶向治疗和免疫治疗（如哌柏西利、伊马替尼、博舒替尼） 　　不包括激素治疗
3	免疫抑制剂，口服或非肠道途径（如硫唑嘌呤、环孢素、他克莫司）
4	胰岛素，各种配方和强度（如U-100、U-200、U-300、U-500）
5	妊娠期禁忌用药（如波生坦、异维A酸）
6	小儿用口服轻中度镇静药（如水合氯醛、咪达唑仑、氯胺酮［非肠道途径］）
7	阿片类药物，所有给药途径（如口服、舌下、肠外、经皮），包括液体浓缩物、速释制剂、缓释制剂、与其他药物的组合产品
8	需测量的儿科液体药物
9	磺酰脲类降糖药，口服（如氯磺丙脲、格列美脲、格列本脲、格列吡嗪、甲苯磺丁脲）

序号	7种高警示药品
1	卡马西平
2	肾上腺素，肌内注射或皮下注射
3	胰岛素U-500*
4	拉莫三嗪
5	甲氨蝶呤（口服或非肠道途径，非肿瘤用途）*
6	苯妥英
7	丙戊酸

注：*，需要特别强调的特定药物，注意采用不同的策略来预防这些药物发生的错误类型。

门诊医疗服务机构（如长期照护机构、长期急性照护机构、透析机构、日间手术中心）和为其提供服务的药房还应参考《ISMP长期医疗服务高警示药品目录（2021版）》和（或）《ISMP急诊医疗服务高警示药品目录（2018版）》。

四、国内高警示药品推荐目录

我国高警示药品目录由中国药学会医院药学专业委员会用药安全专家组组织，中国医药教育协会高警示药品管理专业委员会主要成员以专家组成员身份参与，结合我国用药错误报告情况、医务人员问卷调查、医疗机构反馈意见等，参考美国ISMP高警示药品目录，通过德尔菲专家共识法进行制定。

目前执行的《高警示药品推荐目录（2019版）》共收录22类13种高警示药品，详见表1-2-4。

表1-2-4 我国高警示药品推荐目录（2019版）

序号	22类高警示药品
1	100ml或更大体积的灭菌注射用水（供注射、吸入或冲洗用）
2	茶碱类药物，静脉途径
3	肠外营养制剂
4	非肠道和口服化疗药
5	高渗葡萄糖注射液（20%或以上）
6	抗心律失常药，静脉注射（如胺碘酮、利多卡因）
7	抗血栓药（包括溶栓药、抗凝药、糖蛋白Ⅱb/Ⅲa抑制剂和降纤药）
8	口服降糖药
9	氯化钠注射液（高渗，浓度＞0.9%）
10	麻醉药，普通、吸入或静脉用（如丙泊酚）
11	强心药，静脉注射（如米力农）
12	神经-肌肉阻滞剂（如琥珀酰胆碱，罗库溴铵，维库溴铵）
13	肾上腺素受体激动药，静脉注射（如肾上腺素）
14	肾上腺素受体拮抗药，静脉注射（如普萘洛尔）
15	小儿用口服的中度镇静药（如水合氯醛）
16	胰岛素，皮下或静脉注射
17	硬膜外或鞘内注射药
18	对育龄人群有生殖毒性的药品，如阿维A胶囊、异维A酸片等
19	造影剂，静脉注射
20	镇痛药/阿片类药物，静脉注射，经皮及口服（包括液体浓缩物，速释和缓释制剂）
21	脂质体的药物（如两性霉素B脂质体）和传统的同类药物（例如两性霉素B去氧胆酸盐）
22	中度镇静药，静脉注射（如咪达唑仑）

编号	13种高警示药品
1	阿片酊
2	阿托品注射液（规格≥5mg/支）
3	高锰酸钾外用制剂
4	加压素，静脉注射或骨髓腔内注射

编号	13种高警示药品
5	甲氨蝶呤（口服，非肿瘤用途）
6	硫酸镁注射液
7	浓氯化钾注射液
8	凝血酶冻干粉
9	肾上腺素，皮下注射
10	缩宫素，静脉注射
11	硝普钠注射液
12	异丙嗪，静脉注射
13	注射用三氧化二砷

注：与《高警示药品推荐目录（2015版）》比，2019版目录删除了腹膜和血液透析液、心脏停搏液和依前列醇，加注了硫酸阿托品注射液的规格，并将加压素骨内注射的给药途径规范为骨髓腔内注射。

第三节　高警示药品分级与分类

一、高警示药品分级

为了切实加强高警示药品管理，2012年中国药学会医院药学专业委员会用药安全项目组根据高警示药品临床使用中可能造成的不良后果的严重程度，提出高警示药品管理可以采用"金字塔式"的分级管理模式（图1-3-1），制定了《高危药品分级管理策略及推荐目录》，将高警示药品分为A、B、C三级，推出高警示药品专用标识（图1-3-2）。A级是指一旦发生用药错误可导致患者死亡即风险等级最高，医疗机构必须重点管理和监护；B级是指一旦发生用药错误，会给患者造成严重伤害，但给患者造成伤害的风险等级较A级低；C级是指一旦发生用药错误，会给患者造成伤害，但给患者造成伤害的风险等级较B级低。

2023年河南中医药大学人民医院、中国医药教育协会药学服务专业委员会提出了《医疗机构高警示药品风险管理规范》的团体标准。此标准对高警示药品定义进行明确，对医疗机构高警示药品的管理要素，目录制定与分级管理，在储存、处方、调剂、使用等环节的风险管理，以及高警示药品不良反应/事件监测管理、培训管理进行了介绍，细化了A、B、C三级高警示药品的存放标识（图1-3-3），提出了《医疗机构高警示药品分级管理推荐目录》（表1-3-1）。

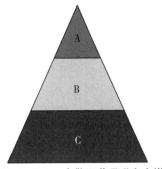

图1-3-1 高警示药品"金字塔式"
分级管理模式图

图1-3-2 高警示药品专用标识

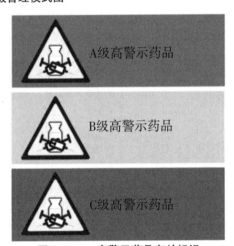

图1-3-3 高警示药品存放标识

表1-3-1 医疗机构高警示药品分级管理推荐目录（2023版）

警示级别	药物类别	代表药物
A级	高浓度电解质	10%氯化钠注射液、10%或15%氯化钾注射液、25%硫酸镁注射液
	高渗葡萄糖注射液，浓度≥20%	50%葡萄糖注射液
	胰岛素，皮下或静脉用	甘精胰岛素注射液、重组人胰岛素注射液等
	麻醉药，普通、吸入或静脉用	丙泊酚、七氟烷、依托咪酯等
	抗心律失常药，静脉用	胺碘酮、利多卡因等

续表

警示级别	药物类别	代表药物
A级	≥100ml灭菌注射用水（注射、吸入或冲洗用）	灭菌注射用水
	肾上腺素受体激动药，静脉用	肾上腺素、去甲肾上腺素等
	肾上腺素受体拮抗药，静脉用	普萘洛尔、美托洛尔、艾司洛尔等
	强心药，静脉用	去乙酰毛花苷、米力农等
	抗栓药，非肠道用	低分子量肝素、替罗非班、阿加曲班、比伐卢定、阿替普酶等
	抗肿瘤药物，静脉用	顺铂、紫杉醇、表柔比星等
	硬膜外或鞘内注射药	利多卡因（硬膜外注射）、地塞米松（鞘内注射）等
	阿片类镇痛药，静脉用	吗啡、舒芬太尼等
	造影剂，静脉用	碘海醇、碘克沙醇等
	其他	硝普钠注射液、注射用三氧化二砷、阿托品注射液（规格≥5 mg/支）、肾上腺素（皮下注射）
B级	抗栓药，口服	华法林、利伐沙班、达比加群酯等
	肠外营养制剂	小儿复方氨基酸（19AA-I）、复方氨基酸（18AA-Ⅱ）等
	抗肿瘤药物（其中的传统治疗药物及内分泌治疗药物），口服	卡培他滨、巯嘌呤、依托泊苷、阿那曲唑、他莫昔芬、氟他胺等
	神经-肌肉阻滞剂，静脉用	维库溴铵、罗库溴铵等
	茶碱类药物，静脉用	多索茶碱、氨茶碱等
	脂质体的药物和传统的同类药物	两性霉素B、两性霉素B脂质体
	中度镇静药，静脉用	咪达唑仑等
	加压素，静脉注射或骨髓腔内注射	加压素、特利加压素、去氨加压素等
	中度镇静药，小儿口服	水合氯醛
	抗心律失常药，口服	胺碘酮、美西律、普罗帕酮等
	阿片类镇痛药，经皮及口服	吗啡、羟考酮、芬太尼等
	降糖药（其中的胰岛素促泌剂、胰岛素增敏剂、双胍类、GLP-1受体激动剂）	格列美脲、瑞格列奈、吡格列酮、二甲双胍、利拉鲁肽、度拉糖肽等
	其他	万古霉素、凝血酶散、缩宫素（静脉用）、异丙嗪（静脉用）
C级	抗肿瘤药物（其中的靶向治疗药物），口服	吉非替尼、奥拉帕利、索拉非尼等

续表

警示级别	药物类别	代表药物
C级	降糖药（其中的葡萄糖酐酶抑制剂、DPP-4 抑制剂、SGLT-2 抑制剂）	阿卡波糖、达格列净、西格列汀等
	对育龄人群有生殖毒性药品，口服	阿维A、异维A酸、利巴韦林、沙利度胺等
	免疫抑制剂，口服	环孢素、他克莫司等
	抗癫痫药，口服	丙戊酸钠、卡马西平等
	其他	甲氨蝶呤（非肿瘤用途）、阿片酊、高锰酸钾外用制剂、地高辛、硝酸甘油、阿仑磷酸钠等

二、高警示药品分类

2014年出版的《高危药品临床应用指导》认为引起高警示药品风险发生的原因主要有：剂量、药物相互作用、给药途径，并结合高警示药品A、B、C三级管理模式，提出了"三级三类"分类法。其中，剂量限制类指部分高警示药品的使用剂量、给药速度有严格限制，超量或过快给药会发生严重危害甚至死亡。药物相互作用类指部分高警示药品与其他药品联合使用时，会发生药剂学、药动学或药效学等多方面的反应，如化学或物理配伍禁忌，协同效应或拮抗效应，药效相应改变或产生不良反应，有可能造成严重伤害。使用时需牢记与之有相互作用的药物，以防伤害事件的发生。给药途径类指部分高警示药品使用时对给药途径有严格限制，给药途径错误会发生严重伤害。

2017年发布的《中国高警示药品临床使用与管理专家共识》将高警示药品的风险因素进一步细分为五大类。①剂量限制类，指治疗窗较窄，给药剂量、速度应严格控制，超过剂量或速度过快会发生严重危险。②药物相互作用类，指与其他药品联合使用时，易发生药动学、药效学、性状等方面的变化，故而给患者造成严重伤害。③给药途径类，指对给药途径有严格限制，给药途径错误会发生严重伤害。④限制适应证和适用人群类，指有严格禁忌证、禁忌人群，如肝肾功能用药限制、年龄限制、特殊疾病用药限制等。不同基因型或不同种族药物代谢及药效差异大，适应证或适用人群选择错误易造成严重伤害。⑤理化性质不稳定类，指由于药品理化性质特殊，要求储存和运输的条件较为严格，否则易失效或产生毒性作用。

第四节　高警示药品管理

由于高警示药品种类繁多、风险点各异，不同区域、级别的医疗机构基础建设差别大，我国目前还没有统一的、普遍适用的高警示药品管理技术规范。但高警示药品自身属性决定了其一旦用药错误将会造成严重后果，且涉及环节众多，参与人员复杂。因此在各个环节均应采取较普通药品更严格的管理措施，建立系统的高警示药品管理体系，确保有效实施，以保证高警示药品的正确安全使用。

一、高警示药品生产管理

高警示药品生产管理与普通药品基本一致，遵守《中华人民共和国药品管理法》《药品生产质量管理规范》《药品说明书和标签管理规定》等法律规范。

药品说明书和标签作为传达药品信息的最直接方式，是广大人民群众和医务人员选择、使用药品时的重要依据。有专家建议高警示药品说明书应针对警示要点加以标注，添加警示框和专有标识加以提醒。

二、高警示药品运输、储存管理

高警示药品运输、储存属于药品经营范畴，应遵守《药品经营质量管理规范》要求，同时有一些独有特点。

高警示药品运输时，除严格执行运输操作规程，做好安保措施，确保运输过程中高警示药品的质量安全，还可在外包装箱上设置醒目标识，以防运输过程中混淆。

高警示药品储存时，应根据高警示药品分级，将药品专区专柜存放，不得随意改变位置。存放区域设置专用醒目的警示标识，药品货位标签应区别于普通药品，实行色标管理，提示医务人员正确处置。设专人负责交接、盘点、养护、账目管理等，准确执行出入库程序，严格核对品名、剂型、规格、数量、批号、效期等信息，做到药品流通数据可追溯，保证储存条件符合药品特殊要求。

三、高警示药品使用管理

高警示药品使用管理主要涉及人员为医疗机构的医药护、患者及家属，其工作职责包含高警示药品管理工作组组建，目录制定与分级管理，处方/医嘱开具、审核、调配、核对、发放与用药交代，配置、给药与监测、数据信息化、人员培训等。

1.高警示药品管理工作组组建 在医院药事管理和药物治疗学委员会可根据需要下设高警示药品管理工作小组，成员由具有相应技术职务的医学、药学、护理学及医疗管理人员组建。工作小组负责制定高警示药品相关管理制度、规范并督导实施；本级高警示药品目录遴选与定期更新、培训教育、评估处理药品不良事件等，以尽量避免或减少高警示药品用药错误造成的伤害事件的发生。临床科室可成立相应的高警示药品管理小组，负责科室的高警示药品管理。

2.高警示药品目录制定与分级管理 高警示药品目录可参考第一章"第二节高警示药品遴选与推荐目录"进行制定，高警示药品分级管理可参考第一章"第三节高警示药品分级与分类"进行"金字塔式"分级管理。

3.信息化管理 高警示药品目录确定后，药剂科与信息科协作，在医院HIS系统中增加高警示药品的提示和警示功能。具体可由药剂科负责整理基础信息，信息部门提供技术支持，建立高警示药品信息库，并与HIS整合，将提示信息、警示内容嵌入药品标签、处方、医嘱等相关表单上。如条件允许，可基于高警示药品的风险因素，增加单次最大剂量、给药途径与频率、溶媒选择、药品禁忌证、特殊人群用药提示和严重药物相互作用等内容。总之，善用医院信息系统来设置安全屏障，利用提示警示、监控管制、查询统计、计算辅助等功能，降低此类药物的用药风险。

4.医师职责 医师应掌握高警示药品的相关知识，使用高警示药品前进行充分安全性论证。开具处方/医嘱时，须核对患者信息，严格按照规定的适应证、适用人群及用法用量开具，注意标明药品通用名称、剂量、浓度、给药途径、使用时间、滴注速度等。如需超适应证、超剂量或非常规途径用药，应按医院超说明书药品备案相关规定执行。在紧急抢救等特殊情况下，口头医嘱须经至少2名处方医师确认，并由医师或护士及时记录药品名称、用药时间及用量。

5.药师职责 药师应通过自主学习、参加培训、学习专家共识等多种方式提高自身专业知识，持续关注高警示药品的新政策法规、指南共识，及时更新知识储备。组织医师、护士等进行跨学科合作，定期修订高警示药品目录及相关警讯信息，提供信息咨询及培训工作。药师应获取必要的患者信息，以便严格执行高警示药品处方/医嘱审核制度，落实高警示药品的专项处方点评工作，特别注意药品使用剂量、给药浓度、配伍禁忌、给药途径等，对不合理处方/医嘱及时进行反馈和干预。在调剂高警示药品时，药师必须认真履行"四查十对"原则，实行双人核对发药制度，确保药品调剂准确。在进行用药教育时，应提示所用药物属于高警示药品，确保护士、患者及其家属充分了解药品的使用方法、保管储存方法以及可能出现的不良反应，必要时应书面告知并提供咨询联系方式。关注高警示药品的临床应用，重视个体化给药，必要时进行药学监护和重点监测，协助临床为患者提供最适宜的药物治疗。

6.护士职责 护士应知晓高警示药品相关信息，严格遵医嘱调配，执行"三查七对"。给药前重点核对患者和药品信息，核查药品的外观、性状、完整性、效期等信息。对于静脉用药，应注意配置时限要求、配伍、溶媒选择、药物浓度、液体澄明度、静脉给药速度、换液冲管、用药间隔时间、患者用药后反应等。给药后严密观察患者状况，如果出现异常应立即采取必要措施。注意做好患者自带药物的管理。在紧急情况下执行口头医嘱时，护士应复述医师医嘱，双方确认后执行，并记录口头医嘱时间、药品名称、用法用量，提醒医师及时补开医嘱。

7.培训与用药教育 组织医务人员对于各环节发现的问题由下至上及时收集，配备具有丰富专业知识的药师，专门负责问题的汇总、解答、整理并用于后续的培训教育。强化培训和继续教育制度，落实高警示药品安全使用和管理考核机制，及时对各级医务工作者提供高警示药品相关培训，提高风险意识。

医疗、药学、护理多学科合作，通过口头教育、贴用法签、海报宣传、活页介绍、药品安全使用宣传单等多元化方式，为患者提供高警示药品用药教育与咨询服务，让患者及其家属了解用药后可能出现的不良反应和正确的处置方法，以及药品正确的保管储存方法，必要时应书面告知，避免患者滥用、误用而发生意外。

四、高警示药品相关不良事件处理

院内发生高警示药品相关不良事件时，第一时间及时处置是减轻不良后果的重要举措。坚持"可疑即报"的原则，报送医院和/或国家药品不良反应监测中心，加强高警示药品相关不良事件监测工作。组织专职药师对高警示药品相关不良事件及时进行总结分析，制定不良事件处置技术方案或临床路径，做好风险管理工作。

对于其他医疗机构的高警示药品相关不良事件，组织跨学科团队定期分析，评价本机构是否可能发生类似错误，从事故中、从别人的错误中汲取教训，检查自己的流程和管理，切实采取有效措施防止错误发生，做到防患于未然，提高风险防范意识。

五、高警示药品管理体系的持续完善

高警示药品管理工作小组定期联合医务、药学、护理对高警示药品使用环节进行全面监督，落实定期检查、抽查制度。发现问题及时要求科室整改，并在下一次的质控中进行回访，形成整个过程的良性循环，逐步将高警示药品管理工作规范化、完善化。

参考文献

［1］王秀琴，闫荟，孙世光.高警示药品管理学［M］.北京：中国科学技术出版社，2017.

［2］合理用药国际网络中国中心组临床安全用药组，中国药理学会药源性疾病学专业委员会，中国药学会医院药学专业委员会，等.中国用药错误管理专家共识［J］.药物不良反应杂志，2014（6）：321–326.

［3］合理用药国际网络中国中心组临床安全用药组，中国药理学会药源性疾病学专业委员会，中国药学会医院药学专业委员会，等.高警示药品用药错误防范技术指导原则［J］.药物不良反应杂志，2017，19（6）：403–408.

［4］中国医药教育协会高警示药品管理专业委员会，中国药学会医院药学专业委员会，中国药理学会药源性疾病学专业委员会.中国高警示药品临床使用与管理专家共识（2017）［J］.药物不良反应杂志，2017，19（6）：409–413.

［5］中国药学会医院药学专业委员会.高警示药品推荐目录（2019版）［EB/OL］.中国药学会网站，2019.［2019-5-27］https：//www.cpa.org.cn/index.php?do=info&cid=75676.

［6］ISMP List of High-Alert Medications in Acute Care Settings（2018）［EB/OL］.ISMP网站，2018.［2018-8-23］https：//www.ismp.org/recommendations/high-alert-medications-acute-list.

［7］High-Alert Medications in Long-Term Care（LTC）Settings（2021）［EB/OL］.ISMP网站，2021.［2021-6-20］https：//www.ismp.org/recommendations/high-alert-medications-long-term-care-list.

［8］ISMP List of High-Alert Medications in Community/Ambulatory Care Settings（2021版）［EB/OL］.ISMP网站，2021.［2021-9-30］https：//www.ismp.org/recommendations/high-alert-medications-community-ambulatory-list.

第二章 高警示药品用药错误概述

第一节 高警示药品的用药错误的危害

用药安全是关乎人类健康和民生的重要问题。用药错误管理是用药安全的一个重要组成部分。用药错误是指药品在临床使用及管理全过程中出现的、任何可以防范的用药疏失，这些疏失可导致患者发生潜在的或直接的损害。根据用药错误造成后果的严重程度，参考国际标准，《中国用药错误管理专家共识》将用药错误分为9级4层，详见表2-1-1。

表2-1-1　用药错误的分级与分层

用药错误	错误分级	错误程度	错误分层
客观环境或条件可能引发错误（错误隐患）	A级	错误隐患	第一层级
发生错误但未发给患者，或已发给患者但患者未使用	B级	发生错误但未造成患者伤害	第二层级
患者已使用，但未造成伤害	C级		
患者已使用，需要监测错误对患者造成的后果，并根据后果判断是否需要采取措施预防和减少伤害	D级		
错误造成患者暂时性伤害，需要采取处置措施	E级	发生错误，且造成患者伤害	第三层级
错误对患者的伤害导致患者住院或延长患者住院时间	F级		
错误导致患者永久性伤害	G级		
错误导致患者生命垂危，需采取维持生命的措施（如心肺复苏、除颤、插管等）	H级		
错误导致患者死亡	I级	发生错误，造成患者死亡	第四层级

高警示药品作为一类药品，其用药错误也可按照上述分级分层方法进行统计报告。根据定义可知，高警示药品一旦发生用药错误易对患者造成严重伤害甚至危及生命，伤害更大。根据2021年全国临床安全用药监测网收集的全国范围内上报的19585例用药错误分析发现，234例第三、四层级的严重用药错误报告中，涉及的西药中排名前三的均为催眠镇静类高警示药品。另外，高警示药品二甲双胍连续四年为用药错误报告排名前十位药物。可见，高警示药品用药错误造成的药物相关伤害的认知需要进一步加强，使用与监督管理水平有待提高。高警示药品作为医疗机构药事管理的重点工作对象，其用

药安全不容忽视，要提高医务工作者的重视度与参与度，赋能患者和家属，使之积极参与安全用药，减少药物错误相关危害的发生。

第二节　高警示药品用药错误风险因素

高警示药品用药错误是指高警示药品在临床使用及管理全过程中出现的、任何可以防范的用药错误，包括处方/医嘱的开具与传递，药品储存、调剂与分发，药品使用与监测等多个环节，涉及医、药、护、患各个角色。2021年全国临床安全用药监测网年度报告指出，引发用药错误的人员中，医师、药师和护士居前三位，引发用药错误的因素居前三位者分别是知识欠缺、疲劳和培训不足。《高警示药品用药错误防范技术指导原则》将高警示药品用药错误风险因素归纳为六类。

1.**管理因素**　未建立或落实高警示药品相关管理制度；缺乏针对高警示药品的监管措施；使用高警示药品时警示机制不充分。

2.**流程因素**　各环节未做到有效的审查核对；缺乏针对高警示药品的约束环节；患者自行使用高警示药品前用药教育不充分。

3.**环境因素**　工作环境欠佳；缺乏足够的资源落实防范措施；未设置或设置的警示标识及提示装置未起到相应作用。

4.**设备因素**　信息系统对高警示药品未进行风险提醒；高警示药品出现用药错误信号时系统未能有效拦截；设备出现误差或故障未能发现。

5.**人员因素**　疲惫、懈怠，对高警示药品缺乏风险防范意识；知识不足，培训力度不够；人员安排无法满足高警示药品管理措施需要。

6.**药品因素**　音似、形似药品；用法用量特殊或复杂，用药依从性差；患者对特殊的药品装置或剂型操作不当；药品贮藏条件特殊。

第三节　高警示药品用药错误类型

2021年全国临床安全用药监测网年度报告显示，用药错误类型排在前十位的依次为用量、品种、给药频次、数量、溶媒、适应证、给药途径、重复给药、漏给药和规格，共占所有错误类型的95.52%。高警示药品在临床使用及管理全过程的任何一个环节出现错误，都可能给患者造成严重损害。《高警示药品用药错误防范技术指导原则》将高警示药品用药错误归纳为2个错误环节和8种错误类型，详见表2-3-1。

表2-3-1　高警示药品用药错误易发环节和错误类型

错误环节	错误类型	内容
技术环节	处方错误	药物选择不当，剂量、剂型、数量、疗程不当，给药途径、时间、频次、速率不当，溶媒、浓度不当
	调剂错误	药物品种、规格、剂型、剂量、数量等与处方规定不符
	药物配制错误	未能正确配制药物
	给药技术错误	给药时使用的程序或技术不当
	用药依从性错误	患者未按要求进行治疗，用药行为与医嘱不一致
	监测错误	监测缺失、检测方法不适宜、监测数据评估不适宜
	用药指导错误	医师、药师、护士指导患者用药不正确或未指导
管理环节	药品摆放错误	药品摆放不合理导致调配、给药错误

一、处方错误

处方错误是指由于药物选择不当，剂量、剂型、数量、疗程不当，给药途径、时间、频次、速率不当，溶媒、浓度不当而引起的用药错误。《处方环节用药错误防范指导原则》指出，处方环节用药错误导致患者伤害的可能性较大，但相比其他环节错误更易被拦截。处方/医嘱环节错误将在第三章的具体药物讲解中详细分析。

二、调剂错误

（一）调剂错误类型

调剂错误是指由于药物品种、规格、剂型、剂量、数量等与处方规定不符而引起的用药错误。易发生此类错误的有：①易混淆药品，如听似、看似、一品多规、同一厂家的不同剂型的药品；②相邻位置的药品，如小针剂药品拆零盒混入其他药品；③摆药机等发药设备故障所致错误；④调剂人员的其他错误，如数量错误。

（二）调剂错误案例详解

【案例描述】

某院药师调配处方时，发现盒装药品发药设备发出的2盒"散结镇痛胶囊"中混有1盒"盐酸二甲双胍片"，立即通知设备维护人员进行检查，提醒加药药师清查槽位药品，检查是否将药品加错槽位。加药药师再次加入"盐酸二甲双胍片"时进行了观察，发现在没有人为差错的情况下，机械手错将"盐酸二甲双胍片"加入"散结镇痛胶囊"的槽位。

【案例分析】

设备维护人员在调整机械手加药脉冲时，未核对药品位置与机械手脉冲的一致性，导致机械手脉冲调整错误，将"盐酸二甲双胍片"的脉冲错调成"散结镇痛胶囊"的脉冲，造成加药错误。

【干预建议】

药房调剂自动化是医院药学发展的必然趋势，能提高工作效率，降低劳动强度，但也可能出现与设备相关的用药错误。此类错误可能发生在各种类型的药品中，而且往往很难以惯常思维溯因或通过预先排查来避免。这需要操作者和使用者秉承爱岗敬业的精神，制定并严格执行发药设备的标准操作规程；发现设备错误，应立即对异常槽位进行清理维修，通知设备维护人员和负责药师排查原因；严格执行"四查十对"，不能想当然以为机器不会出错就放松警惕。

三、药物配制错误

（一）药物配制错误类型

药物配置错误是指由于未能正确配制药物而引起的用药错误。易发生此类错误情形有：①对于音近形似的易混淆药品，未严格执行"三查七对"后进行药品配置；②经验性选取溶媒、选取体积进行配置，尤其是对溶媒有特殊要求的化疗药、中药注射剂等；③未按照正确的加药顺序进行药物混合，如营养袋配置时将电解质直接加入脂肪乳中；④药品摆放位置不当，尤其是需要在紧急情况下配置的药物。

（二）药物配制错误案例详解

【案例描述】

患者，女，79岁，因患2型糖尿病，医嘱给予生物合成人胰岛素注射液

［诺和灵 R 3ml∶300U（笔芯）］8U、三餐前皮下注射。因无配套注射笔，护士使用普通胰岛素注射器（规格：40U/ml，0.2ml 含普通胰岛素注射液 8U）代替诺和灵 R 注射笔，并根据以往使用普通胰岛素注射器经验，抽取并给患者注射了 0.2ml 诺和灵 R。约 4 小时后患者出现大汗、昏迷、呼之不应，指尖血糖 2.8mmol/L，立即静脉注射 50% 葡萄糖 40ml。约 10 分钟后患者指尖血糖为 4.4mmol/L；约 70 分钟后患者神志恢复，指尖血糖为 6.0mmol/L。

【案例分析】

胰岛素（皮下或静脉注射）是高警示药品，在《医疗机构高警示药品分级管理推荐目录（2023 版）》中属于 A 级高警示药品，过量应用会引起危及生命的低血糖。诺和灵 R 为短效胰岛素制剂，给药后 0.5 小时内起效，1.5~3.5 小时达最大效应，作用持续时间约 7~8 小时。本例用药错误是由于不同品种胰岛素间剂量换算错误所致。普通胰岛素注射器（规格：40U/ml）0.2ml 含 8U 普通胰岛素，诺和灵 R（规格：100U/ml）8U 用普通胰岛素注射器抽取应该是 0.08ml，值班护士未加换算，经验性抽取 0.2ml 诺和灵 R，使患者接受注射的诺和灵 R 的实际剂量为 20U，导致患者出现严重低血糖的生命垂危现象。

【干预建议】

建议应用胰岛素时使用配套注射器，避免因规格或剂量换算错误引起的严重不良反应。对医务人员进行胰岛素使用的规范化培训，熟悉不同厂家、不同规格胰岛素间的区别。

四、给药技术错误

（一）给药技术错误概述

给药技术错误是指由于给药时使用的程序或技术不当而引起的用药错误。医护人员引起的给药技术错误常是由于对高警示药品特点掌握不够，如给药途径、位置、溶媒、给药顺序、给药间隔、输注速度及时长等，未能严格按照规程操作；与患者沟通不足，在治疗方案更改、新入院和监护人变化时，易导致重复给药或未能选择正确的程序给药；患者行为引起的给药技术错误一般是由于用药交代不到位以及患者依从性不够。

（二）给药技术错误案例详解

【案例描述】

患者，男，60 岁，因全膝关节置换术入院。入院期间，外科住院医师在系统上开具了患者的日常维持用药，包括每12小时服用1次的抗心律失常药多非利特（该机构的电子健康系统默认安排在上午6点和下午6点给药）。夜班护士考虑到患者6点前要去手术室，所以在4点时给药。早上6点左右的术前评估中，发现患者存在重度校正Q-T间期延长，处于潜在致死性心律失常的高风险中，导致手术取消。后调查显示，患者前一天晚上服药的时间比平时晚，约在晚上10点。因此，两次抗心律失常药多非利特的用药时间间隔仅为6小时，而不是间隔12小时。

【案例分析】

多非利特作为Ⅲ类抗心律失常药，在《医疗机构高警示药品分级管理推荐目录（2023版）》中属于B级高警示药品。多非利特适用于心房颤动或心房扑动患者，血药浓度升高可引起Q-T间期延长，且呈剂量依赖性。本案例中给药护士未询问患者多非利特的最后一次给药情况，导致两次用药时间间隔仅为6小时，给药间隔时间过短，血药浓度升高，诱发心律失常。

【干预建议】

对于住院患者，尤其是刚入院的患者，护士要了解清楚患者入院前的药物服用情况，严格管理自带药品，合理安排给药时间。对于间隔12小时服用的药物，可以在既定时间点前后1小时内服用，不能提早或推迟过多。另外，医院应对医师、药师、护士均进行给药时机的相关教育和培训。

五、用药依从性错误

（一）用药依从性错误概述

用药依从性错误是指由于患者未按要求进行治疗，用药行为与医嘱不一致而引起的用药错误。药物因素、患者自身因素以及医务人员因素都会不同程度地影响患者的用药依从性，造成药物的不良反应增加，药效增加、减弱或丧失，甚至导致严重的药源性疾病。

（二）用药依从性错误案例详解

【案例描述】

患者，女，73岁，类风湿关节炎患者自行将甲氨蝶呤剂量从5mg、1次/周改为2.5mg、1次/天。14天后患者唇部及口腔黏膜出现多发溃疡伴剧烈疼痛及口干，第15天遵医嘱停药。停药后第7天实验室检查示 WBC 0.6×10^9/L，Hb 79g/L，PLT 7×10^9/L，ALT 169U/L，AST 96U/L，γ-GT 72U/L。考虑系甲氨蝶呤超剂量所致血常规三系减少。先后给予甲泼尼龙琥珀酸钠40mg、1次/天静脉滴注，0.9%氯化钠注射液100ml+盐酸利多卡因注射液漱口，重组人粒细胞刺激因子300U皮下注射，静脉滴注病毒灭活冰冻血浆225ml及单采血小板1个单位，辅以护肝、护胃、补铁、补钙等对症治疗。治疗12天后复查，WBC 8.0×10^9/L，Hb 81g/L，PLT 208×10^9/L，ALT 19U/L，AST 22U/L，γ-GT 41U/L。

【案例分析】

《医疗机构高警示药品分级管理推荐目录（2023版）》中，甲氨蝶呤片（口服，非肿瘤用途）属于C级高警示药品。甲氨蝶呤治疗类风湿关节炎的口服剂量通常为7.5~20mg，每周一次，最大不超过30mg/W。本案例中患者未依从医嘱，自行更改服药频次和剂量后，甲氨蝶呤的每周剂量从5mg提高到17.5mg，导致血药浓度过高出现骨髓造血抑制，并侵犯免疫系统。

【干预建议】

建议医生用特定的"星期几"来固定服药时间，减少患者认为是每日服用的风险。对于需要长期服用甲氨蝶呤的患者，特别是老年患者应做好用药教育，明确强调并要求患者谨遵医嘱，不要随意增加给药次数与剂量；有条件可告知患者家属正确的用法用量以便做好监督。建议患者使用分药盒，以防漏服或重服。本品大剂量或长期小剂量使用时易引起明显骨髓抑制，提醒患者定期复查血常规、肝功能和肾功能，避免发生严重不良反应。若甲氨蝶呤的周剂量>12.5mg，应提醒临床医师次日给予叶酸以拮抗甲氨蝶呤不良反应。

六、监测错误

（一）监测错误概述

监测错误是指由于监测缺失、检测方法不适宜、监测数据评估不适宜而引起的用药错误。高警示药品具有药理作用显著、治疗窗窄、药品不良反应发生频率高且严重、易发生药物相互作用等特点，使用时需要相应的监测数据以便及时调整用法用量，以免造成严重后果。

（二）监测错误案例详解

【案例描述】

患者，男，67岁，乙肝表面抗原（HBsAg）、乙肝e抗体（HBeAb）阳性，肝功能正常，确诊类风湿性关节炎。医嘱给予甲氨蝶呤片10mg/W，甲泼尼龙4mg/d治疗。七个月后，患者出现乏力、恶心、呕吐、皮肤黄染等症状，入院后确诊为药物性肝炎。

【案例分析】

《医疗机构高警示药品分级管理推荐目录（2023版）》中，甲氨蝶呤片（口服，非肿瘤用途）属于C级高警示药品。甲氨蝶呤具有免疫抑制作用，对肝脏有潜在毒性，普通患者常常出现肝损害，这可能是叶酸匮乏使肝细胞代谢失常所致。但乙肝携带者可能同时存在另一种机制，即处于免疫监视状态下的乙肝病毒由于机体免疫系统被抑制，免疫稳态被打破，诱使乙肝病毒大量复制，肝细胞被破坏。同时由于叶酸代谢异常，肝细胞修复功能减弱，使肝细胞破坏加速。因此，甲氨蝶呤对于乙肝携带者的肝脏存在双重威胁，必须监测肝功能。

【干预建议】

建议风湿病患者在使用甲氨蝶呤之前进行乙肝病毒筛查。若乙肝病毒呈阳性者，请慎重使用甲氨蝶呤；确需使用者，应避免与其他细胞毒性药物联用，定期监测肝功能、乙肝病毒DNA拷贝数；若患者是肝功能、肾功能不全或年龄>50岁的HBsAg阳性患者应避免使用甲氨蝶呤。

七、用药指导错误

（一）用药指导错误概述

用药指导错误是指由于医师、药师、护士在指导患者用药时，指导不正确、指导信息传递不完整或未指导而引起的用药错误。目前医疗机构常用的形式是口头交代加文字交代。口头交代是指药师通过一对一的形式，用语言对患者进行讲解提醒，必要时还可请患者复述，具有重点突出、互动加深理解记忆、易引起患者重视等优势。文字交代是指通过给患者发送纸质/电子用药指导单，对患者所用药品的用法、用量、注意事项等相关使用信息进行逐一交代，具有清晰明了、节省时间、方便信息准确无误传递与保存等优点。

（二）用药指导错误案例详解

【案例描述】

一名25日龄男性新生儿，因疑诊先天性心脏病，欲行心脏超声检查，医师开具10%水合氯醛合剂10ml，注明检查前口服2ml（相当于水合氯醛0.2g）。患儿家长取药时药师仅口头交代口服2ml，而未书面标明用法用量。检查前患儿家长将10ml水合氯醛全部给患儿服下，导致患儿在超声检查期间出现呼吸暂停。给予气管插管及静脉滴注氨茶碱，次日改为鼻导管吸氧，6日后患儿病情好转出院。

【案例分析】

水合氯醛溶液是小儿口服用中度镇静药，在《医疗机构高警示药品分级管理推荐目录（2023版）》中属于B级高警示药品。作为短效中枢性镇静催眠药，水合氯醛溶液因起效快、药效持续时间短、代谢迅速、无蓄积，多用于儿科某些临床检查前患儿的镇静、催眠。若单次用量过大或短时间用药过多，可发生急性中毒，导致中枢神经及心血管功能受抑制，并伴有肝肾损伤。在本案例中，由于医院门诊药房水合氯醛合剂的最小包装为10ml，医师只能按此规格开具处方。其次，发药环节中药师未标注正确的服药剂量，仅做口头交代，不能保证患儿家长正确理解。

【干预建议】

升级医院信息系统，规定临床医师应按照患儿实际用量开具处方，设置单次极量上限；如需做两次以上检查，医师需分别开具处方，每张处方为单次用量，并注明服用时间；药师应按照患儿体重核准用量，审核处方无误后方可进行调配，如有疑问先联系医师修改或再次签字确认；进行用药交代时，遵医嘱进行口头交代和书面标明用法用量，可让患儿家长复述以确保正确理解。

八、药品摆放错误

（一）药品摆放错误概述

药品摆放错误是指由于药品摆放不合理导致调配错误、给药错误、药品失效等引起的用药错误。导致药品摆放错误的因素有：①存放区域不当，如药品储存未设置专门或相对集中的区域、环境不符合要求；②分类存放错误，如内服药、注射剂和外用药等未分类存放或混放；③存放位置设置错误，如药名相近、读音相似、包装相似、一品多规等易混淆药品设置存放在相邻的位置；④未按规定粘贴标识，如未按规定粘贴信息完整的药品标签及警示标识；⑤归位错误，如将甲药品放在乙药品的位置；⑥混装错误，如同一种药品有多个批号时，未按照有效期远近顺序存放，增加药品过期风险。

（二）药品摆放错误案例详解

【案例描述】

在叙利亚某省的一个地区疫苗分发中心，阿曲库铵安瓿被放在了疫苗接种包内，并发给了于次日开展麻疹运动的四个疫苗接种小组。由于阿曲库铵安瓿与麻疹疫苗稀释剂的包装颜色相同，接种人员错把阿曲库铵当成稀释剂用于稀释麻疹疫苗。最终导致15例年龄小于2岁的儿童死亡。

【案例分析】

阿曲库铵作为神经-肌肉阻滞剂是高警示药品，其静脉途径用药在《医疗机构高警示药品分级管理推荐目录（2023版）》中属于B级高警示药品。作为非去极化型肌肉松弛剂，阿曲库铵主要用于外科手术麻醉过程。本案例中的阿曲库铵安瓿与麻疹疫苗稀释剂的外观相似，与待稀释的麻疹疫苗摆放接近，且药品标识不是当地常用的阿拉伯语，相关医护人员未认真核实药品或正确识别药物，导致惨痛后果发生。

【干预建议】

这是一起因药品摆放错误导致的极其严重的用药错误事件建议合理摆放药品，尤其是外观相似或其他易混淆的药品，以降低拿错率、混拿率；强调药品核查制度的认真落实，落实"四查十对"；对标签为外文或不易识别的药品，建议单独粘贴明晰正确的标签。

参考文献

［1］合理用药国际网络中国中心组临床安全用药组，中国药理学会药源性疾病学专业委员会，中国药学会医院药学专业委员会，等.中国用药错误管理专家共识［J］.药物不良反应杂志，2014（6）：321-326.

［2］合理用药国际网络中国中心组临床安全用药组，中国药理学会药源性疾病学专业委员会，中国药学会医院药学专业委员会，等.高警示药品用药错误防范技术指导原则［J］.药物不良反应杂志，2017，19（6）：403-408.

［3］合理用药国际网络中国中心组临床安全用药组，中国药理学会药源性疾病学专业委员会，中国药学会医院药学专业委员会，等.盒装药品发药设备应用环节用药错误防范指导原则［J］.药物不良反应杂志，2018，20（001）：9-14.

［4］刘莹，刘力平，覃旺军，等.胰岛素剂量换算错误致低血糖昏迷［J］.药物不良反应杂志，2017，19（1）：2.

［5］Yang A，Nelson L. Wrong-Time Error With High-Alert Medication［J］.AORN J. 2018，107（4）：540-542.

［6］姚瑶，葛卫红.超剂量甲氨蝶呤致类风湿关节炎患者血常规三系减少［J］.药物不良反应杂志，2016（3）：3.

［7］李忆农，张胜利，冯修高，等.甲氨蝶呤治疗类风湿关节炎诱发乙型肝炎死亡一例［J］.中华风湿病学杂志，2008，12（11）：2.

［8］李英，刘莹，史强，等.误服大剂量水合氯醛致新生儿呼吸暂停［J］.药物不良反应杂志，2015，17（5）：395.

［9］Arie S.Child vaccination campaigns are suspended in Syria after 15 infants die［J］.BMJ.2014，349：g5791.

第三章　高警示药品审方要点

第一节　镇痛药

镇痛药包括阿片类镇痛药和非阿片类镇痛药。阿片类镇痛药及药物阿片酊，给药剂量不当、给药速度过快等因素可导致成瘾性，以及呼吸抑制，甚至死亡的用药危险，其中静脉注射、经皮及口服途径的阿片类镇痛药及药物阿片酊被列入高警示药品进行管理，以下对该类阿片类镇痛药和阿片酊用药错误风险和措施进行主要的阐述。

一、镇痛药/阿片类药物（静脉注射、经皮及口服）

（一）镇痛药/阿片类药物（静脉注射、经皮给药及口服）的概述

阿片类镇痛药，通过激动中枢神经系统特定部位的阿片受体而产生镇痛作用。这类药物多数属于阿片类生物碱，如吗啡、可待因等，也有一些是人工合成品，如哌替啶、美沙酮、喷他佐辛等。本类药物在镇痛剂量时可选择性地减轻或缓解疼痛感觉，但并不影响意识、触觉、听觉等，同时因疼痛引起的精神紧张、烦躁不安等不愉快情绪也可得到缓解，从而使患者耐受疼痛。本类药物的镇痛作用强大，但因其连续多次应用可能存在成瘾性等不良反应，仅限于急性剧烈疼痛的短期使用或晚期癌性疼痛，属于须严格管理的药物之一。多数阿片类镇痛药连续应用可致依赖（成瘾）性，故亦称成瘾性镇痛药，不宜长期应用。

（二）镇痛药/阿片类药物（静脉注射、经皮给药及口服）的用药错误风险因素及防范措施

阿片类镇痛药，虽然具有强效的镇痛效果，可以有效缓解患者的痛苦，是临床不可缺的重要镇痛药物之一，但该类药物易产生成瘾性，易导致药物滥用，因此存在用药风险，临床上应对其用药剂量、相互作用、不良反应和特殊人群等方面问题严格把关，才能安全有效地使用该类药物，提高临床诊治效果。

1.用药剂量不当或长期连续用药

（1）耐受性及依赖性 长期反复应用阿片类药物易产生耐受性和药物依赖性。前者是指长期用药后中枢神经系统对其敏感性降低，需要增加剂量才能达到原来的药效。其原因可能与血–脑屏障中P–糖蛋白表达增加，使吗啡难以通过血–脑屏障，以及孤啡肽生成增加拮抗阿片类药物作用有关。吗啡按常规剂量连用2~3周即可产生耐受性，如给药剂量越大，给药间隔越短，耐受性发生越快越强，且与其他阿片类药物有交叉耐受性。后者主要表现为生理依赖性，停药后出现戒断症状，甚至意识丧失，患者出现病态人格，有明显强迫性觅药行为，即出现成瘾性。措施：①对阿片类药物按照法规进行严格管控，对患者的药物相关行为的分层与评估，定期随访，关注患者的异常药物行为；②在药物剂量减少时出现戒断症状，给予纳洛酮解救。

（2）呼吸抑制 当阿片类药物用药剂量不当，患者可能出现呼吸抑制。尤其是本身心肺功能受限时，更容易发生呼吸抑制。由于芬太尼的镇痛效用是吗啡的100倍，因此微小的剂量改变都有可能造成患者的呼吸抑制。饮酒、镇静剂和阿片类药物的共用，会增加呼吸抑制与死亡风险。措施：①患者状态不佳，则选用纳洛酮缓解症状；②对于需要接受长期阿片类药物治疗的患者，必要时考虑同时服用纳洛酮以降低风险。

（3）神经毒性（opioid–induced neurotoxicity，OIN） OIN包括从过度嗜睡（镇静）到幻觉、谵妄、肌阵挛、癫痫发作和痛觉过敏。OIN产生的机制与阿片样物质受体的内吞作用和N–甲基–D–天冬氨酸受体的刺激作用有关。服用阿片类药物的患者有时会出现认知功能障碍，注意力不集中甚至舞蹈症等症状。具有活性代谢物的阿片类药物，比如吗啡、可待因、哌替啶、羟考酮等产生OIN的风险更高，而芬太尼和美沙酮没有活性代谢产物，患者服用这些药物时发生OIN的可能性较小。随着代谢物蓄积风险的增加，神经毒性也增加。①对于产生OIN的患者，推荐更换阿片类药物或者减少剂量。②对于需要医学介入的产生谵妄的患者，考虑利培酮0.25~0.5mg，每天1~2次。对于帕金森患者，考虑使用喹硫平。③根据需要使用氟哌啶醇、奥氮平或利培酮等药物或改用其他阿片类药物。

（4）痛觉过敏 长期阿片类药物治疗的剂量增加可能会导致疼痛感加重而不是缓解疼痛，这与阿片类药物引起的痛觉过敏有关。阿片受体可通过激活PI3K/Akt/mTOR通路促进吗啡耐受和痛觉过敏。此外，感受伤害性行为的潜在生物学机制，比如NMDA型谷氨酸受体激活，并释放强感受性肽如强啡肽A和神经肽FF也是造成痛觉过敏的原因。措施：联合辅助药物或者神经阻滞技术来减少阿片类药物的用量。

（5）免疫抑制　长期接受阿片类药物镇痛治疗常会引起患者的免疫系统受到抑制，进而耗竭外周内源性阿片样物质介导的镇痛作用，减弱阿片类药物的镇痛功能。阿片类药物的免疫抑制活性取决于其类型，与它的效力或作用时间无关。措施：①选择神经阻滞技术等非阿片类依赖的治疗方案；②结合各种阿片类药物特性，选择对免疫系统抑制不强的阿片类药物，如丁丙诺啡、芬太尼贴皮剂等。

2.药物相互作用　FDA审查的多项研究结果显示，联合使用阿片类和苯二氮䓬类、其他抑制中枢神经系统药物或乙醇可出现严重风险。如阿片类药物联合苯二氮䓬类药物会强化阿片类药物引起的镇静和呼吸抑制，从而增加阿片类药物过量的风险。另外，哌替啶与单胺氧化酶抑制药合用可引起谵妄、高热、多汗、惊厥、严重呼吸抑制、昏迷甚至死亡，以及氯丙嗪、异丙嗪和三环类抗抑郁药会加重哌替啶的呼吸抑制作用。

3.不良反应

（1）便秘　便秘是阿片类镇痛药不可耐受的不良反应，一般会在阿片类药物镇痛治疗过程中持续出现。阿片类药物引起便秘的主要机制为阿片药物与主要在肠内神经系统表达的钙–阿片受体结合，最终阻滞神经元介导的肠道分泌运动功能，引起便秘。措施：①在阿片类药物使用过程中，联合使用泻药（渗透性泻药或者刺激性泻药）以预防便秘的发生，注意阿片类药物剂量的增加后也要适度增加泻药的剂量；②若患者的便秘情况加重，在排除肠梗阻等其他原因导致的便秘后，根据患者需要滴注泻药，使患者1~2天非强迫性排便1次或者联合辅助用药降低阿片类药物剂量；③如果泻药不足以治疗阿片类药物诱导的便秘，可以联合外周作用的阿片受体拮抗剂用药。

（2）恶心、呕吐　目前认为，阿片类药物引起的恶心呕吐主要与化学感受器触发区（CTZ）的刺激、前庭敏感增加和胃排空延迟有关。低剂量的阿片类物质会结合CTZ中的苯甲酸和类阿片受体，进而产生恶心。此外，阿片类药物增加前庭敏感性，然后前庭器官释放组胺和乙酰胆碱激活髓质呕吐中心。阿片类药物通过激活胃肠道中的阿片受体来降低胃肠道活性。胃排空减少导致传入内脏纤维释放5–羟色胺（5–HT），激活髓质呕吐中心。同时便秘和肠道蠕动减少都会刺激感受器，从而导致恶心。措施：①在处理阿片类药物引起的持续性恶心时，增加针对不同作用机制的疗法，比如添加5-HT受体拮抗剂、东莨菪碱等药物来治疗恶心；②肠梗阻患者推荐使用奥氮平；③糖皮质激素与甲氧氯普胺和昂丹司琼联合使用。

（3）皮肤瘙痒　在最初服用阿片类药物后有部分患者会出现皮肤瘙痒的症状，特别是在神经轴阻滞后，但一般阿片类药物稳定剂量服用2周后症状会减退。措施：如果皮肤瘙痒的症状持续，建议转换阿片类药物。或谨慎滴注混合阿片激动剂-拮抗剂（如纳布啡）或类阿片受体拮抗剂（如纳洛酮）。

（4）内分泌紊乱　阿片类药物主要通过HPA轴对内分泌系统造成影响，其中性腺功能减退是目前公认的不良反应之一，同时阿片类药物的使用可能造成高催乳素血症，造成骨代谢的紊乱。措施：如果患者出现了肾上腺皮质功能减退和性腺功能减退，推荐停止或减少阿片类药物剂量和采取适当的激素治疗。

（5）过度镇静　是阿片类药物常见的中枢神经系统副作用，多伴注意力分散、思维能力下降、表情淡漠。少数患者最初几天可出现思睡及嗜睡等过度镇静不良反应，数日后可自行消失。少数情况下可持续加重，应警惕药物过量中毒及呼吸抑制等。对于过度镇静，重在预防，药物止痛时应避免快速增量，尤其是老年患者更应谨慎观察、缓慢增加剂量，一旦出现，可尝试减量。

（6）尿潴留　与镇痛治疗有关的尿潴留是由于吗啡类药物增加平滑肌张力，使膀胱括约肌张力增加、膀胱痉挛而导致尿潴留。患者应避免同时使用镇静剂。吗啡类药物对平滑肌的较强兴奋作用，用药时应避免单独应用于内脏绞痛患者（如胆、肾绞痛等），而应与阿托品等有效的解痉药合用。

4.肝功能不全的人群用药　在肝功能不全患者中尤其对于吗啡的缓释剂型的长期应用需慎重。主要基于以下原因：①肝功能不全患者对吗啡总体清除率下降；②口服给药后由于肝脏代谢能力下降，首关消除效应下降，生物利用度上升，以上两种原因导致吗啡血药浓度上升，药物蓄积导致毒副反应发生率上升；③在所有阿片类药物中，吗啡所导致的便秘副作用最为持久和严重，这对于中重度肝功能不良的患者来说是很危险的。④吗啡易导致胆道压力升高甚至胆绞痛，部分肝功能不全患者往往合并有胆道疾病，应尽量避免在这类患者身上应用吗啡缓释剂型。

总之，对于轻中度肝功能不全患者，应在严密监测中枢神经系统症状，保证大便通畅的情况下应用吗啡，必要时调整剂量和给药间隔时间。而在重度肝功能不全患者中，可考虑将给药间隔时间延长为原来的两倍。肝功能不全患者中常见的阿片类药物的临床应用及剂量调整见表3-1-1。

表3-1-1　常见的阿片类药物在肝功能不全患者的临床应用

阿片类药物	注意	临床应用
芬太尼	肝脏血供比肝功能更影响芬太尼的代谢	较为安全
吗啡	在严重肝功能不全患者中原药不能稳定地转化为代谢产物	谨慎应用，监测患者神志
羟考酮	在严重肝功能不全患者中原药不能稳定地转化为无活性的代谢产物	谨慎应用，监测毒副反应
可待因	在严重肝功能不全患者中，可待因无法转化为吗啡而发挥其镇痛作用	从更低的起始剂量或更长的给药间歇开始，缓慢滴定剂量

5.肾功能不全的人群用药　在肾功能不全患者中，应当根据患者肾小球滤过率来调整阿片类药物的使用。例如：吗啡及其活性代谢产物M6G主要经肾脏排泄。肾功能不全患者排泄缓慢，容易导致吗啡和M6G药物蓄积引发毒性反应，主要表现为昏迷、深度呼吸抑制以及瞳孔极度缩小，常伴有血压下降，严重缺氧以及尿潴留。呼吸麻痹是致死的主要原因。故有专家指出，在肾功能不全患者中不应使用吗啡缓释制剂，除非患者的肾功能稳定，且应用的镇痛药物剂量也稳定；若要应用，应当根据患者肾小球滤过率来调整药物剂量，给药间隔时间也应适当延长。常见的阿片类药物在肾功能不全患者的临床应用见表3-1-2。

表3-1-2　常见的阿片类药物在肾功能不全患者的临床应用

阿片类药物	注意	临床应用
吗啡	代谢产物（M6G）的累积可能会诱发呼吸抑制及中枢神经系统症状	谨慎应用，调整剂量
可待因	代谢产物（C6G，M6G）的累积会诱发毒副反应	根据肾功能损害程度调整剂量
羟考酮	原药及代谢产物的累积会抑制中枢神经系统的活动	谨慎应用，调整剂量
芬太尼	代谢产物无活性，累积并不会引起毒副反应但若长期应用，仍然应该注意监测	较为安全，必要时调整剂量

（三）镇痛药/阿片类药物（静脉注射，经皮及口服）常见处方审核案例详解

案例 ❶

【处方描述】

患者信息

性别：男；年龄：45 岁

临床诊断：结石性肾绞痛

处方

药品名称	规格	用量	用法
盐酸吗啡注射液	10mg	10mg	iv，st

【处方问题】

适应证不适宜：盐酸吗啡注射液不适宜应用于肾绞痛患者。

【处方分析】

盐酸吗啡注射液是高警示药品，在《医疗机构高警示药品分级管理推荐目录（2023 版）》中属于 A 级高警示药品。盐酸吗啡注射液对平滑肌的兴奋作用较强，故不能单独用于内脏绞痛（如胆、肾绞痛）。

【干预建议】

盐酸吗啡注射液不能单独用于肾绞痛，应与阿托品等有效的解痉药合用，单独使用反使绞痛加剧。

案例 ❷

【处方描述】

患者信息

性别：女；年龄：30 岁

临床诊断：心脏外科术后疼痛

处方

药品名称	规格	用量	用法
芬太尼透皮贴	4.2mg/贴	4.2mg/贴	外用，每72小时一次

【处方问题】

药物选择不当：芬太尼透皮贴剂不宜用于术后疼痛的患者。

【处方分析】

芬太尼透皮贴剂是高警示药品，在《医疗机构高警示药品分级管理推荐目录（2023版）》中属于B级高警示药品。芬太尼透皮贴不适用于术后疼痛的患者。因为在急性疼痛情况下，没有机会短期内缓慢增加用量，并且芬太尼可能会导致严重的呼吸抑制。

【干预建议】

建议将芬太尼透皮贴剂改用芬太尼注射液，或者其他镇痛药物，也建议增加疼痛评分，结合疼痛评分给药。

二、阿片酊

（一）阿片酊概述

阿片酊为由阿片制成的酊剂，阿片酊含多种生物碱，其主要活性成分为0.95%~1.05%的无水吗啡（$C_{17}H_{19}NO_3$）。

1.阿片酊药理作用　阿片酊为纯粹的阿片受体激动剂、有强大的镇痛作用，同时也有明显的镇静作用，并有镇咳作用（因其可致成瘾而不用于临床）。对呼吸中枢有抑制作用，使其对二氧化碳张力的反应性降低，过量可致呼吸衰竭而死亡。

阿片酊兴奋平滑肌，增加肠道平滑肌张力引起便秘，并使胆道、输尿管、支气管平滑肌张力增加。可使外周血管扩张，尚有缩瞳、镇吐等作用（因其可致成瘾而不用于临床）。

阿片类药物的镇痛机制尚不完全清楚，实验证明采用离子导入吗啡于脊髓胶质区，可抑制伤害性刺激引起的背角神经元放电，但不影响其他感觉神经传递。按阿片受体激动后产生的不同效应分型，吗啡可激动μ、κ及δ型受体，故产生镇痛、呼吸抑制、欣快成瘾。

阿片类药物可使神经末梢对乙酰胆碱、去甲肾上腺素、多巴胺及P物质等神经递质的释放减少，并可抑制腺苷酸环化酶，使神经细胞内的cAMP浓度减少，提示阿片类药物的作用与cAMP有一定关系。

2.**阿片酊适应证** 阿片酊适用于各种急性剧痛，偶用于腹泻，镇咳。

3.**阿片酊用法用量** 口服。常用量：一次0.3~1ml；一日1~4ml。极量：一次2ml，一日6ml。

（二）阿片酊用药错误风险因素及防范措施

根据文献报道及药品说明书，阿片酊作为高警示药品的原因有以下几点。

1.**阿片酊的成瘾性** 根据阿片酊毒理研究：阿片酊口服吸收比吗啡（纯品）慢；长期服用有明显耐受性，依赖性强，戒断症状显著；吸入阿片酊的产妇，新生儿在30分钟左右即可出现戒断（断瘾）症状。

在治疗中，应慎重选择阿片酊，如需使用阿片酊的时候应注意用量宜逐渐递减。

2.**阿片酊对呼吸中枢的抑制作用** 阿片酊对呼吸中枢有抑制作用，使人体对二氧化碳张力的反应性降低，过量可致呼吸衰竭而死亡。阿片酊的一次极量为2ml，一日极量为6ml，极容易过量致死。

因此，阿片酊在管理上，应有专柜或专区储存，药品储藏处有显然专用标记。阿片酊使用时，严格按说明书规定的给药浓度给药。药师审核处方时，发现超出阿片酊常用量时，需医生确认签名，如超出极量时，应拒绝调配处方。

3.**阿片酊的妊娠及哺乳期妇女用药** 阿片酊禁用于孕妇、哺乳期妇女及婴儿。因为阿片酊所含主要成分吗啡可通过胎盘屏障到达胎儿体内，部分亦经乳汁排出，哺乳期分级为L3级，长期大量用药可出现镇静和呼吸问题，故禁用于婴儿、孕妇及哺乳期妇女。

4.**阿片酊的不良反应** 阿片酊引起的不良反应较多，最常见的合并症为便秘，老年人还可有排尿困难，除吗啡因素外，因内含的罂粟碱和那可丁促使胃肠道平滑肌松弛而加剧上述不良反应。因此，不建议老年人使用阿片酊，如有便秘等，也不应选用阿片酊。

5.**阿片酊的禁忌证** 阿片酊禁忌证比较多，其忌用于肠炎或巨结肠急性炎症，严重肝功能不全、肺源性心脏病、支气管哮喘等患者禁用。有相关禁忌证的患者，不应使用阿片酊。

（三）阿片酊常见处方审核案例详解

案例 1

【处方描述】

患者信息

性别：女；年龄：56岁；因腹痛、腹泻3天在某诊所就诊。

临床诊断： 急性肠炎

处方

药品名称	规格	用量	用法
阿片酊	100ml/瓶	1ml	po，bid

【处方问题】

遴选的药物不适宜：阿片酊禁忌证之一忌用于肠炎。

【处方分析】

阿片酊是高警示药品，在《医疗机构高警示药品分级管理推荐目录（2023版）》中属于C级高警示药品。根据阿片酊说明书推荐，其禁忌证为忌用于肠炎，而患者诊断为急性肠炎，存在禁忌。在治疗急性肠炎，选择阿片酊作为治疗药物，为遴选药物不适宜。

【干预建议】

建议该患者应禁用阿片酊治疗，对于急性肠炎的腹痛、腹泻，应对症治疗，如服用山莨菪碱等解痉药止痛，选择收敛、吸附、保护胃肠黏膜的蒙脱石散起到止泻作用。

案例 2

【处方描述】

患者信息

性别：男；年龄：52岁；肛门术后疼痛。

临床诊断： 急性咳嗽

处方

药品名称	规格	用量	用法
阿片酊	100ml/瓶	3ml	po，tid

【处方问题】

用法用量不适宜处方：阿片酊用法用量超说明书推荐的极量。

【处方分析】

阿片酊是高警示药品，在《医疗机构高警示药品分级管理推荐目录（2023版）》中属于C级高警示药品。阿片酊说明书推荐用法用量为口服，常用量：一次0.3~1ml，一日1~4ml，极量：一次2ml，一日6ml。该处方超过阿片酊极量，阿片酊对呼吸中枢有抑制作用，使人体对二氧化碳张力的反应性降低，过量可致呼吸衰竭而死亡。

【建议干预】

在服药阿片酊时需注意该药有极量，阿片酊对呼吸中枢有抑制作用，使人体对二氧化碳张力的反应性降低，过量可致呼吸衰竭而死亡，建议不应该超极量用药。

第二节　镇静催眠药

镇静催眠药具有镇静催眠、抗焦虑、抗惊厥、抗癫痫及肌肉松弛作用，主要包括苯二氮䓬类药物和非苯二氮䓬类药物。镇静催眠药物对中枢神经系统具有抑制作用，其用药剂量和给药途径不同对镇静催眠效果也随之改变，可能产生呼吸抑制、低血压等影响生命体征的严重后果。其中中度镇静药（静脉注射）和小儿用口服的中度镇静药被列入高警示药品进行管理。

一、中度镇静药（静脉注射）概述

中度镇静是一种由药物引起的意识轻度抑制状态。根据在众多评估患者镇静深度及镇静质量评分法中最有效和可靠的——Richmond躁动-镇静评分（Richmond agitation-sedationscale，RASS）和Riker镇静-躁动评分（Sedation-agitationscale，SAS）的定义与描述，中度镇静的患者具备以下特征：对声音有反应，嗜睡，语言刺激或轻摇可唤醒并能服从简单指令，但又迅即入睡。目前临床上常用的中度镇静药物有：苯二氮䓬类、丙泊酚和右美托咪定等，本节所介绍的是临床上常见静脉注射中度镇静药物。

1.苯二氮䓬类药物　是中枢神经系统γ氨基丁酸受体激动剂，是重要的镇静药物之一，具有抗焦虑、遗忘、镇静、催眠和抗惊厥作用，尤其是治疗焦虑、癫痫发作、酒精戒断等方面，且在深度镇静、不注意、不记忆（遗忘），或联合其他镇痛镇静药使用以降低彼此不良反应方面具有很重要的作用。但近年来的研究表明，苯二氮䓬类药物容易引起蓄积、代谢较慢，增加镇静深度，与非苯二氮䓬类相比，会增加机械通气时间、住院时间、谵妄的发生率。

最常用的药物为咪达唑仑（咪唑安定），其作为该类药物中相对水溶性最强的药物，具有起效快、持续时间相对短、血浆清除率较高的特点。其半衰期短，镇静、抗焦虑作用强，顺行性遗忘作用强，并且易于与其他药物联合应用；无镇痛作用，但可增强其他麻醉药的镇痛作用；对呼吸中枢有抑制作用，对呼吸动力几乎无影响；用药后可能引起血压下降（特别和阿片药物合用）、脉搏增快等副作用。

地西泮（安定）是长效镇静药，能迅速进入中枢神经系统，起效快，为中枢抑制剂，可用于控制抽搐、惊厥，反复用药因蓄积作用可导致镇静作用延长。其应用广泛，抗焦虑作用选择性很强。较大剂量时可诱导入睡，是目前临床上最常用的催眠药。此外还具有较好的抗癫痫作用，对癫痫持续状态极有效。经肝脏代谢后仍有生物活性，故连续应用可蓄积。

2.丙泊酚（异丙酚）　是常用的镇静药物之一，其特点是起效快，作用时间短，撤药后能快速清醒，且镇静深度呈剂量依赖性，部分患者长期使用后可能出现诱导耐药。丙泊酚可产生遗忘作用和抗惊厥作用，亦具有减少脑血流、降低颅内压和降低脑氧代谢率的作用，用于颅脑损伤患者的镇静可减轻颅内压的升高。

研究表明，与苯二氮䓬类相比，丙泊酚能减少部分患者住院时间、机械通气时间等指标，但对短期病死率无影响。

丙泊酚单次注射时可出现暂时性呼吸抑制和血压下降、心动过缓，尤见于心脏储备功能差、低血容量的患者；还可引起高三酰甘油血症、急性胰腺炎、横纹肌损伤、外周静脉注射痛（可采用持续缓慢静脉输注方式得到改善）等不良反应。

3.右美托咪定　是选择性α$_2$受体激动剂，通过抑制蓝斑核去甲肾上腺素

释放和竞争性结合 α_2 受体，没有抗惊厥作用，有减轻交感兴奋风暴、冷静、抗焦虑和轻度的镇痛镇静作用，可减少阿片类药物的需求。由于其不作用于中脑网状上行系统和GABA受体，令患者更容易唤醒，呼吸抑制较少。

与苯二氮䓬类和丙泊酚相比，右美托咪定可降低ICU住院时间和缩短机械通气时间，但会增加心动过缓和低血压的发生概率。

右美托咪定一般在给药15min内起效，镇静高峰出现在静脉给药后1h内，能快速分布于周围组织并被肝脏代谢。对于肝功能正常的患者来说，清除半衰期大约为3h。重度肝功能障碍的患者，会延长右美托咪定的清除，应适当降低剂量。

最常见的不良反应是低血压和心动过缓，静脉负荷剂量过快给予可引起血压与心率波动，故在ICU给予负荷剂量时一定要注意输注速度，必要时可适当延长输注时间。

(二)中度镇静药(静脉注射)用药错误风险因素及防范措施

1.用药前的评估 镇静治疗是一把双刃剑，在降低应激、保护器官功能的同时，也可能抑制呼吸、循环等器官的重要生理功能或加重肝脏、肾脏等器官的代谢负担而导致器官功能损伤或失衡。

在实施镇静之前，确保医护人员熟知镇静药的药理，并备好相应拮抗药；应对患者的基本生命体征(如神志、心率、呼吸、血压、尿量以及体温等)进行严密监测，以选择合适的药物及其剂量，确定观察监测的疗效目标，制定最好的个体化治疗方案，达到最小的不良反应和最佳的疗效。镇静不足时，患者可能出现人机对抗、呼吸浅促、潮气量减少、心率增快、氧饱和度降低等；镇静过深时，患者则可能表现为呼吸频率过慢、幅度减小、心率过慢、血压下降、缺氧和(或)二氧化碳蓄积等，应结合患者病情及器官功能状态，及时调整镇静治疗方案，避免不良事件发生。

表3-2-1 临床常用的中度镇静药物

镇静药物	首剂后起效时间	消除半衰期	首次剂量	维持剂量	不良反应	备注
咪唑安定	2~5min	3~11h	0.01~0.05 mg/kg	0.02~0.1 mg/(kg·h)	呼吸抑制；低血压；可能导致谵妄	对循环影响小；乙醇、药物或戒断的一线选择

镇静药物	首剂后起效时间	消除半衰期	首次剂量	维持剂量	不良反应	备注
地西泮	2~5min	20~120h	5~10mg	0.03~0.1 mg/kg	呼吸抑制；低血压	半衰期过长，不容易实现"浅镇静"策略，不推荐作为镇静一线选择
丙泊酚	1~2min	快速清除34~64min 缓慢清除184~382min	5μg/（kg·min）	1~4mg/（kg·h）	低血压；呼吸抑制；高三酰甘油；输注点疼痛；丙泊酚输注综合征	儿童镇静时要特别注意丙泊酚输注综合征，高三酰甘油血症患者慎用，可以降低颅压谵妄发生概率低
右美托咪定	5~10min	1.8~3.1h	1μg/kg，超过10min缓慢输注	0.2~0.7 μg/（kg·h）	心动过缓；低血压	可以预防、治疗谵妄，对循环影响小

2.用药时的监护 镇静治疗的目的是在维持机体基本灌注氧合的基础上，尽可能保护器官储备功能，减轻器官过度代偿的氧耗做功。实施镇静后，需要对镇静深度进行密切监测，以便于调整镇静药物及其剂量以达到预期目标。

对于血流动力学不稳定的患者，需要评估导致血流动力学不稳定的病因，选择对循环影响相对小的镇痛镇静药物，并在镇静的同时积极处理循环问题。

对于肝肾功能不全的患者，需要积极评估肝肾功能，并选择合适的药物及其剂量和给药方式，同时根据肝肾功能变化对药物的剂量及时进行调整。

对于呼吸衰竭而自主呼吸代偿性驱动很强的患者，需要合适的镇静深度，以尽可能减少患者过强的自主呼吸驱动、减少对肺组织的牵张损伤。

如果在镇静期间出现低氧血症或低通气表现，鼓励或者刺激患者进行深呼吸并吸氧。如果患者自主呼吸潮气量不足，可给予正压通气。如果患者自主呼吸或正压通气不足时，可使用氟马西尼拮抗苯二氮䓬类药物。使用拮抗药后，需要足够的时间对患者进行观察，直至拮抗药的作用消失，但值得注意的是不需常规使用镇静拮抗药。

3.用药后处理 实施镇静后，应根据患者镇静状态，运用评分工作进行评估，随时依评价结果调整用药或其他处理。

（1）循环功能抑制 对于血流动力学不稳定、低血容量或交感兴奋性升高的患者，镇静治疗容易引发低血压。α₂受体激动剂右美托咪定具有抗交感作用，可能会引起心动过缓、低血压。因此镇静治疗期间应进行循环功能监测，根据患者的血流动力学变化调整给药剂量及速度，并适当进行液体复苏，必要时给予血管活性药物，力求维持血流动力学平稳。

（2）呼吸功能抑制　多种镇静药物都可以产生呼吸抑制，可使患者咳嗽和排痰能力减弱，影响呼吸功能恢复和气道分泌物的清除，增加肺部感染机会。因此实施镇痛镇静过程中要密切监测呼吸频率、节律及幅度，并在病情允许的情况下尽可能及时调整为浅镇静。

（3）其他　镇痛镇静后患者自主活动减少，加之疼痛感觉变弱，会引起患者较长时间维持于某一体位，继而容易造成压疮、深静脉血栓等并发症，因此对于接受镇静治疗的重症患者应采取加强体疗、变换体位、早期活动等方式以减少上述并发症的发生。

镇静治疗监测期间，应积极处理原发病，早期康复训练，充足的营养，积极的护理，必要的对症治疗，从而减少上述并发症的发生。

4. 用药前后评估的工具　目前临床常用的主观镇静评分法有RASS评分、Ramsay评分、SAS评分，客观评估方法有脑电双频指数（bispectralindex，BIS）、肌肉活动评分法（motor activity assessment scale，MAAS）等。在多种镇静评分系统中，RASS和SAS评分法因其简单、易操作、对镇静目标具有良好的指示性而被广泛应用于临床，并能指导镇静药物剂量的调整，是评估患者镇静深度及镇静质量最有效和可靠的方法。

建议实施镇静后，宜连续评估镇静深度，调整治疗，趋近目标。浅镇静时，镇静深度的目标值为：RASS –2~+1分，SAS +3~+4分；较深镇静时，镇静深度的目标值为：RASS –3~–4分，SAS +2分；当合并应用神经-肌肉阻滞剂时，镇静深度的目标值应为：RASS –5分，SAS +1分。

（三）中度镇静药（静脉注射）常见处方审核案例详解

案例 ❶

【处方描述】

患者信息

性别：男；年龄：73岁

临床诊断：左膝关节转换术后；关节炎；高血压3级；失眠；焦虑

处方

药品名称	规格	用量	用法
葡萄糖注射液	5%100ml	10ml	im，st
地西泮注射液	10mg	10mg	im，st

【处方问题】

给药途径不当：地西泮注射液肌内注射不适宜。

【处方分析】

地西泮注射液作为静脉用中度镇静药，在《医疗机构高警示药品分级管理推荐目录（2023版）》中属于B级高警示药品。地西泮注射液用于镇静、催眠，开始剂量10mg，以后按需每隔3~4小时加5~10mg。24小时总量以40~50mg为限。由于地西泮脂溶性高，肌内注射后吸收不规则且慢，也不完全，而且容易产生硬结。反复肌内注射本品可引起臀肌挛缩症。而静脉注射地西泮吸收最快且最完全，其次为口服方式给药，最后才是肌内注射。因此，地西泮注射液推荐缓慢静脉注射，不建议肌内注射。

地西泮注射液采用的是混合溶媒，在水中的溶解度为1∶400，除水外还含有40%丙二醇、10%乙醇等有机溶媒起助溶作用并加热至50~60℃使之完全溶解。地西泮加入到5%葡萄糖注射液或0.9%氯化钠注射液等输液中，由于溶媒组成改变，使其溶解度降低而析出结晶，产生浑浊，故一般不建议稀释后使用，也不推荐静脉滴注给药途径。首选给药方法是缓慢静脉注射或静脉微量泵入。

【干预建议】

与医生沟通，修改地西泮注射液为静脉注射或静脉泵注，且需要注明注射速度宜缓慢，每分钟不宜超过5mg。

二、小儿用口服的中度镇静药

1.小儿用口服的中度镇静药概述　临床中常用中度镇静药有水合氯醛、丙泊酚、咪达唑仑和右美托咪定等，其中小儿用口服的中度镇静药主要是水合氯醛。水合氯醛是催眠、镇静和抗惊厥的药物，其催眠剂量30分钟内即可诱导入睡，一般1小时达峰，维持4~8小时，血浆半衰期7~10小时，易通过血–脑屏障，在肝脏迅速代谢，经肾脏排出，无滞后作用与蓄积性，其催眠作用温和，不缩短REMS睡眠时间，无明显后遗作用。故口服水合氯醛常应用于儿童眼科、影像学等相关检查，可让小儿镇静而完成相关检查。水合氯醛的优点是给药方式方便，缺点是个体差异大，催眠和镇静剂量存在很大区别，剂量要求严格。

2.小儿用口服的中度镇静药用药错误风险因素及防范措施

（1）剂量因素和过量使用的危害与防治　剂量问题是小儿口服水合氯醛产生不良后果的主要风险因素，原因主要是小儿监护人表述体重单位为斤或医师口算剂量错误。小儿镇静常用剂量按体重8mg/kg，按体表面积250mg/m^2，最大限量为500mg。水合氯醛过量可产生持续的精神错乱、吞咽困难、严重嗜睡、体温低、顽固性恶心、呕吐、胃痛、癫痫发作、呼吸短促或困难、心律失常和严重乏力，并可能有肝肾功能损害。因此医师处方时应告知体重以公斤计算，有条件的应在诊疗前由护士称量确定患儿重量，同时医师应避免口算或估算剂量，防止处方过量剂量。

水合氯醛过量中毒抢救措施：维持呼吸和循环功能，必要时行人工呼吸，气管切开。用氟马西尼可改善清醒程度，恢复呼吸频率和血压。

（2）药物不良反应和禁忌证　水合氯醛对胃黏膜刺激大不宜口服用于胃炎及溃疡患者，直肠炎和结肠炎的患者也不宜灌肠给药。在妊娠期经常服用，新生儿可能产生撤药综合征。水合氯醛能分泌入乳汁，可致婴儿镇静。肝、肾、心脏功能严重障碍者和间歇性血卟啉病患者禁用。

（3）药物相互作用　呋塞米可增强水合氯醛的毒性作用，可发生出汗、燥热和血压升高，禁忌联用。水合氯醛可使双香豆素等抗凝血药的代谢加快，作用降低或时间缩短，抗凝效应减弱，联合应用时定期测定凝血酶原时间，以决定抗凝血药用量。合用中枢神经抑制药、中枢抑制性抗高血压药（如可乐定）、硫酸镁、单胺氧化酶抑制剂、三环类抗抑郁药可增强水合氯醛的中枢抑制作用。

（4）病区管理　有报道护理人员错将病区药柜水合氯醛用作其他药物的溶媒，造成患者快速死亡的一级医疗事故。水合氯醛是高警示药品，病区药柜存放的水合氯醛应贴高警示标识，使用应严格按照高警示药品管理要求，严格执行"四查八对"，同时应加强护理人员的高警示药品相关知识学习，掌握高警示药品的日常管理要求和使用注意事项，避免错误的发生。

3.小儿用口服的中度镇静药常见处方审核案例详解

案例 1

【处方描述】

患者信息

性别：男；年龄：10月；体重：7kg

临床诊断：出生后持续抬头差；行头颅磁共振检查

处方

药品名称	规格	用量	用法
水合氯醛溶液	10%，10ml	10ml	po

【处方问题】

处方诊断书写不规范："出生后持续抬头差，行头颅磁共振检查"并非诊断；处方剂量不正确：水合氯醛剂量过大。

【处方分析】

水合氯醛溶液作为小儿口服用中度镇静药，在《医疗机构高警示药品分级管理推荐目录（2023版）》中属于B级高警示药品。水合氯醛小儿镇静常用剂量按体重8mg/kg或按体表面积250mg/m^2，该患儿体重7kg，计算剂量应为5.6ml，而处方剂量为10ml，属于超剂量使用。

【干预措施】

告知医师该处方超过说明书推荐剂量，水合氯醛小儿镇静常用剂量按体重8mg/kg或按体表面积250mg/m^2，剂量应为5.6ml，水合氯醛过量可产生持续的精神错乱、吞咽困难、严重嗜睡、体温低、顽固性恶心、呕吐、胃痛、癫痫发作、呼吸短促或困难、心律失常等症状，并可能有肝肾功能损害，建议修改处方水合氯醛剂量。

第三节　麻醉药及其辅助用药

一、麻醉药（普通、吸入或静脉用）

麻醉药是指吸收后作用于中枢神经系统，使机体功能受到广泛抑制，引起意识、感觉和反射消失及其骨骼肌松弛的药物，按作用范围分局部麻醉和全身麻醉。神经-肌肉阻滞药一般在全身麻醉实施过程中使用，它们可使骨骼肌松弛起到麻醉辅助作用。麻醉药物和神经-肌肉阻滞药给药剂量不当、给药途径错误、药物相互作用以及特殊人群用药使用不当等因素均可引起不良事件的发生，因此普通给药方式（如口服、肌内注射等）、吸入和静脉给药的麻醉药和神经-肌肉阻滞药均被列入高警示药品进行管理。

1.普通给药方式、吸入或静脉用概述 根据作用及给药方式的不同分为全身麻醉药和局部麻醉药。全身麻醉药被吸收后作用于中枢神经系统，使机体功能受到广泛抑制，引起意识、感觉和反射消失及骨骼肌松弛。全身麻醉药分为吸入麻醉药和静脉麻醉药。吸入麻醉药多为挥发性液体，少数为气体（如氧化亚氮），均可经呼吸道迅速进入体内而发挥麻醉作用。吸入麻醉药主要有异氟烷、氟烷、七氟烷、地氟烷、氧化亚氮等，以异氟烷较为安全，氟烷起效最快，氧化亚氮的镇痛和基础麻醉较可靠。静脉麻醉药为非挥发性全身麻醉药，主要由静脉注射给药，主要有硫喷妥钠、氯胺酮、依托咪酯、羟丁酸钠、丙泊酚、丙泊酚中/长链脂肪乳等。与吸入麻醉药相比，其麻醉深度不易掌握，排出较慢，一般仅适用于短时间、镇痛要求不高的小手术。

局部麻醉药在局部发生感觉和痛觉缺失的效果，其麻醉范围小，多适用于小型手术和插管。根据化学结构不同分为酯类和酰胺类，结构一般分为亲脂性的芳香环、中间连接部分和亲水性的胺基3个部分。属于酯类的有普鲁卡因、可卡因、丁卡因、氯普鲁卡因、奥布卡因、苯佐卡因等，属于酰胺类的有利多卡因、布比卡因、甲哌卡因、罗哌卡因等。

2.普通、吸入或静脉给药方式的错误风险因素及防范措施 全身麻醉仅能在有配备充分的麻醉环境下，由熟悉药理学并且经过培训的、有麻醉处理经验的医师使用。围术期麻醉常见的差错类型有药物品种选择错误、给药途径错误、给药时间错误、药品遗漏和用量不足或过量，引发差错的风险因素主要有药品稀释倍数不正确、外包装相似、名称相似、药品储存不当和未能认真执行有关规定。因此应严格加强该类药品在麻醉室的管理，同时严格遵守"四查八对"和"四查十对"，确保用药的准确性。

同时，该类药物中包含有第一类精神药品和麻醉药品，管理不当有遗失的隐患，使用不当有成瘾的危害。处方、调配和使用环节都必须严格遵循《麻醉药品与精神药品管理条例》和《处方管理办法》相关要求。

（1）剂量因素和过量使用的危害与防治　氟代烃类麻醉药超过推荐的剂量加深麻醉时可能发生强直性肌痉挛，以单个肌肉或多组肌群的痉挛为特点。如发生应暂停给药，保持呼吸道通畅，应用氧气进行辅助通气或控制通气，维持足够的心血管功能。

艾司氯胺酮用量超过常规麻醉剂量的25倍以上可能会出现危及生命的症状，表现为痉挛、心律不齐和呼吸骤停。呼吸骤停时必须进行辅助人工呼吸直至恢复足够的自主呼吸，痉挛应通过静脉注射地西泮治疗，如果使用地西泮治疗不成功，推荐使用苯妥英钠或苯巴比妥。

普鲁卡因用量过大或用浓溶液快速注入血管时，可能引起恶心、出汗、脉速、呼吸困难、颜面潮红、谵妄、兴奋、惊厥。对惊厥可静脉注射异戊巴比妥解救。

（2）药物相互作用　氟代烃类麻醉药可加强非去极化肌松剂的作用，合用时肌松剂的剂量应减小。地氟烷、恩氟烷或异氟烷合用肾上腺素可导致心律失常，恩氟烷应避免和三环类抗抑郁药合用，尤其是患者有惊厥史、需要过度通气或需要使用大剂量麻醉药时。异氟烷禁止与非选择性单胺氧化酶抑制剂合用，存在手术中发生危象的危险，术前15天应停止治疗。

硫喷妥钠与酸性药物配伍即出现沉淀，应避免合用。硫喷妥钠与吗啡等中枢神经抑制药合用易产生呼吸抑制，应减少剂量，与静脉注射用硫酸镁合用加深中枢抑制。

依托咪酯与任何降压药合用，如中枢性降压药可乐定、甲基多巴和利血平等，利尿性降压药，钙通道阻滞剂等均可导致血压剧降，应避免合用。

巴比妥类药物可促进利多卡因代谢，两药合用可引起心动过缓，窦性停搏。

布比卡因不宜与碱性药物配伍，会产生沉淀失去作用。新斯的明等抗胆碱酯酶药物可干扰普鲁卡因代谢，增强普鲁卡因毒性，避免联合使用。普鲁卡因与碳酸氢钠、巴比妥类、氨茶碱、硫酸镁、肝素钠、硝普钠、甘露醇、甲基硫酸新斯的明、氢化可的松和地塞米松等禁忌配伍。

（3）易感人群因素　在易感人群中，吸入强效氟代烃类麻醉药可能会触发骨骼肌的高代谢状态，导致氧需求加大和恶性高热的临床综合征，具有致死性。

高浓度恩氟烷可引起宫缩乏力，禁用于孕妇与哺乳期妇女和有惊厥史的患者。

老年人使用硫喷妥钠剂量偏大可能延长清醒时间，在似醒非醒的过程中，可因窒息而死亡，因此老年人应酌情减量。

普鲁卡因给药前必须作皮内敏感试验，遇周围有较大红晕时应谨慎，必须分次给药，有丘肿者应作较长时间观察，每次不超过 30~50mg，证明无不良反应时，方可继续给药；有明显丘肿者主诉不适者，马上停药。

（4）用药监测　使用氟代烃类麻醉药应警惕心动过速、心律不齐、血压变化、体温急剧上升、肌强直、血液暗红色（发绀）、过度呼吸、肌红蛋白尿（红葡萄酒色尿）等危重恶性高热的可能症状，一旦出现应马上停药。使用恩氟烷、七氟烷麻醉过深时，尤其伴有过度通气时，伴发于麻醉过深的脑电图波形的出现是一种麻醉过深的警告，应注意监测。

（5）给药技术　硫喷妥钠呈强碱性，2.5%溶液 pH 在 10 以上，静脉注射可引起组织坏死，误入动脉可出现血管痉挛、血栓形成，重者肢端坏死；肌内注射易致深层肌肉无菌性坏死。同时，硫喷妥钠输注过快易致严重低血压和呼吸抑制，静注时速度应缓慢。（艾司）氯胺酮注射切忌过快，否则容易导致呼吸抑制。

布比卡因毒性比利多卡因大 4 倍，其引起循环衰竭和惊厥比值较小，心脏毒性症状出现较早，往往循环衰竭与惊厥同时发生，一旦心脏停搏，复苏甚为困难。左布比卡因、罗哌卡因也应注意避免注射入血管，否则可能导致心律不齐或心搏骤停，复苏很困难。所以在注射给药中，回抽吸血以确认不是血管内注射是必须的。

另外甲哌卡因部分制剂添加有肾上腺素，与未添加肾上腺素制剂在适应证和注意事项方面有差异。

（6）其他风险因素　应注意氟代烃类麻醉药的麻醉深度改变迅速，应该使用有准确计量的挥发罐。同时氟代烃类麻醉药与干粉状二氧化碳吸收剂可能发生反应，产生一氧化碳，在一些患者中，这可能导致碳氧血红蛋白水平的增高。在使用闭合环路进行该类药物麻醉时，如果患者出现低氧而常规方法无法纠正时，应该考虑直接测量一氧化碳结合血红蛋白的浓度。左布比卡因和布比卡因名称相近，容易混淆。普鲁卡因注射部位避免接触碘，否则会引起普鲁卡因沉淀。

3.普通、吸入或静脉给药方式的常见处方审核案例详解

案例 ❶

【处方描述】

患者信息

性别：女；年龄：37

临床诊断：阻生智齿拔除术

处方

药品名称	规格	用量	用法
盐酸甲哌卡因注射液	20ml：0.4g	2.5ml	浸润麻醉

【处方问题】

选择药物不适宜：盐酸甲哌卡因注射液选择不适宜。

【处方分析】

盐酸甲哌卡因注射液是局部用麻醉药，在《医疗机构高警示药品分级管理推荐目录（2023版）》中属于A级高警示药品。国内上市的盐酸甲哌卡因注射液不同的规格成分和适应证不一样，20ml：0.4g不含有肾上腺素，适应证为硬膜外阻滞麻醉，牙科麻醉为该规格甲哌卡因的禁忌。规格为1.8ml：54mg的盐酸甲哌卡因注射液中含有0.018mg的肾上腺素和36mg的甲哌卡因，主要用于口腔及牙科治疗中的局部浸润麻醉。

【干预措施】

建议医师更换药品，选择规格为1.8ml：54mg的盐酸甲哌卡因注射液用于牙科麻醉。注意该药含有 1：100000 肾上腺素，可能引起高血压和糖尿病患者局部坏疽。使用前应询问患者是否有过敏史，如有请用剂量的 5%~10% 进行皮试；甲哌卡因应缓慢注射，回吸确保未注入血管内，如不小心注射到血管内造成异常反应，请立即让患者平卧并输氧。一旦发生肌阵挛，请立即输氧并注射苯二氮䓬类。

二、神经–肌肉阻滞剂

1.神经–肌肉阻滞剂概述　神经–肌肉阻滞剂能选择性地作用于运动神经

终板膜上的 N_2 型乙酰胆碱受体，阻断神经冲动向骨骼肌传递，导致肌肉松弛，故常又称肌松药。按其作用机制不同可分为：①去极化肌松药，主要有氯化琥珀胆碱；②非去极化肌松药，主要有泮库溴铵、阿曲库铵、哌库溴铵和维库溴铵等。肌松药在临床中主要用于消除声带活动顺利完成气管内插管；满足各类手术或诊断、治疗对肌肉松弛的要求；减弱或终止某些骨骼肌痉挛性疾病引起的肌肉强直；消除患者自主呼吸与机械通气的不同步。

表3-3-1　神经-肌肉阻滞剂的基本特点

药品名称	适应证	药代动力学	释放组胺
氯化琥珀胆碱	全身麻醉时器官插管和术中维持肌松	血液和肝中丁酰胆碱酯酶（假性胆碱酯酶）水解。约2%以原型，其余以代谢物的形式从尿中排泄	是
泮库溴铵	气管插管、术中肌肉松弛维持	主要由肾脏排泄，40%~50%以原型由尿排出，泮库溴铵及代谢物的40%由胆汁排泄	是
罗库溴铵	常规诱导麻醉期间气管插管，以及维持术中骨骼肌松弛	尿和胆汁排泄，约50%以原型排泄	轻微增高
维库溴铵	辅助全身麻醉，易化气管插管及手术中骨骼肌松弛	主要以原型和代谢物的形式经胆汁排出，小部分由肾脏排出	弱
哌库溴铵	用于全身麻醉过程中肌肉松弛，多用于时间较长的手术的麻醉	以原型通过肾脏排泄	否
米库氯铵	全身麻醉药的辅助用药，使骨骼肌松弛，以利于气管插管和机械通气	血浆胆碱酯酶的酶解。具有多种降解/消除途径（如经肝酯酶水解，经胆汁消除和肾脏排泄）	是
阿曲库铵	辅助全身麻醉、促进气管插管并在手术或机械通气期间使骨骼肌松弛	霍夫曼降解，血浆胆碱酯酶水解。肝肾为代谢物的主要代谢途径	是
顺阿曲库铵	全麻的辅助用药或在重症监护病房起镇静作用	霍夫曼降解。肝肾为代谢物的主要代谢途径	否

2.神经-肌肉阻滞剂用药错误风险因素及防范措施　肌松药的使用应在具有专业医疗队伍和辅助呼吸的条件下使用。肌松药的合理选择对于治疗非常重要，选用中、短时效肌松药有利于肌松程度的及时调节及神经肌肉传导功能快速恢复。

（1）剂量因素和过量使用的危害与防治　肌松药给药的方式不同，剂量也有所不同，例如置入喉罩或气管插管应选择起效快和对循环功能影响小的肌松药，起效最快的是琥珀胆碱和罗库溴铵。非去极化型肌松药用于置入喉罩的剂量为其1~2倍ED_{95}，气管插管为其2~3倍ED_{95}。如肌松药物的剂量等选择不当可能影响操作，并带来不良后果。如米库氯铵快速静注6mg/kg后约30%的患者血浆组胺浓度明显上升，大于2倍其ED_{95}剂量时释放组胺作用明显增强；阿曲库铵快速静注0.5mg后血浆组胺浓度明显升高；组胺释放可诱发支气管痉挛、心率增快，血压下降等过敏反应，严重者甚至死亡。

表3-3-2　常用肌松药的ED_{95}（mg/kg）

肌松药	新生儿	婴幼儿	儿童	成人
琥珀胆碱	0.625	0.729	0.423	0.3
米库氯铵	—	0.065	0.103	0.07
阿曲库铵	0.226	0.226	0.316	0.23
顺阿曲库铵	—	0.043	0.047	0.05
罗库溴铵	—	0.225	0.402	0.3
维库溴铵	0.047	0.048	0.081	0.05
泮库溴铵	—	0.052	0.062	0.07

注：表内数据是N_2O/O_2麻醉时肌松药95%有效剂量。

表3-3-3　常用肌松药剂量和时效表

肌松药	气管插管剂量（mg/kg）	起效时间（min）	临床作用时间（min）	追加剂量（mg/kg）
琥珀胆碱	1.0~1.5	0.75~1.00	7~11	—
米库氯铵	0.20~0.25	2~3	15~20	0.05
阿曲库铵	0.5~0.6	2~3	30~45	0.1
顺阿曲库铵	0.15~0.20	1.5~3.0	45~68	0.02
罗库溴铵	0.6~1.0	1.0~1.5	36~53	0.1
维库溴铵	0.1~0.2	1.5~3.0	41~44	0.02
泮库溴铵	0.08~0.12	2.9~4.0	86~100	0.02

注：表内数据是在静脉注射时的剂量和时间。因吸入麻醉药与肌松药的协同作用，吸入麻醉时其临床作用时间将延长。建议吸入麻醉时追加剂量减少40%，给予剂量的间隔时间延长。

肌肉麻痹时间延长及其相关后果是神经-肌肉阻滞剂用药过量的主要体征，同时血压降低的危险性也会增加。一旦发生过量，应给予机械通气，并给予适当的胆碱酯酶抑制剂拮抗（如新斯的明），直到患者自主呼吸恢复为止。

（2）药物相互作用和配伍禁忌　一些药物与肌松药联合使用会增强或者

降低其神经-肌肉阻滞作用，还可能存在物理配伍上的禁忌，例如氯化琥珀胆碱容易在碱性溶液中分解，影响氯化琥珀胆碱的稳定性，在处方、审核发放和调配中都应注意。

表3-3-4　常用肌松药配伍禁忌与药物相互作用表

药品名称	配伍禁忌	相互作用
氯化琥珀胆碱	在碱性溶液中分解 不与硫喷妥钠配伍	增强：①抗胆碱酯酶药；②环磷酰胺、氮芥、噻替哌等抗肿瘤药；③普鲁卡因等局麻药；④单胺氧化酶抑制药、雌激素等
米库氯铵	—	增强：吸入性麻醉药；氨基糖苷类、多黏菌素、四环素类、林克霉素、克林霉素；抗心律失常药物；利尿剂等
顺阿曲库铵	—	增强：吸入用麻醉药；氯胺酮；氨基糖苷类、多黏菌素、四环素、林可霉素和克林霉素；抗心律失常药物；呋塞米；镁盐；锂盐 降低：长期使用苯妥英和卡马西平
罗库溴铵	存在物理配伍禁忌：两性霉素、硫唑嘌呤、头孢唑林、地塞米松、地西泮、红霉素、法莫替丁、呋塞米、琥珀酸钠氢化可的松、胰岛素、甲基强的松龙、琥珀酸钠强的松龙、硫喷妥钠、万古霉素、英脱利匹特	增强：吸入用麻醉药、大剂量硫喷妥钠、氯胺酮、芬太尼、依托咪酯及异丙酚；氨基糖苷类、四环素和大剂量甲硝唑等；利尿药、单胺氧化酶抑制剂、奎尼丁、鱼精蛋白、α受体拮抗剂、镁盐，钙离子通道拮抗剂和锂盐等 降低：新斯的明、依酚氯铵、吡啶斯的明；长期应用类固醇激素、苯妥英或酰胺咪嗪；去甲肾上腺素、硫唑嘌呤、茶碱、氯化钙等
维库溴铵	—	增强：吸入用麻醉药、大剂量硫喷妥钠、氯胺酮、芬太尼、依托咪酯及异丙酚；氨基糖苷类、多肽类和大剂量甲硝唑等；利尿药、单胺氧化酶抑制剂、奎尼丁、鱼精蛋白、α受体拮抗剂、镁盐等 降低：新斯的明、依氯酚铵、吡啶斯的明；长期使用类固醇药物；去甲肾上腺素、硫唑嘌呤、茶碱、氯化钙
泮库溴铵	—	增强：吸入用麻醉药、硫喷妥钠、氯胺酮、芬太尼；氨基糖苷类、多肽类抗生素、利尿药、单胺氧化酶抑制剂、维生素B_1、奎尼丁、鱼精蛋白、苯妥英、咪唑安定、甲硝唑和镁盐等 降低：新斯的明、依氯酚铵、吡啶斯的明、去甲肾上腺素、硫唑嘌呤、茶碱、氯化钾、氯化钙

（3）残留阻滞作用　肌松药残留作用是肌松药完全降解前的残留肌松作用。严重者会有不同程度的呼吸抑制或出现气管牵曳及呼吸时肋间肌不相协调的矛盾运动等。尽管临床上已广泛应用中、短时效肌松药，并对其药理作

用的认识逐步深化，但术后肌松药残留阻滞作用仍时有发生，主要原因是：①未能根据患者病情和体质合理选用肌松药；②肌松药剂量不合理，长时间或反复多次应用中、长时效非去极化肌松药；③复合应用与肌松药有协同作用的药物；④个体差异，老龄，女性、肌肉不发达和慢性消耗患者肌松药作用时间延长；⑤低体温、水电解质紊乱及酸碱失衡，延长肌松药的代谢和排泄，乙酰胆碱的合成和囊泡释放受损；⑥肝、肾功能严重受损，导致体内肌松药代谢、清除障碍；⑦神经-肌肉疾病。

肌松药的残留阻滞效应应用肌松监测仪和患者临床体征做评估，同时应加强肌松药残留阻滞作用的预防措施，如选择合适的肌松药和剂量，维持患者电解质和酸碱平衡。如患者术后无明确指征表明肌内松弛作用已消退，应进行肌松药残留阻滞作用的拮抗等措施。

琥珀胆碱引起的迁延性呼吸抑制应维持机械通气和循环稳定，同时应纠正电解质异常和酸碱失衡，尤其纠正低钾血症，给予钙剂和利尿剂，对假性胆碱酯酶功能异常者可输新鲜全血或新鲜冰冻血浆。非去极化肌松药残留阻滞作用的拮抗剂可选胆碱酯酶抑制剂新斯的明，用量 0.04~0.07mg/kg，新斯的明的拮抗作用有封顶效应，不能无限增加剂量，最大剂量 5mg。新斯的明伴随出现的肠蠕动增强、分泌物增多、支气管痉挛和心率减慢等毒蕈碱样乙酰胆碱受体兴奋的副作用可以用阿托品对抗。阿托品必须和新斯的明同一注射器缓慢静脉注射，阿托品的剂量一般为新斯的明的半量或三分之一，同时应注意新斯的明和阿托品的禁忌证。

给予胆碱酯酶抑制剂拮抗肌松药残留作用后必须严密监测患者的肌力恢复情况，严防出现筒箭毒化，特别是给予长效肌松药时。另外舒更葡糖钠能选择性、高亲和性的包裹罗库溴铵和维库溴铵后经肾排出，不需要同时伍用抗胆碱药物。

（4）肝肾功能不全　对于肝肾功能受损的患者，首先应评估受损程度，如长时效肌松药（哌库溴铵）禁用于肾功能受损患者，肝功能受损时应谨慎用于主要在肝内转化（维库溴铵）或主要经胆汁排泄（罗库溴铵）的肌松药，否则可能出现时效变化，重复使用易出现蓄积作用。对肝肾功能同时严重受损患者可选经霍夫曼消除的顺阿曲库铵，但要注意内环境改变对其霍夫曼消除的影响。

3.神经–肌肉阻滞剂常见处方审核案例详解

【处方描述】

患者信息

性别：女；年龄：4岁；体重：15kg

临床诊断：上呼吸道感染

处方

药品名称	规格	用量	用法
克林霉素注射液	0.15g	0.45g	ivgtt
0.9%氯化钠注射液	100ml	100ml	ivgtt
阿米卡星注射液	2ml∶0.2g	0.15g	ivgtt
5%葡萄糖注射液	100ml	100ml	ivgtt
注射用维库溴铵	4mg	4mg	ivgtt
5%葡萄糖注射液	100ml	100ml	ivgtt

【处方问题】

处方用药与诊断不相符：注射用维库溴铵无应用指证；剂量不适宜：克林霉素注射液与阿米卡星注射液剂量不适宜；联合用药不适宜：克林霉素注射液、阿米卡星注射液和注射用维库溴铵联合用药不适宜。

【处方分析】

维库溴铵注射液是作为静脉用神经–肌肉阻滞剂，在《医疗机构高警示药品分级管理推荐目录（2023版）》中属于B级高警示药品。维库溴铵主要作为全身麻醉辅助用药，该患儿诊断为上呼吸道感染，无用药适应证。克林霉素注射液说明书用法用量：4周及4周以上小儿，一日15~25mg/kg，分3~4次应用，严重感染25~40mg/（kg·d），分3~4次用。该患儿体重15kg，按照重症推荐剂量计算总量为375~600mg，如一日3次则每次用量为125~200mg，本处方一次用量450mg，虽然总剂量不超，但是单次剂量过大。阿米卡星注射液说明书：小儿4~8mg/kg，分1~2次注射。该患儿体重15kg，推算总剂量为60~120mg，分1~2次执行，单次应为30~60mg，本处方一次应用150mg，总剂量过大，单次剂量也过大。克林霉素和阿米卡星都有神经–肌肉阻滞作用，维库溴铵是神经-肌肉阻滞剂，合用增强神经-肌肉阻滞作用，引起神经-肌肉阻滞和呼吸麻痹。

【干预措施】

联系医师明确维库溴铵是神经-肌肉阻滞剂，为麻醉辅助用药，再次确认该药处方目的，并根据患者病情修改处方。建议医生完善相关感染指标检查，明确克拉霉素和阿米卡星用药指征，且避免两者同时使用。

第四节　拟肾上腺素药

拟肾上腺素药，能与肾上腺素受体结合并激动受体，产生肾上腺素样作用，又称肾上腺素受体激动药。根据该类药物的性质及药理作用不同，具有多种给药途径和临床应用，如：通过静脉注射或心内注射用于心脏骤停；通过肌内注射、皮下注射等途径用于过敏性休克或支气管哮喘急性发作；通过与局麻药配伍，用于收缩血管和延长作用时间。拟肾上腺素药主要易引起局部组织坏死、过敏性休克、水肿、肾功能异常等，使用时需注意用药安全。拟肾上腺素药注射速度过快、剂量过大等，会导致患者血压极度上升、心律失常等严重后果，目前静脉注射的肾上腺素受体激动药及皮下注射的药物肾上腺素被列入高警示药品进行管理。

一、肾上腺素受体激动药（静脉注射）

1.**肾上腺素受体激动药（静脉注射）概述**　肾上腺素受体激动剂化学结构均为胺类，且作用与兴奋交感神经的效应相似，故又称拟交感胺类药物。肾上腺素受体激动药的基本化学结构为 β-苯乙胺，由苯环、碳链和末端氨基三部分组成。当三部分结构不同位置上的氢被不同基团取代时，可人工合成多种肾上腺素受体激动药，苯环第3、4位碳上的氢原子被羟基取代的化学结构被称为儿茶酚结构，如肾上腺素、去甲肾上腺素、异丙肾上腺素和多巴胺等药物，被称为儿茶酚胺类肾上腺素受体激动药，在外周产生明显的 α、β 受体激动作用，易被儿茶酚 O-甲基转移酶（Catechol-O-methyltransferase，COMT）灭活，对中枢作用弱，作用时间短。如果去掉一个羟基，则为非儿茶酚胺类药物，作用时间延长，其外周作用减弱，如间羟胺。如去掉两个羟基，口服生物利用度增加，外周作用缓和而持久，中枢作用加强，如麻黄碱。

2.肾上腺素受体激动药（静脉注射）用药错误风险因素及防范措施 静脉用肾上腺素受体激动药作用迅速，危险因素存在于处方、调配和使用等各个环节，如医师处方剂量错误造成过量使用，常引起恶性高血压的危害；药师调配环节可能因为肾上腺素、去甲肾上腺素、阿拉明或可拉明等听似名称，容易混淆引起差错；护士使用环节可能没有选择合适的给药方式、部位或操作失误产生局部组织坏死。

（1）剂量因素与过量处理 过量使用静脉用肾上腺素受体激动药容易引起血压极度上升、心律失常等危害，用药时应严格掌握患者适应证和用量，如发生过量使用应马上处理（表3-4-1）。

表3-4-1 肾上腺素受体激动药（静脉注射）过量处理

药品名称	过量症状	过量处理
肾上腺素	动脉压极度升高，从而导致脑血管出血，尤其老年患者中。可引起肺水肿，还可能导致短暂性心动过缓，随后出现心动过速，并可能伴有潜在的致命性心律失常	体内迅速失活，过量使用后主要采取支持性治疗措施。肺水肿的治疗包括使用快速起效的α受体拮抗剂和呼吸支持。心律失常的治疗包括使用β受体拮抗剂。如有必要，可使用快速起效的血管扩张药或α受体拮抗剂抵消肾上腺素的升压作用
去甲肾上腺素	头痛、严重高血压、反射性心动过缓、外周阻力显著增加和心输出量减少	停止使用直到患者病情稳定。用药过程中必须监测动脉压、中心静脉压、尿量、心电图
异丙肾上腺素	恶心，头痛，心动过速，期前收缩	其治疗活性在几分钟内停止，如发生上述情况，停止输注异丙肾上腺素即可
多巴胺	血压过度升高	减少给药速度或暂时停用，直到患者情况稳定。多巴胺的作用时间很短，如停用无效果应考虑使用短效的α受体拮抗剂酚妥拉明
去氧肾上腺素	头痛，呕吐，高血压，反射性心动过缓，头部饱胀感，四肢发麻和心律不齐，包括心室舒张期和室性心动过速	出现反射性心动过缓可用阿托品纠正，其他表现可用α受体拮抗剂
间羟胺	抽搐、严重高血压、严重心律失常	立即停药观察，血压过高者可用5~10mg酚妥拉明静脉注射，必要时可重复
麻黄碱	头痛、焦虑不安、心动过速、眩晕、多汗	停药或调整剂量
多巴酚丁胺	高血压、心律失常、心肌缺血和心室纤颤	减慢给药速度或停药，并采取常规支持措施，直至患者病情稳定。严重的室性心律失常可通过使用普萘洛尔或利多卡因治疗

（2）药物相互作用　肾上腺受体激动剂与其他药物的相互作用较多，能够增强或减弱该类药物的作用。与卤代烃类麻醉药合用容易产生心律失常；与β受体拮抗剂合用，β受体效应互相抵消，可出现血压异常升高，心动过缓或支气管收缩；与其他拟肾上腺素药合用，心血管作用加剧；与α受体拮抗剂合用可对抗该类药物的加压作用，其它相互作用详见表3-4-2。

表3-4-2　肾上腺素受体激动药（静脉注射）药物相互作用

药品名称	药物相互作用
肾上腺素	与麦角制剂合用，可致严重高血压和组织缺血。与利血平、胍乙啶合用，可致高血压和心动过速。与硝酸酯类合用，升压作用被抵消，硝酸酯类抗心绞痛作用减弱
去甲肾上腺素	与降压药合用可抵消或减弱降压药的作用，与甲基多巴合用加压作用加。与麦角制剂合用促进血管收缩作用加强，引起严重高血压，心动过缓。还可以降低胰岛素的敏感性，升高血糖
多巴胺	与硝酸酯类同用，可减弱硝酸酯的抗心绞痛及多巴胺的升压效应。与胍乙啶同用时，导致高血压及心律失常。与苯妥英钠同时静注可产生低血压与心动过缓
去氧肾上腺素	与降压药同用，可使降压作用减弱。与胍乙啶同用，升压作用增效。与催产药同用，可引起严重的高血压。与甲状腺激素同用，使二者的作用均加强。与硝酸盐类同用，升压作用与硝酸盐类的抗心绞痛作用均减弱
间羟胺	不宜与碱性药物共同滴注，可引起间羟胺分解
麻黄碱	尿碱化剂影响本品在尿中的排泄，增加麻黄碱的半衰期，延长作用时间，致麻黄碱中毒，应调整用量。与麦角新碱、麦角胺或缩宫素同用，导致严重高血压或外围组织缺血。与多沙普仑同用，两者的加压作用均可增强
多巴酚丁胺	不得与碳酸氢钠等碱性药物混合使用

（3）药品调配环节　药品调环节容易出现的错误主要是该类药品通用名或商品名的听似，例如肾上腺素，去甲肾上腺素，去氧肾上腺素，异丙肾上腺素等几个药品都有肾上腺素关键字，另外该类药品的商品名也存在类似的情况，例如间羟胺为阿拉明，和可拉明（尼可刹米）听似，名称相似容易引起调配差错。因此需要规范临床医师用通用名处方，在药品的摆放和标签的制作上应有明显的标记提示，同时加强药师高警示药品的培训学习，严格落实药品"四查十对"。

（4）给药技术　去甲肾上腺素、多巴胺等有较强的收缩血管作用，使用时如药液外漏可能引起局部组织坏死。应注意包括静脉输注时沿静脉路径皮肤发白，注射局部皮肤破溃，皮肤紫绀，发红，严重眩晕，上述反应虽属少见，但后果严重。可选用粗大的静脉给药，以防药液外溢产生组织坏死。如确已发生液体外溢，可用5~10mg酚妥拉明稀释溶液在注射部位浸润处理。

3.肾上腺素受体激动药（静脉注射）常见处方审核案例详解

案例

【处方描述】

患者信息

性别：男；年龄：65岁

临床诊断：肝性脑病

处方

药品名称	规格	用量	用法
氯化钠注射液	0.9%，10ml	5ml	im
重酒石酸去甲肾上腺素注射液	1ml：2mg	1mg	im

【处方问题】

给药途径不适宜：重酒石酸去甲肾上腺素不宜肌内注射。

【处方分析】

重酒石酸去甲肾上腺素注射液是高警示药品，在《医疗机构高警示药品分级管理推荐目录（2023版）》中属于A级高警示药品。去甲肾上腺素是强烈的α受体激动药，同时也激动β受体。通过α受体激动，可引起血管极度收缩，使血压升高。该药说明书推荐为静脉滴注，输注时应选择大静脉，该处方选择肌内注射给药，可能产生强烈的血管收缩作用导致局部肌肉组织坏死。

【干预措施】

建议医师修改给药方式为静脉滴注。重酒石酸去甲肾上腺素应注意避免外渗到组织中，本品的血管收缩作用可能导致局部坏死。输注时应选择大静脉，并频繁检查输注部位的自由流动情况，监测外渗体征。如果发生皮肤发白，应考虑每隔一段时间改变输注部位以缓解局部血管的收缩作用。避免在老年人或下肢闭塞性血管疾病患者的腿部静脉输注。如发生外渗，应尽快给予5~10mg甲磺酸酚妥拉明的0.9%氯化钠注射液注射浸润缺血区域。

二、肾上腺素（皮下注射）

（一）肾上腺素（皮下注射）概述

本品皮下注射后，因局部血管收缩吸收较慢，约6~15分钟后起效，持续作用1~2小时。

常用量一次0.225~1mg，极量一次1mg。临床应用如下。

（1）抢救过敏性休克　常用于抢救过敏性休克，如青霉素引起的过敏性休克。由于本品具有兴奋心肌、升高血压、松弛支气管等作用，故可缓解过敏性休克的心跳微弱、血压下降、呼吸困难等症状。皮下注射或肌内注射0.5~1mg，也可用0.1~0.5mg缓慢静脉注射（以0.9%氯化钠注射液稀释到10ml）。如疗效不好，可改用4~8mg静脉滴注（溶于5%葡萄糖注射液500~1000ml）。

（2）治疗支气管哮喘　效果迅速但不持久。皮下注射0.25~0.5mg，3~5分钟即见效，但仅能维持1小时。必要时可重复注射1次。

（3）与局麻药合用　加少量（约1∶200000~500000）于局麻药（如普鲁卡因）内，可减少局麻药的吸收而延长其药效，并减少其毒副作用，亦可减少手术部位的出血。

（4）治荨麻疹、花粉症、血清反应等　皮下注射1∶1000溶液0.2~0.5ml，必要时再以上述剂量注射一次。

（二）肾上腺素（皮下注射）用药错误风险因素及防范措施

过敏性休克是一种急性、严重、可危及生命的全身性过敏反应，不恰当的用药可能导致病情延误，甚至引起死亡。而肾上腺素是严重过敏反应救治一线用药，皮下注射是给药途径之一，但由于局部血管收缩使之后续吸收变慢，并不作为首选，首选给药方式是肌内注射。

1.不良反应

（1）心悸、头痛、血压升高、震颤、无力、眩晕、呕吐、四肢发凉。

（2）有时可有心律失常，严重者可由于心室颤动而致死。

（3）用药局部可有水肿、充血、炎症。

2.禁忌　高血压、器质性心脏病、冠状动脉疾病、糖尿病、甲状腺功能亢进、洋地黄中毒、外伤性及出血性休克、心源性哮喘等患者禁用。

3.注意事项

（1）器质性脑病、心血管病、青光眼、帕金森病、噻嗪类引起的循环虚脱及低血压、精神疾病患者慎用。

（2）用量过大或皮下注射时误入血管后，可引起血压突然上升而导致脑出血。

（3）每次局麻使用不可超过300μg，否则可引起心悸、头痛、血压升高等。

（4）抗过敏休克时，须补充血容量。

4.其他　肾上腺素是儿茶酚胺类药物，药理效应迅速，严格把握肾上腺素的适应证、禁忌证、给药途径、给药剂量等。肾上腺素皮下注射的极量是一次1mg，局部注射有可能造成注射部位组织坏死。因肾上腺素α受体兴奋的作用表现为皮肤和皮下的小血管收缩，导致局部缺血缺氧。因此，这时的局部处理一定要及时，否则后果肯定是不可逆的。抢救时，碰到肾上腺素重复给药的问题，注射时每次要轮换部位，以免局部皮肤坏死。新生儿使用肾上腺素必须是稀释到1∶10000后才可以使用。

局部坏死处理措施：适当的敷料+扩血管药物（酚妥拉明）+促进循环。立即使用酚妥拉明局部湿敷，效果较好。如果已经发生不可逆坏死的话则应尽量让坏死组织局限，及早采取外科手段介入。

（三）肾上腺素（皮下注射）常见处方审核案例详解

案例 ❶

【处方描述】

患者信息

性别：男；年龄：66岁

临床诊断：高血压，青霉素过敏性休克

处方：

药品名称	规格	用量	用法
盐酸普萘洛尔片	10mg	20mg	po，tid
氯化钠注射液	0.9%，10ml	10ml	H，st
盐酸肾上腺素注射液	1ml∶1mg	1mg	H，st

【处方问题】

联用药物不当：普萘洛尔与肾上腺素之间存在药理拮抗；给药途径不当：肾上腺素以皮下注射用于过敏性休克抢救不适宜。

【处方分析】

盐酸肾上腺素注射液是高警示药品，在《医疗机构高警示药品分级管理推荐目录（2023版）》中属于A级高警示药品。普萘洛尔是β受体拮抗剂，与肾上腺素同时应用时，可抵消肾上腺素的作用，可使过敏性休克抢救无效，导致死亡发生。

高血压是肾上腺素禁忌证，用量过大或皮下注射误入血管后，可引起患者血压突然上升，导致脑出血。但在遇到过敏性休克这种可危及生命的紧急情况下，肾上腺素仍然是抢救药物选择。因此，临床应用肾上腺素之前，必须先评估患者的血压，并严格把握肾上腺素的用量，以防范患者用药后患者血压突然上升，避免诱发脑出血。此外，抢救严重过敏反应，首选肾上腺素肌肉注射的给药方式，肌注时不用稀释。

【干预建议】

与医生沟通，调整用药，修改处方：①停用普萘洛尔，可选用其他类型的降血压药；②确需使用肾上腺素，推荐改为肌内注射方式给药。并根据患者临床表现，及时评估患者用药后的反应，且患者血压处于正常范围内，继续严密监护生命体征、观察患者反应，慎用肾上腺素。

案例 ②

【处方描述】

患者信息

性别：男；年龄：43岁

临床诊断：心源性哮喘，休克

处方

药品名称	规格	用量	用法
盐酸肾上腺素注射液	1ml：1mg	2mg	H，st

【处方问题】

药物选择不当：肾上腺素不适用于心源性哮喘患者的休克抢救；给药剂

量不当：肾上腺素皮下注射给药剂量过大。

【处方分析】

盐酸肾上腺素注射液是高警示药品，在《医疗机构高警示药品分级管理推荐目录（2023版）》中属于A级高警示药品。心源性哮喘又称为急性左心衰，发作时，心肌收缩力明显下降，心脏负荷加重，心射血量降低，肺循环压力增高，外周循环阻力增加，导致急性肺淤血、肺水肿；而肾上腺素兴奋心脏，加强心肌收缩力，使心排出量和每搏量增加，加重心耗氧量，对心源性哮喘患者是致命的，因此应避免使用肾上腺素。此外，肾上腺素皮下注射极量一次1mg，处方单次用量达2mg，给药剂量稍大。

【干预建议】

与医生沟通，调整用药，修改处方：停用肾上腺素；可选用呋塞米利尿，也可加用吗啡镇静，还可选用洋地黄类药强心治疗。

第五节　抗肾上腺素药

抗肾上腺素药，能阻断肾上腺素受体，从而拮抗去甲肾上腺素能神经递质或肾上腺素受体激动药的作用，又称为肾上腺素受体阻断剂或肾上腺素受体拮抗剂。抗肾上腺素药主要用药风险为导致患者低血压，其中静脉用的肾上腺素受体拮抗剂被列入高警示药品进行管理，临床应用需注意患者病史、用药前血压、心率等情况，严格评估和判断，掌握其适应证和禁忌证。

一、肾上腺受体拮抗剂（静脉用）概述

肾上腺受体阻滞剂分为 α、β 两种亚型。α 受体阻滞可引起外周血管舒张，用于血管痉挛性疾病或高血压危象，有酚妥拉明、乌拉地尔等；β 受体阻滞可减慢心率，抑制心脏收缩力和房室传导，减少循环血流，降低心肌氧耗量，抑制肾素释放降低血压，用于多种心律失常、心绞痛、高血压等，有普萘洛尔和美托洛尔等，肾上腺素受体拮抗剂（静脉用）药代动力学等详见表3-5-1。

表3-5-1　肾上腺受体拮抗剂（静脉用）概述

药品名称	受体类型	孕产妇	药代动力学
普萘洛尔	非选择性β₁、β₂受体	可通过胎盘，乳汁可分泌	5%以原型经肾排除，其余均以代谢产物的形式排出
美托洛尔	选择性β₁	可通过胎盘，乳汁可分泌	肝脏代谢，肾脏排泄
艾司洛尔	选择性β₁（心脏选择）受体高剂量抑制支气管和血管肌中β₂受体		主要在尿中排泄
拉贝洛尔	选择性α₁受体和非选择性β受体	无影响	原型药物和代谢产物由尿排出
阿替洛尔	选择性β₁受体，高剂量可抑制血管及支气管平滑肌β₂受体	可通过胎盘，乳汁可分泌	大部分以原型自尿排出
酚妥拉明	非选择性α₁和α₂受体	不建议使用	主要尿中排泄
乌拉地尔	外周阻断突触后α₁受体，中枢兴奋5-羟色胺-1A受体	哺乳期禁用	主要通过肾脏排泄，少量胆道排出

二、肾上腺受体拮抗剂（静脉用）用药错误风险因素及防范措施

肾上腺受体拮抗剂注射剂型药效迅速，疗效确切，有较多需要注意的问题：β受体拮抗剂禁用于心源性休克和二、三度房室传导阻滞等；α受体拮抗剂酚妥拉明禁用于低血压、严重动脉硬化、心脏器质性损害和肾功能减退等患者；乌拉地尔禁用于主动脉峡部狭窄或动静脉分流的患者（肾透析时的分流除外）和哺乳期妇女。

（一）过量使用的危害与防治

β受体拮抗剂过量使用中毒症状主要有：①心血管系统，心动过缓、房室传导阻滞、心脏停搏、外周循环灌注不良、心功能不全和心源性休克等；②呼吸系统，呼吸动力紊乱、气喘、呼吸抑制和窒息等；③神经系统，疲乏、精神错乱、神志丧失、震颤、出汗、感觉异常等。α受体阻滞剂过量中毒的主要症状是血压过低，反射性心动过速，心脏兴奋，心律不齐，全身静脉容量增大和可能出现休克，肾上腺素受体拮抗剂（静脉用）用法与过量解救详见表3-5-2。

表3-5-2　肾上腺受体拮抗剂（静脉用）用法与过量解救方法

药品名称	用法用量	过量处理
普萘洛尔	一次2.5~5mg，加5%葡萄糖注射液20ml，以每2~3min注射1mg，严重心律失常应急时可静脉1~3mg，每分钟不超过1mg静注，必要时2min重复一次，以后每隔4小时1次	心动过缓时给予阿托品，慎用异丙肾上腺素；必要时安装心脏起搏器。室性期前收缩给予利多卡因或苯妥英钠。心力衰竭时使用洋地黄和利尿剂。低血压时给予升压药，支气管哮喘给予肾上腺素或氨茶碱。透析疗法无法排出本药
美托洛尔	开始时1~2mg/min静脉给药，总剂量10~15mg，最大剂量为20mg	先静脉注射阿托品，有指征时进行气管内插管和呼吸支持。心肌功能抑制滴注多巴胺或多巴酚丁胺。QRS波增宽的心律失常的患者，可输注氯化钠或碳酸氢钠
艾司洛尔	连续给药和步进式给药的有效维持剂量为50至200μg/（kg·min），部分患者给予25μg/（kg·min）就已足够。维持输注给药的最长时间为48小时	停止输注，心动过缓可用阿托品，必要时进行心脏起搏术，支气管痉挛静脉给予一种β$_2$激动剂和（或）一种茶碱类衍生物，心力衰竭给予一种利尿剂和（或）洋地黄类药物，在心肌收缩力不足导致的休克中，可以考虑静脉给予多巴胺，多巴酚丁胺。症状性低血压静脉给予液体和/或加压药物，如多巴胺或去甲肾上腺素。应对患者进行持续监测
拉贝洛尔	静脉推注：一次25~50mg，加10%GS20ml，于5~10min缓慢推注，效果不理想可15min后重复一次，总剂量不超过200mg；静脉滴注：100mg加5%GS或0.9% NS250ml，滴速1~4mg/min	若口服过量，可考虑洗胃或诱导呕吐；血液透析和腹膜透析都不能从全身循环中去除大量的拉贝洛尔；如有必要，可仰卧并抬高下肢，以改善大脑的血液供应
阿替洛尔	5min内缓慢静注5mg，10min后重复给予5mg，能够耐受10mg静脉注射的患者应在注射后10min时口服阿替洛尔片剂50mg，12h后再口服50mg	可血液透析清除阿替洛尔
酚妥拉明	针对不同用药目的、用药人群，给药相差较大，详见药品说明书	低血压和周围血管过度扩张：去甲肾上腺素连续静脉滴注，谨慎调整剂量。当使用升压剂时，监视心电图。心脏兴奋过度和高血压危象：使用β受体阻滞剂静脉注射
乌拉地尔	缓慢静脉注射10~50mg，降压效果应在5分钟内出现，若效果不够满意，可重复用药。静脉输液的最大药物浓度为5mg/ml。输注速度根据血压酌情调整，推荐初始速度为2mg/min，维持速度为9mg/h	抬高下肢，补充血容量，如无效，可缓慢静脉注射缩血管药物，监测血压变化

（二）药物相互作用

美托洛尔应避免与下列药物合用：巴比妥类药物可通过酶诱导作用使美托洛尔的代谢略微增加；普罗帕酮可通过细胞色素CYP2D6途径抑制美托洛尔的代谢，使美托洛尔的血浆浓度增高2~5倍。维拉帕米与β受体阻滞剂合用时有可能引起心动过缓和血压下降。

艾司洛尔与抗心律失常药、神经节阻滞剂、儿茶酚胺消耗性药物、三环抗抑郁药和吸入性麻醉剂合用时，能够加大艾司洛尔对血压、心率、收缩力和冲动传导的影响。另外，艾司洛尔不能与5%碳酸氢钠注射液或呋塞米注射液配伍，容易产生沉淀。

乌拉地尔合用α受体拮抗剂、血管舒张剂或其他抗高血压药物、饮酒或患者存在血容量不足的情况，可增强乌拉地尔的强降压作用。合用西咪替丁可使乌拉地尔血药浓度上升高达15%。另外，乌拉地尔不能与碱性药物配伍，容易破坏稳定性。

（三）其他因素

β受体拮抗剂的耐受量个体差异大，用量必须个体化。静脉用药应于卧位，滴注时切勿过速，以防降压过快，注射完毕后应静卧，切忌立刻起身。长期使用β受体拮抗剂停药应逐渐递减剂量，突然停药可能造成严重后果，如冠心病患者长期使用突然停药，可能出现心绞痛、心肌梗死或室性心动过速。

三、肾上腺受体拮抗剂（静脉用）常见处方审核案例详解

案例 ❶

【处方描述】

患者信息

性别：女；年龄：28岁

临床诊断：妊娠高血压

处方

药品名称	规格	用量	用法
盐酸拉贝洛尔注射液	10ml：50mg	50mg	ivgtt
葡萄糖注射液	10%，250ml	250ml	ivgtt

【处方问题】

溶媒用量选择不适宜：葡萄糖注射液用量选择不适宜。

【处方分析】

盐酸拉贝洛尔注射液是高警示药品，在《医疗机构高警示药品分级管理推荐目录（2023版）》中属于A级高警示药品。根据《妊娠期血压管理中国专家共识（2021）》推荐，盐酸拉贝洛尔注射液用于妊娠高血压治疗。根据该药说明书用法用量推荐，静脉推注：一次25~50mg，加10%葡萄糖注射液20ml，于5~10分钟内缓慢推注，如降压效果不理想可于15分钟后重复一次，直至产生理想的降压效果。总剂量不应超过200mg。静脉滴注：拉贝洛尔100mg加5%葡萄糖注射液或0.9%氯化钠注射液稀释至250ml，静脉滴注速度为1~4mg/min，直至取得较好效果，然后停止滴注，有效剂量为50~200mg。该处方拉贝洛尔50mg加入250ml 10%葡萄糖注射液静脉滴注，与推荐给药方式的溶媒和溶媒的量不符合，可能造成拉贝洛尔浓度过低影响疗效。

【干预措施】

建议医师修改医嘱，如选择推注的方式，50mg拉贝洛尔应加10%葡萄糖注射液20ml，于5~10分钟内缓慢推注；如选择滴注方式，100mg拉贝洛尔加5%葡萄糖注射液或0.9%氯化钠注射液稀释至250ml，静脉滴注速度为1~4mg/min。同时应注意静脉应用拉贝洛尔应卧位，注意滴注速度不宜过快，以防止血压降低过快。

案例 ❷

【处方描述】

患者信息

性别：女；年龄：85岁

临床诊断： 室上性快速型心律失常；支气管哮喘

处方

药品名称	规格	用量	用法
酒石酸美托洛尔注射液	5ml∶5mg	5mg	iv

【处方问题】

选择药物不适宜：支气管哮喘患者慎用美托洛尔。

【处方分析】

酒石酸美托洛尔注射液是高警示药品，在《医疗机构高警示药品分级管理推荐目录（2023版）》中属于A级高警示药品。美托洛尔属于选择性 β_1 受体阻滞剂，治疗剂量的美托洛尔对支气管肌肉系统的收缩作用弱于非选择性的 β 受体阻滞剂，这使得美托洛尔可与 β_2 受体激动剂合用于治疗伴有支气管哮喘或其他慢性阻塞性肺病的患者，但是美托洛尔剂量增大时，其对 β_1 受体的选择性会降低，因此在伴有支气管哮喘的患者中谨慎使用。

【干预措施】

建议医师加用一种 β_2 受体激动剂对抗患者支气管哮喘。同时提醒酒石酸美托洛尔注射液应在有经验的医师指导下进行，应仔细监测患者的血压和心电图，并备有复苏抢救设施。开始时以 1~2mg/min 的速度静脉给药，用量可达5mg。这一剂量可在间隔5分钟后重复给予患者，直到取得满意的效果。总剂量 10~15mg 通常足以见效，应注意静脉给药最大剂量为20mg，避免过量使用发生血压骤降的问题。

第六节 治疗慢性心功能不全的药物

心功能不全是心脏泵血功能降低，导致在静息或一般体力活动的情况下，不能有效地将静脉回流的血液充分排出以满足全身组织代谢需要的一种病理生理状态及临床综合征。临床上根据发病急缓分为急性和慢性两型，慢性心功能不全常有明显的静脉血液淤积，故也称充血性心力衰竭。对于心功能不全的治疗，除治疗原发病外，目前采用以改善心脏功能为主的综合疗法，治疗药物主要为强心苷类，也包括非强心苷类正性肌力药及某些减低心脏负荷的药物。强心苷类药物安全范围小，治疗量接近中毒量，容易引起强心苷中毒；非强心苷类给药剂量不当会引起剂量相关的心律失常或低血压。本节主要讨论被列为高警示药品管理的静脉用强心药。

一、强心药（静脉用）概述

强心药是治疗心功能不全的主要药物之一，分为强心苷类和非强心苷类。强心苷类又称为洋地黄类，包括地高辛、毒毛花苷k和去乙酰毛花苷等，具有正性肌力作用和负性频率作用，可以增强充血性心力衰竭患者心脏的收缩力而不增加其心肌耗氧。急性充血性心衰可选用毒毛花苷K，慢性心衰常选用地高辛，去乙酰毛花苷适用于危重急症患者。非强心苷类包括拟交感胺类、双吡啶衍生物和钙增敏剂等。拟交感类有多巴酚丁胺和多巴胺（详见第三章第四节）；双吡啶衍生物有米力农和氨力农，为磷酸二酯酶抑制剂，在短期内有提高心脏指数和心排出量的作用；钙增敏剂有左西孟旦，有血管扩张和磷酸二酯酶抑制作用。

表3-6-1 强心药（静脉用）的基本概况

药品名称	药代动力学	给药方式
地高辛	静注起效5~30分钟，达峰1~4小时，持续6小时。有肝肠循环，主要以原型由肾脏排出，尿中排出量为用量的50%~70%	静脉注射
去乙酰毛花苷	10~30分钟起效，1~3小时达峰，持续2~5小时。3~6日作用完全消失，在体内转化为地高辛，经肾脏排泄	静脉注射
毒毛花苷K	静注后5~15分钟生效，1~2小时达最大效应，作用维持1~4天，以原型经肾排泄	静脉注射
米力农	主要通过尿液从人体排出	静脉滴注
氨力农	静注2分钟内起效，10分钟达峰，持续60~90分钟。10%~40%通过肾脏以原药排泄，其余部分主要在肝脏中乙酰化，以数种代谢物形式排泄	静脉注射
左西孟旦	54%自尿中排泄，44%自粪便排泄，大于95%的药物在1周内可以被排泄	静脉输注

二、强心药（静脉用）用药错误风险因素及防范措施

强心苷类药物安全范围小，治疗量即接近中毒量，容易引起强心苷中毒；非强心苷类主要是引起剂量相关的心律失常或低血压。

（一）剂量因素和过量使用的危害与防治

强心苷类药物地高辛，成人一日总量不超过1mg；去乙酰毛花苷一日总量1~1.6mg；毒毛花苷K成人一日总量0.25~0.5mg，静脉注射一次的极量0.5mg，一日极量1mg，成人致死量为10mg。强心苷类药物的风险因素主要是治疗剂量即接近中毒剂量。如地高辛血药浓度大于2.0~2.5ng/ml，应警惕地高辛过量或毒性反应。主要中毒体征和症状包括厌食、恶心、呕吐、视觉改变和心律失常、传导阻滞（包括停搏）；房性心动过速伴传导阻滞；房室分离；结（节）节律加速；单灶性或多形性室性早搏（特别是二重或三叉）；室性心动过速。低体重、高龄或肾功能受损、低钾血症、高钙血症或低镁血症可能

更易发生地高辛中毒。

地高辛轻度中毒者，停用本品及利尿治疗，如有低钾血症而肾功能尚好，可给予钾盐。发生促心律失常者可用：①氯化钾静脉滴注，对消除异位心律往往有效；②苯妥英钠，该药能与强心苷竞争性争夺 Na^+,K^+–ATP 酶，因而有解毒效应。成人用 100~200mg，加注射用水 20ml 缓慢静脉注射，如情况不紧急，亦可口服，每次 0.1mg，每日 3~4 次；③利多卡因，对消除室性心律失常有效，成人用 50~100mg 加入葡萄糖注射液中静脉注射，必要时可重复；④阿托品，对缓慢性心律失常者可用。成人用 0.5~2mg 皮下或静脉注射；⑤心动过缓或完全房室传导阻滞有发生阿斯综合征的可能时，可植入临时起搏器。应用异丙肾上腺素，可以提高缓慢的心率；⑥依地酸钙钠，以其与钙螯合的作用，也可用于治疗洋地黄所致的心律失常；⑦对可能有生命危险的洋地黄中毒可经膜滤器静脉给予地高辛免疫 Fab 片段，每 40mg 地高辛免疫 Fab 片段大约结合 0.6mg 地高辛或洋地黄毒苷。

米力农负荷剂量 50μg/kg，10 分钟内注入，米力农有扩张血管作用，过量可导致低血压。如发生低血压，应减量或暂时停药，直至患者病情稳定，目前尚无特殊的解毒药，但应采用支持血液循环的一般措施。

左西孟旦初始负荷剂量为 6~12μg/kg，输注时间应大于 10 分钟，对于同时应用血管扩张剂或（和）正性肌力药物的患者，治疗初期的推荐负荷剂量为 6μg/kg，较高的负荷剂量会产生较强的血液动力学效应。左西孟旦过量使用最常见的是低血压和心动过速。发生后可用升压药治疗，对心电图进行持续监测，重复检测血清电解质，使用侵入性血液动力学监测。

（二）联合用药

强心苷类药物与较多药物合用都会产生相互作用，增加或减弱强心苷类药物的作用：①与两性霉素 B、皮质激素或失钾利尿剂（如布美他尼、依他尼酸等）合用时，可引起低血钾而致洋地黄中毒；②与抗心律失常药、钙盐注射剂、可卡因、泮库溴铵、琥珀胆碱或拟肾上腺素类药同用时，可因作用相加而导致心律失常；③血钾正常的严重或完全性房室传导阻滞的洋地黄化患者不应同时应用钾盐，噻嗪类利尿剂与本品同用时，常须给予钾盐，以防止低钾血症；④与 β 受体阻断剂合用，有导致房室传导阻滞发生严重心动过缓的可能，但并不排除洋地黄不能控制心室率的室上性快速心律失常时应用 β

受体拮抗剂；⑤与奎尼丁同用，可使血药浓度提高约一倍，提高程度与奎尼丁用量相关，甚至可达到中毒浓度；⑥与维拉帕米、地尔硫䓬、胺碘酮合用，由于降低肾及全身对强心苷的清除率而提高地高辛血药浓度，可引起严重心动过缓；⑦螺内酯可延长地高辛半衰期，需调整剂量或给药间期，监测地高辛的血药浓度；⑧血管紧张素转换酶抑制剂及其受体拮抗剂可使地高辛血药浓度增高；⑨吲哚美辛可减少地高辛的肾清除，使地高辛半衰期延长，有中毒危险，需监测血药浓度及心电图；⑩与肝素同用，由于地高辛可能部分抵消肝素的抗凝作用，需调整肝素用量；⑪洋地黄化时静脉用硫酸镁应极其谨慎，尤其是也静注钙盐时，可发生心脏传导阻滞；⑫红霉素由于改变胃肠道菌群，可增加地高辛在胃肠道的吸收；⑬甲氧氯普胺因促进肠道运动而减少地高辛的生物利用度约25%；⑭普鲁本辛因抑制肠道蠕动而提高地高辛生物利用度约25%。

（三）配伍禁忌

米力农和氨力农与呋塞米混合马上产生沉淀，不宜配伍使用。氨力农需用生理盐水稀释后使用，不能用含右旋糖酐或葡萄糖的溶液稀释。地高辛与去乙酰毛花苷不宜与酸碱类药物配伍，毒毛花苷K不宜与碱性溶液配伍。

（四）用药监测

心力衰竭患者部分症状与地高辛毒性相同，可能很难将地高辛中毒与心力衰竭区分开来。对其病因的误诊可能导致临床医生继续或增加地高辛给药，而实际上应该停药。当这些体征和症状的病因不清楚时，需要测量地高辛血药浓度。

接受米力农治疗时也应进行密切心电监护，必须备有抢救心脏事件的设备。氨力农用药期间应监测心率、心律、血压、必要时调整剂量。

左西孟旦治疗过程中必须对心电图、血压、心率进行监测，同时测定尿量。对这些参数的监测应持续到输注结束后至少3天或直到患者临床症状较为稳定。对于轻、中度肾功能损伤或轻、中度肝功能损伤的患者，建议至少监测5天。血清肌酐清除率<30ml/min和严重肝功能损伤患者禁用左西孟旦。

（五）给药技术

地高辛应静脉给药，因为肌内注射有明显局部反应，且作用慢、生物利用度差。毒毛花苷K皮下或肌内注射可引起局部炎症反应，仅用于静脉注射。左西孟旦仅用于静脉输注，较常见的是静脉输注部位的疼痛。

三、强心药（静脉用）常见处方审核案例详解

案例 ①

【处方描述】

患者信息

性别：男；年龄：68岁；体重：60kg

临床诊断：心功能不全

处方

药品名称	规格	用量	用法
米力农注射液	5ml：5mg	3mg	iv
氯化钠注射液	0.9%，10ml	10ml	iv
呋塞米注射液	2ml：20mg	40mg	iv

【处方问题】

联合用药不适宜：米力农与呋塞米联合用药不适宜。

【处方分析】

米力农注射液是高警示药品，在《医疗机构高警示药品分级管理推荐目录（2023版）》中属于A级高警示药品。米力农负荷量50μg/kg，缓慢静脉给药，在10分钟内注入，给予负荷剂量可不稀释，但稀释至10~20ml，便于观察注射速度。就目前已有经验，米力农注射液与呋塞米注射液合用未观察到药物的相互作用，但是两者在配伍上存在问题，呋塞米加入米力农注射液后会迅速发生化学反应而出现沉淀，因此呋塞米注射液不能与米力农注射液在同一静脉通路中输注。

【干预措施】

建议医生将呋塞米注射液从该组输液中分开，确保和米力农注射液不在同一条静脉通路输注，确保输液安全。

案例 ❷

【处方描述】

患者信息

性别：女；年龄：55 岁

临床诊断：先心病；心肌炎；肺炎；呼衰；心衰

处方

药品名称	规格	用量	用法
去乙酰毛花苷注射液	0.4mg：2ml	0.4mg	iv

【处方问题】

药物配置浓度不适宜：去乙酰毛花苷注射液未选择合适的溶媒。

【处方分析】

去乙酰毛花苷注射液是高警示药品，在《医疗机构高警示药品分级管理推荐目录（2023 版）》中属于 A 级高警示药品。去乙酰毛花苷注射液说明书指出：静脉注射成人常用量为用 5% 葡萄糖注射液稀释后缓慢注射，首剂 0.4~0.6mg，以后每 2~4 小时可再给 0.2~0.4mg，总量 1~1.6mg。该处方未选择溶媒稀释，注射液体积较小不利于注射的时间把握，可能造成短时间给药量过大引起中毒反应。

【干预措施】

建议医师开具 5% 葡萄糖注射液稀释后缓慢推注，能够较好的掌握推注量和时间，避免因较短时间输注过大量产生洋地黄中毒反应。

第七节 抗心律失常药

抗心律失常药是心律失常治疗的基本手段。近年来，随着抗心律失常药新的作用机制分类和适应证的认识不断发展更新，在治疗心律失常时，不仅要重视药物的安全性、不良反应、相互作用；还需注意抗心律失常药物的致心律失常作用，以及药物联用所致的药理作用增强或减弱；着重考虑药物有效性，依据药物的抗心律失常谱、疾病的特点，决策用药；避免因影响或忽视基本疾病的治疗而过度使用抗心律失常药，或因顾虑药物不良反应而不用药、给药剂量不足。

一、抗心律失常药的概述

心律失常是心动节律和频率异常，即心脏的电生理特性自律性、传导性、兴奋性某一环节异常或者多个环节异常。如心律失常时，心脏不能正常泵血，影响全身的器官供血，可危及生命，而抗心律失常药是主要治疗方法之一。心律失常可引起心动过速，也可引起心动过缓。本章节讨论抗心律失常药主要是治疗心动过速药物。

抗心律失常药按传统的VanghanWilliams分类大致可分为以下4类：Ⅰ类钠离子通道阻滞剂；Ⅱ类β受体拮抗剂；Ⅲ类钾离子通道阻滞剂；Ⅳ类钙离子通道阻滞剂。2020年，专家们将其扩展为8个大类、21个亚类，以满足临床需要。

抗心律失常药可能对心肌细胞的动作电位产生影响，在发挥抑制异常节律等作用的同时，也产生致心律失常等风险，其中心血管不良反应可能迅速危及生命，尤其是静脉注射给药。静脉注射的抗心律失常药被列入高警示药品目录。结合临床上应用情况，沿用Vanghan Williams进行分类，以下主要列举了常见的抗心律失常代表药物，各类代表药物见表3-7-1，并着重对常见的静脉给药的抗心律失常药物的用药错误风险和防范措施进行阐述。

表3-7-1　抗心律失常分类、代表药物及其常见剂型

分类		药理特点		药物	常见剂型
Ⅰ类	钠离子通道阻滞剂	主要降低心肌细胞Na⁺通透性。根据阻滞钠通道特性和程度不同，及其钾通道和动作电位的影响，分三个亚类	Ⅰa类：可抑制动作电位0相上升速度，延长动作电位时程（APD）	普鲁卡因胺	注射剂口服制剂
				奎尼丁	口服制剂
			Ⅰb类：同时缩短APD和有效不应期（ERP），但APD缩短更为明显，ERP相对延长	利多卡因	注射剂贴膏气雾剂
				苯妥英钠	注射剂口服制剂
			Ⅰc类：减慢动作电位0相上升速度，对APD影响不显著	普罗帕酮	注射剂口服制剂

续表

分类		药理特点	药物	常见剂型
Ⅱ类	β受体拮抗剂	降低交感神经效应	艾司洛尔	注射剂
			美托洛尔	注射剂 口服制剂
Ⅲ类	钾离子通道阻滞剂	以快激活的延迟整流钾电流为靶点，通过延长复极化过程中的ERP	胺碘酮	注射剂 口服制剂
Ⅳ类	钙离子通道阻滞剂	阻滞细胞内流后的钙离子跨膜转运，减慢心率，降低房室传速度，延长导ERP	维拉帕米	注射剂 口服制剂
			地尔硫草	注射剂 口服制剂

二、常见抗心律失常药用药错误风险因素和防范措施

（一）抗心律失常药适应证用药错误风险因素及其防范措施

心律失常的类型不同，抗心律失常药各自的药物特点不同，适应证也有差异。

利多卡因可轻度阻滞钠离子通道的激活状态和失活状态，通道恢复至静息状态时阻滞作用迅速解除，对心房组织作用弱，对心室组织作用强，故对于与缺血相关的室性心律失常可优先考虑，但对室上性心律失常通常无效。

维拉帕米、地尔硫卓是Ⅳ类药物钙离子通道阻断剂，主要抑制L型钙电流，降低窦房结自律性，减慢房室结传导性，抑制细胞内钙超载。故室上性心律失常首选维拉帕米、地尔硫草。由于他们的负性肌力较强，因此有器质性心脏病、合并心功能不全或者心肌缺血的患者不宜选用。

预激伴房颤禁用β受体拮抗剂、非二氢吡啶类钙拮抗剂和洋地黄，因这些药物可导致经旁路前传导增加，心室率进一步增快，一般可选用胺碘酮、普罗帕酮，但普罗帕酮有一定的负性肌力作用，如患者存在急性心力衰竭情况下禁用。

因此应根据心律失常的类型、药理作用特点选择适合的抗心律失常药。抗心律失常药物应根据药品说明书和相关指南推荐的适应证，正确、合理地使用。

（二）抗心律失常药的给药剂型、给药剂量风险差错及其防范措施

抗心律失常药给药途径或给药剂量不同，主要作用也可能不同。

胺碘酮剂型分注射剂和片剂，其剂型不同，作用机制和适应证也有所不同。静脉早期应用胺碘酮，更多表现为Ⅲ类药物之外的作用，即钠通道阻滞、β受体拮抗及钙通道阻滞作用；而口服胺碘酮或长时间静脉应用胺碘酮后，则表现为Ⅲ类药物的作用，即钾通道阻滞作用。胺碘酮口服制剂主要预防和维持治疗，而注射剂用于抢救用药较多。

因此，胺碘酮注射液第一个24小时的剂量可以根据病人个体化给药，胺碘酮注射液静脉给药剂量要求详见表3-7-2。

表3-7-2　胺碘酮注射液静脉给药剂量要求

剂量	要求
每日总剂量	一般不超过2000mg或2200mg，少数可用到3000mg
一般剂量	首次负荷剂量：10分钟内静脉注射150mg，150mg胺碘酮加入5%葡萄糖100ml，不理想或复发，间隔10分钟可追加150mg
持续静滴剂量	900mg胺碘酮加入5%葡萄糖溶液500ml，第一个24小时中，前6小时1mg/min，后18小时0.5mg/min

美托洛尔剂型分注射剂和片剂，其中片剂分普通片剂和缓释片，但大部分缓释片（如琥珀酸美托洛尔缓释片）无抗心律失常的适应证。临床上用于室上性快速型心律失常主要是酒石酸美托洛尔注射剂。酒石酸美托洛尔注射剂用于室上性快速型心律失常紧急治疗推荐5mg，以1~2mg/min的速度静脉给药。这一剂量可在间隔5分钟后重复给予患者，视情况而定，总剂量达10~15mg通常足以见效果，推荐的静脉给药最大剂量为20mg。而酒石酸美托洛尔片剂用于高血压每日100~200mg，分1~2次，琥珀酸美托洛尔缓释片用于高血压每次47.5~95mg，每日1次。美托洛尔剂型不同，适应证也有所不同，给药剂量也有所不同。酒石酸美托洛尔注射剂用于抗心律失常静脉给药的剂量较其高口服剂型用于高血压的使用剂量小。

利多卡因目前市面上有碳酸根和盐酸根两种，其中碳酸利多卡因其说明书适应证仅有局部麻醉作用，无抗心律失常；而盐酸利多卡因可用于局部麻醉和抗心律失常。盐酸利多卡因血药浓度进一步升高，可引起心脏传导速度减慢、房室传导阻滞、抑制心肌收缩力和使心排血量下降。

盐酸利多卡因注射液用于局部麻醉，不同麻醉方式推荐剂量也不同，如表面麻醉推荐一次不超过4.5mg/kg等，用于抗心律失常剂量与局部麻醉总的限制剂量差别不明显，但两者常用量或者起始给药剂量可能存在一定区别，用于抗心律失常时常用量剂量较低，需要根据临床情况调整。

因此抗心律失常药物根据患者病情选用合适的剂型和用药剂量，避免超量或者用量不足，引起严重的错误用药事故。

（三）抗心律失常药物溶媒选择错误及其防范措施

常见的静脉给药的抗心律失常药物美托洛尔、地尔硫䓬和维拉帕米溶媒可选氯化钠注射液和葡萄糖注射液，但盐酸胺碘酮与生理盐水存在配伍禁忌。盐酸胺碘酮pH2.5~4.0。因为胺碘酮为苯环上二碘取代物，一般来说碘取代物不稳定，容易发生自发脱碘降解变质，偏酸的环境可抑制胺碘酮的降解；生理盐水中的氯离子可取代苯环上的碘，而产生沉淀。盐酸普罗帕酮注射液溶媒也不宜选用氯化钠注射液，因其pH 3.5~5.0，偏酸性，盐酸胺碘酮注射液和盐酸普罗帕酮注射液临床上仅推荐等渗的5%葡萄糖注射液。

（四）其他风险因素及其防范措施

抗心律失常药在给药技术上应注意选择合适的给药方式和给药浓度，尤其是胺碘酮。盐酸胺碘酮注射液偏酸性，正常人外周静脉可耐受的pH值为6.5，所以它们对外周血管刺激性大，易损伤血管内皮细胞，引起静脉炎。通常不推荐静脉注射，推荐使用中心静脉导管注射；根据胺碘酮的给药途径和该适应证的应用状况，如果能够使用中心静脉导管注射，则推荐中心静脉导管给药；否则，使用最大的外周静脉给药并以最高的流速通过。另外，在胺碘酮的浓度选择上，胺碘酮注射液于5%葡萄糖溶液中，浓度超过3mg/ml时，会增加外周静脉炎的发生，如果浓度在2.5mg/ml以下，出现上述情况较少；如需静脉注射超过1小时且浓度超过2mg/ml，推荐中心静脉给药。在监测患者心功能情况下，建议采用适宜的给药通路和给药浓度，以减少胺碘酮导致的静脉炎发生。

抗心律失常药毒副作用大，如利多卡因用药不当容易导致语言不清，意识改变等，胺碘酮可引起肺毒性、肝毒性、甲状腺功能异常等，应密切关注抗心律失常药物的不良反应，用药前后，根据不良反应的表现，不仅需要完善检查，还需密切观察与监护等。

大部分抗心律失常药同时存在口服和注射剂型，药品名称、内外包装存在相似，如听似、看似、相近等情况；一品多规情况，如利多卡因有多种品规（表3-7-3），因此调配抗心律失常药必须严格查看药品名称、规格等，处方调配时严格执行"四查十对"原则。

表3-7-3　利多卡因注射剂常见规格

药品名称	规格	
盐酸利多卡因注射液	10ml：0.2g	20ml：0.4g
	2ml：40mg	5ml：0.1g
	2ml：20mg	5ml：10mg
	2ml：4mg	5ml：50mg
碳酸利多卡因注射液	5ml：86.5mg	10ml：0.173g

三、抗心律失常药物（静脉注射）常见处方审核案例详解

案例 ❶

【处方描述】

患者信息

性别：男；**年龄**：59岁

临床诊断：2型糖尿病；高血压；心律失常；房颤伴快速心室率

处方

药品名称	规格	用量	用法
瑞格列奈片	1mg×6片	1mg	po，tid
硝苯地平控释片	30mg×3片	30mg	po，qd
盐酸胺碘酮注射液	150mg	150mg	ivgtt，st
0.9%氯化钠注射液	100ml	100ml	ivgtt，st

【处方问题】

配伍禁忌不适宜：盐酸胺碘酮注射液溶媒选择不适宜。

【处方分析】

盐酸胺碘酮注射液是高警示药品，在《医疗机构高警示药品分级管理推荐目录（2023版）》中属于A级高警示药品。盐酸胺碘酮注射液pH 2.5~4.5呈酸性，因胺碘酮含碘，一般含碘物质化学性质不太稳定，在碱性环境中易发生降解，而偏酸性的环境下可以在一定程度上抑制胺碘酮苯环上二碘取代物降解。其次，生理盐水的溶质主要是氯化钠，氯化钠中的氯离子可以与胺碘酮苯环上的碘产生化合反应，导致碘在液体中形成一些沉淀聚集，液体中的

沉淀物输到体内有可能会产生不良反应。故临床使用盐酸胺碘酮注射液时应使用5%葡萄糖配制。

【干预措施】

更换0.9%氯化钠注射液，给予5%葡萄糖注射液100ml。

案例 ❷

【处方描述】

患者信息

性别：男；年龄：56岁

临床诊断： 心肌梗死，左心功能不全，预激综合征伴心房颤动

处方

药品名称	规格	用量	用法
盐酸普罗帕酮注射液	10ml∶35mg	70mg	ivgtt，必要时重
5%葡萄糖注射液	250ml	20ml	复10~20分钟1次

【处方问题】

遴选药品不适宜：盐酸普罗帕酮注射液遴选不适宜。

【处方分析】

盐酸普罗帕酮注射液是高警示药品，在《医疗机构高警示药品分级管理推荐目录（2023版）》中属于A级高警示药品。盐酸普罗帕酮注射液可以用于预激综合征伴有心房颤动，因患者诊断有心功能不全，又因普罗帕酮具有负性肌力，并具有β受体拮抗作用，可能引起患者明显的心力衰竭，故不宜选用。

【干预措施】

建议更换盐酸普罗帕酮注射液，选用盐酸胺碘酮注射液。

案例 ❸

【处方描述】

患者信息

性别：男；年龄：36岁；体重：50kg

临床诊断： 室性心律失常

处方

药品名称	规格	用量	用法
盐酸利多卡因注射液	0.2g∶10ml	0.2g	iv，必要时重复使用

【处方问题】

给药剂量不适宜：盐酸利多卡因注射液给药剂量过大。

【处方分析】

利多卡因是高警示药品，在《医疗机构高警示药品分级管理推荐目录（2023版）》中属于A级高警示药品。利多卡因可以用于局部麻醉也可以抗心律失常，抗心律是失常推荐静脉注射1~1.5mg/kg（一般用50~100mg）作第一次负荷量静脉注射2~3分钟，必要时每5分钟后重复静脉注射1~2次，但1小时之内的总量不得超过300mg，患者体重为50kg，因此该处方给药剂量过大。

【干预措施】

利多卡因剂量规格多样，该规格为2%10ml的药物，建议根据患者体重情况用于抗心律失常时给予一次负荷剂量50mg。

第八节 平喘药

平喘药是指能作用于哮喘发病的不同环节，以缓解或预防哮喘发作的药物，包括β肾上腺素受体激动剂、M胆碱受体拮抗剂、黄嘌呤类药物、过敏介质阻释剂、肾上腺皮质激素及抗白三烯类药物。其中黄嘌呤类茶碱药物属剂量限制类药物，其治疗窗窄，易受多种因素影响，临床上严重不良反应事件发生率较高，因而被列入高警示药品进行管理。

一、茶碱类药物（静脉途径）概况

茶碱类药物属于黄嘌呤类生物碱，具有扩张支气管、改善膈肌、防治呼吸肌疲劳及强心利尿等功效，同时还有抗炎和免疫调节的作用。临床可用于支气管哮喘、喘息性支气管炎、阻塞性肺疾病等，以缓解喘息症状，也可用于心功能不全和心源性哮喘。常用的有茶碱、氨茶碱、二羟丙茶碱、多索茶碱等，其药物基本特点见表3-8-1。

表3-8-1 茶碱类药物的基本特点

药物	给药途径	药理学	代谢	临床选择特点
茶碱	口服、静脉	口服吸收完全，生物利用度为96％；食物影响吸收速率及清除	90％经肝脏代谢，10％以原型从尿液排泄	治疗窗窄，不良反应多，需要监测血药浓度，推荐使用缓释片，与多种药物存在相互作用
氨茶碱	口服、静脉	茶碱与乙二胺的复盐，约含茶碱77％~83％，乙二胺可使茶碱水溶性增加约20倍；有较强碱性，局部刺激大，口服易引起胃肠道刺激症状	经肾排泄，约10％为原型药物	与茶碱类似，口服对胃肠道刺激大，可使用注射剂
多索茶碱	口服、静脉	其支气管平滑肌松弛作用较氨茶碱强10~15倍，并有镇咳作用，且作用时间长，无依赖性	90％经肝脏代谢，无活性代谢产物从尿中排泄	本品为非腺苷受体拮抗剂，故对胃肠道、中枢神经系统、心血管影响小，对氨茶碱有不良反应者可选，但大剂量给药后可引起血压下降
二羟丙茶碱	口服、静脉、肌注	pH近中性，对胃肠道等刺激性较小；平喘作用与氨茶碱相似，心脏兴奋作用较弱，仅为氨茶碱的5％~10％	经肝代谢，82％~88％以原型随尿液排泄	口服易耐受，肌内注射疼痛反应轻；对心脏和中枢神经系统的影响较小；主要用于伴有心动过速或不能耐受氨茶碱的哮喘患者；不通过P450代谢，大部分以原型经肾脏排泄，相互作用较少

二、茶碱类药物（静脉途径）用药错误风险因素及防范措施

茶碱类药物具有疗效肯定、价格低廉、不易出现耐受性等优点，至今仍是呼吸系统疾病治疗中最常见方案之一。如茶碱类中的茶碱的治疗窗窄（5~20μg/ml），有效血药浓度与中毒血药浓度非常接近，且个体差异大，易受患者疾病状态、联合用药等多种因素的影响，临床上严重不良反应事件发生率较高。

茶碱类药物的毒副反应与血药浓度呈明显相关性。如茶碱血药浓度超过20μg/ml时，毒副反应发生率明显增加。茶碱中毒早期多见的有恶心、呕吐、易激动、失眠等；当血清浓度超过20μg/ml时严重度增加，可出现心动过速、心律失常；血清中茶碱超过40μg/ml，可发生发热、脱水、惊厥、心悸等症状，严重的甚至引起呼吸、心跳停止致死。

（一）联合用药

茶碱类药物通过肝细胞色素P450同工酶CYP1A2、CYP3A4等代谢，而细胞色素P450酶参与了超过80%药物的Ⅰ相代谢过程，因此，联用对CYP450产生诱导或抑制效应的药物都可能诱发茶碱血药浓度的变化，导致临床治疗失败或产生毒性。表3-8-2为茶碱与部分联用药物间的相互作用，应注意监测血清茶碱浓度，酌情调整用药剂量或延长用药间隔时间等。

表3-8-2　茶碱与联用药物间的相互作用

联用药物	相互作用	茶碱血药浓度变化
大环内酯类：红霉素、罗红霉素、克拉霉素	红霉素代谢产物抑制P450 3A3活性，减少茶碱清除	增加25%~35%
氟喹诺酮类：依诺沙星、环丙沙星、氧氟沙星、左氧氟沙星	抑制CYP1A2，显著减慢茶碱代谢	增加40%
克林霉素、林可霉素	降低茶碱清除率	增加
维拉帕米	抑制羟基化和脱甲基化作用，减少茶碱清除	增加20%
地尔硫䓬	干扰茶碱的肝代谢	增加
西咪替丁	抑制P4501A2活性，降低茶碱的肝清除率	增加70%
美西律	降低茶碱清除率	增加
咖啡因及其他黄嘌呤类药物	同类型药物	增加
苯巴比妥	诱导肝药酶，加快茶碱清除，	降低25%
苯妥英	诱导肝药酶，加快茶碱清除；茶碱也干扰苯妥英的吸收	降低40%
利福平	诱导肝药酶，加快茶碱清除，	降低
锂盐	增加锂的肾排泄，影响锂盐作用	/

若茶碱类药物静脉注射速度过快，短时间内血药浓度迅速升高，引起腺苷受体拮抗，兴奋中枢神经，可导致惊厥、心律失常、严重低血压或心脏停搏。茶碱静脉滴注时所致不良反应多发生在用药后1~30分钟，故静脉给药时应注意控制速度，给药初期要严密观察心律及意识变化。

食物可影响茶碱的清除，低碳水化合物或高蛋白饮食时，茶碱的清除率增加。另外，含咖啡因的食物或饮料会增加茶碱的血药浓度，应避免同食。

（二）个体差异

茶碱可通过胎盘屏障，也能分泌入乳汁，随乳汁排出，孕妇、产妇及哺乳期妇女慎用。

新生儿肝脏代谢尚未成熟，茶碱血浆清除率低，约1岁达到正常水平，而婴幼儿茶碱的慢性中毒尤其危险，应慎用。

老年人因血浆清除率降低，潜在毒性增加，55岁以上老年患者慎用或酌情减量。

（三）患者疾病状态

茶碱制剂可致心律失常，或使原有的心律失常加重，患者心律或节律的任何改变均应进行监测。

肾肝功能不全患者、伴发慢性肺部疾病的患者、任何原因引起的心功能不全患者、持续发热患者，使用茶碱类制剂时，血清茶碱浓度的维持时间往往显著延长，应酌情调整用药剂量或延长用药间隔时间。

患心脏病、高血压、慢性肺心病、甲状腺功能亢进、肝病、消化道溃疡或合并感染的患者慎用。

（四）应对方案

（1）定期监测血清茶碱浓度，以保证最大的疗效而不发生血药浓度过高的危险。仅凭临床经验并不能很好地保证茶碱的合理使用，要保证茶碱的合理使用最好进行茶碱血药浓度监测。发生茶碱中毒时，应立即测量血清中的茶碱浓度，随后2~4小时再测量一次，之后每4小时进行检测，直至明确浓度不再升高并恢复到无毒的水平。

（2）针对茶碱过量的治疗是支持性治疗和对症治疗，应监测血清茶碱和钾水平。停用茶碱制剂是处理茶碱中毒的基本措施。

（3）反复口服活性炭可增强体内茶碱的消除，即使在静脉内给药后。活性炭必须保留在胃肠道内并通过胃肠道才有效，因此呕吐者可服用止吐药，但应避免使用吩噻嗪类止吐药。

（4）低钾血症应及时纠正，必要时可以静脉补钾。对于无哮喘者的重度心动过速、低钾血症和高血糖症可用非选择性β受体拮抗剂普萘洛尔纠正。

（5）惊厥发作时可静脉用苯二氮䓬类地西泮，重复性癫痫发作应使用负荷剂量苯巴比妥。

（6）一般来说，茶碱代谢迅速，不需要进行血液透析。如呕吐、癫痫发作或心律失常不能得到充分控制，则应考虑茶碱的体外去除，如活性炭血液灌注。

三、茶碱类药物（静脉途径）常见处方审核案例详解

案例 ①

【处方描述】

患者信息

性别：男；年龄：76 岁

临床诊断：慢性阻塞性肺疾病急性加重期；慢性支气管炎伴感染

处方

药品名称	规格	用量	用法
左氧氟沙星注射液	2ml：0.2g	0.2g	ivgtt，bid
5%葡萄糖注射液	250ml	250ml	ivgtt，bid
多索茶碱注射液	10ml：0.1g	0.2g	ivgtt，bid
0.9%氯化钠注射液	100ml	100ml	ivgtt，bid

【处方问题】

联合用药不适宜：左氧氟沙星和多索茶碱联用不适宜；药品选择不适宜：多索茶碱选择不适宜。

【处方分析】

多索茶碱注射液是高警示药品，在《医疗机构高警示药品分级管理推荐目录（2023版）》中属于B级高警示药品。茶碱是P450酶系底物，而左氧氟沙星抑制CYP1A2代谢酶活性，两者联用可干扰茶碱在肝内的代谢，增加茶碱的血药浓度，增加胃肠道、中枢神经系统毒性。氟喹诺酮类药物分子结构中疏水性氟原子易透过血–脑屏障，抑制脑内抑制性递质与受体结合，使中枢神经兴奋性增加，产生神经系统症状，与茶碱联用还可降低癫痫阈值，极大增加发生意识障碍的概率。尤其是老年患者血浆清除率降低，更应该注意。

根据2022版慢性阻塞性肺疾病全球倡议中关于慢性阻塞性肺疾病急性加重期的药物治疗推荐意见，茶碱由于会增加不良反应，不推荐使用。

【干预建议】

建议将支气管扩张剂多索茶碱更换为短效β₂受体激动剂，联用或不联用

短效抗胆碱能药物，通过计量吸入器或雾化吸入给药，并根据患者的反应效果调整给药频次。

案例 ❷

【处方描述】

患者信息

性别：男；年龄：60岁

临床诊断：支气管哮喘

处方

药品名称	规格	用量	用法
氨茶碱注射液	2ml∶0.25g	0.25g	ivgtt，bid
5%葡萄糖注射液	250ml	250ml	ivgtt，bid
复方甲氧那明胶囊	60粒	1粒	po，tid
沙美特罗替卡松粉吸入剂	50μg/250μg	1吸	吸入，bid

【处方问题】

重复给药：复方甲氧那明胶囊和氨茶碱注射液存在重复用药。

【处方分析】

氨茶碱注射液是高警示药品，在《医疗机构高警示药品分级管理推荐目录（2023版）》中属于B级高警示药品。茶碱类药物治疗窗窄，同时茶碱与其他黄嘌呤类药物的毒性有累加性，应避免黄嘌呤类药物的联用。复方甲氧那明胶囊为复方制剂，每粒胶囊中含盐酸甲氧那明12.5mg、那可丁7mg、氨茶碱25mg、马来酸氯苯那敏2mg。在口服茶碱制剂基础上静脉注射茶碱，可能导致茶碱血药浓度过高，不良反应发生率增高。

【干预建议】

建议根据病情优先选择口服类茶碱制剂。静脉注射茶碱类药物时应严格掌握指征，若患者24小时之内有口服茶碱制剂的病史，不宜再静脉注射茶碱类药物。若必须使用注射剂，应综合考虑患者当天摄入的茶碱总剂量，选择缓慢静脉滴注方式，同时做好茶碱血药浓度监测。

第九节　抗血栓药

一、抗血栓药概述

血栓引起的心脑血管疾病，如脑卒中、心肌梗死、深静脉血栓等，严重影响到了人类的健康，是人类高致残率以及高死亡主要原因之一。临床上抗血栓药物通过作用不同的靶点，可预防血栓形成和溶解血栓，主要分类有抗凝血药、溶栓药和抗血小板药。

抗凝血药是通过影响凝血过程中的某些凝血因子，可阻止凝血过程的药物，临床上主要用于血栓栓塞性疾病的预防与治疗。抗血小板药物是具有抑制血小板黏附、聚集以及释放，阻抑血栓形成等的药物。除了以上两种抗血栓药外，还有溶栓药和降纤药等抗血栓药。抗凝药有香豆素类华法林、普通肝素、低分子肝素和口服因子Xa抑制剂（利伐沙班、阿派沙班）。抗血小板药物有抗血栓素形成药阿司匹林、P2Y12抑制剂氯吡格雷和替格瑞洛、糖蛋白Ⅱb/Ⅲa抑制剂替罗非班。溶栓药物有链激酶、尿激酶、纤溶酶原激活剂阿替普酶等，还有直接的凝血酶抑制剂达比加群和阿加曲班等。不同的抗血栓药物给心脑血管疾病患者带来巨大的福音，但存在出血的风险，且不同的抗血栓药物由于作用机制等特性不同也存在其他风险，用药稍有不慎可能造成严重的危害，因此抗凝血药、抗血小板药、溶栓药和降纤药等抗血栓药均被列入高警示药品进行管理。

二、常见抗血栓药的用药错误风险因素和预防措施

（一）抗血栓药用药错误风险因素和预防措施

1. 华法林　华法林作为一种口服抗凝药，被广泛用于静脉血栓栓塞性疾病的一级和二级预防、心房颤动的预防、瓣膜病、人工瓣膜置换术和心腔内血栓等疾病。凝血因子Ⅱ、Ⅶ、Ⅸ、Ⅹ需要依赖维生素K参与进行 γ-羧基化后才能具有生物活性和促凝作用，华法林可通过抑制维生素K及其2,3-环氧化物的相互转化，抑制凝血因子Ⅱ、Ⅶ、Ⅸ、Ⅹ活化而发挥抗凝作用。华法林治疗窗较窄，剂量计算错误、药物相互作用、国际标准化比值（INR）监测不足等用药问题可能造成严重后果。

（1）华法林给药剂量错误风险　华法林在任何情况下，为了避免过度抗

凝，通常不建议给予负荷剂量。给药剂量西方人和亚洲人有差异，因为两者肝脏代谢酶存在差异较大，中国人华法林平均剂量低于西方人，不同于西方人以10mg起始，中国人起始剂量为1~3mg。常见维持剂量是每日2~10mg。但根据患者情况如年龄，肝肾功能受损，充血性心力衰竭长期腹泻或呕吐、缺氧状态、化疗、发热和甲状腺功能亢进和出血风险高的等情况，初始剂量可适当的降低。

目前我国华法林规格主要有2.5mg和3mg，处方常出现1/4、1/2、1/3、3/4片等。医生开具处方应选择合适的规格剂量。药师调配时应准确调配与处方相符的规格剂量分割时候应准确分割。

另外华法林的基因多态性，主要与VYP2C9和VKORC1有关，不同个体不同存在差异性，起始和维持给药剂量也不同，虽然目前不建议常规监测华法林的基因多态性，但如使用华法林时达标不明显，建议监测基因。

（2）华法林INR凝血功能监测不足风险　华法林抗凝强度的评价采用INR，最佳的抗凝强度INR值为2~3，此时出血和血栓栓塞的危险均最低。INR达标时间一般需要2~4周。而华法林患者的INR监测可能存在监测时间和频次不足。由于受患者依从性、合并疾病、合并药物、饮食，还有环境等因素影响，华法林患者的INR如监测不足会出现过度抗凝和出血症状，或导致疾病达不到治疗或者预防作用。因此医护人员对于实施华法林患者应该重视其监测华法林INR重要性，并告知其监测值和时间间隔。具体详见表3-9-1。

表3-9-1　华法林INR监测的频率

临床情况	监测频率
初始治疗 根据基线情况判断患者对于华法林的敏感性，个体化地固定初始	剂量服药 每隔3~5天监测1次（高敏患者应服药2~3天后监测），直至INR达到治疗范围，之后调整为每周监测1次
治疗的第1个月	至少每周监测1次
维持治疗INR稳定在目标范围后	定期监测每4周内监测1次
抗凝过度	1~2天内监测1次
调整剂量后	5~7天内监测1次，之后1~2周内复查

（3）华法林给药频率错误风险　华法林半衰期较长（36~42小时），通常每日1次给药即可。华法林给药后需数天至数周才能达到最佳抗凝效果，因此开具处方时华法林给药频次不宜超过每日1次。给药频次过多，患者依从性

差，容易造成用药错误事故。建议医生开具华法林时，应根据华法林药物特点，谨慎开具给药频率，以便增加患者依从性；药师审核华法林的处方时应严格把关，遇到非每日一次的，及时反馈给医生，并让其备注原因签名，再详细交代患者用药。

（4）华法林相互作用用药风险　华法林与较多药物或食物存在相互作用，可改变其药物动力学从而增强或者减弱华法林的抗凝作用。华法林为两种不同活性的消旋异构体，S-华法林异构体比R-华法林异构体的抗凝效率高5倍，因此干扰S-华法林异构体代谢的因素更为重要。胺碘酮是R和S两种华法林异构体代谢清除的强抑制剂，可以增强华法林的抗凝作用。保泰松、甲硝唑及磺胺甲氧嘧啶抑制S-华法林异构体代谢，均可明显增强华法林对凝血酶时间（PT）的作用。而西咪替丁和奥美拉唑抑制R-华法林异构体的清除，仅轻度增强华法林对PT的作用。

增强肝脏对华法林清除的药物如巴比妥、利福平、卡马西平可抑制其抗凝作用。长期饮酒可增加华法林清除，但是饮用大量葡萄酒却几乎对患者的PT不产生影响。与华法林相互作用的常见药物和食物见表3-9-2。

因此选择药物时建议避免与增强或者减弱华法林的药物联合使用，如必要使用时应密切关注华法林出血情况，并进行监测的抗凝强度，从而调整患者的给药剂量。对于服用华法林患者应告知其保持较为稳定地摄入维生素K，发生明显变化时应该加强监测。

表3-9-2　华法林与药物、食物相互作用表

影响程度	抗感染药物	心血管药物	消炎镇痛及免疫系统药物	中枢神经系统药物	胃肠道药物和食物	中草药成分	其他药物
增强作用							
高度可能	环丙沙星、复方磺胺甲噁唑、红霉素、氟康唑、口服异烟肼、甲硝唑、咪康唑凝胶和阴道栓、伏立康唑	胺碘酮、安妥明、地尔硫草、非诺贝特、普罗帕酮、普萘洛尔、磺吡酮（先增强后抑制双相作用）	保泰松、吡罗昔康	乙醇、西酞普兰、恩他卡朋、舍曲林	甲腈咪胍、鱼油、芒果、奥美拉唑	博尔多、胡芦巴、龟苓膏	合成代谢类固醇、齐留通

续表

影响程度	抗感染药物	心血管药物	消炎镇痛及免疫系统药物	中枢神经系统药物	胃肠道药物和食物	中草药成分	其他药物
很可能	阿莫西林克拉维酸钾、阿奇霉素、克拉霉素、伊曲康唑、左氧氟沙星、利多那韦、四环素	阿司匹林、氟伐他汀、奎尼丁、辛伐他汀	对乙酰氨基酚、阿司匹林、右丙氧酚、干扰素、曲马多	双硫仑、氟伏沙明、水合氯醛、苯妥英钠（先增强后抑制的双相作用）	葡萄柚	丹参、当归、宁夏枸杞	左旋咪唑，氟尿嘧啶、吉西他滨/氟尿嘧啶、紫杉醇、他莫昔芬、托特罗定
可能	阿莫西林、阿莫西林-氨甲环酸洗剂、氯霉素、加替沙星、咪康唑外用凝胶、萘啶酸、诺氟沙星、氧氟沙星、沙奎那韦	中毒量胺碘酮、丙吡胺、吉非罗齐、美托拉宗	塞来昔布、消炎痛、来氟米特、丙氧芬、罗非昔布、舒林酸、托美汀、外用水杨酸	非氨酯	奥利司他	丹参/甲基水杨酸	阿卡波糖、环磷酰胺/甲氨蝶呤/氟尿嘧啶、达托霉素、达那唑、异环磷酰胺、曲妥单抗
不可能	头孢孟多、头孢唑林、磺胺异噁唑	苯扎贝特、肝素	左旋咪唑、甲基萘、丁美酮	氟西汀、地西泮、喹硫平			依托泊苷/卡铂、左炔诺孕酮
抑制作用							
高度可能	灰黄霉素、萘夫西林、利巴韦林、利福平	考来烯胺	美沙拉嗪	巴比妥类、卡马西平	含大量维生素K的食物或者肠道营养剂、进食大量鳄梨		巯嘌呤
很可能	双氯西林、利托那韦	波生坦	硫唑嘌呤	氯氮草	豆奶、硫糖铝	人参制品	螯合疗法、流感疫苗、复合维生素补充剂、盐酸雷洛普芬
可能	特比萘芬	替米沙坦	柳氮磺胺吡啶		含紫菜的寿司		环孢素、芳香维甲酸、辅酶Q10
不可能	氯唑西林、萘夫西林/双氯西林、替考拉宁	呋塞米		丙泊酚		绿茶	

（5）华法林用药错误引起INR波动或出血处理措施　华法林用药错误引起患者的INR波动和出血，建议根据INR值和出血严重情况处理，详细见表3-9-3。

表3-9-3　华法林INR异常或出血管理

临床情况	监测频率
INR升高但未出血的患者	
INR 轻度升高（高于上限不超过0.5或未超过治疗范围）	可维持原剂量，2~3天后复查INR
INR 3.0~4.5	停用华法林1~2剂后复查INR，之后降低剂量服用
INR 4.5~10.0	停用华法林，考虑缓慢静脉注射维生素K_1 1.0~2.5mg，6~12小时后复查INR
INR > 10.0	停用华法林，考虑缓慢静脉注射维生素K_1 5.0mg，6~12小时后复查INR
大出血（无论INR水平如何）	停用华法林，缓慢静脉注射维生素K_1 5.0mg，可考虑输注新鲜冰冻血浆、凝血酶原浓缩物或重组凝血因子Ⅶa，随时监测INR

2.普通肝素和低分子肝素　肝素主要分普通肝素和低分子肝素，两者均为混合物，分子量不同，普通肝素分子量在3000~30000kD，低分子肝素分子量在3000~6000kD。普通肝素可同时与抗凝血酶Ⅲ、凝血因子Ⅹa、凝血因子Ⅱa结合，同时发挥抗凝血因子Ⅹa、Ⅱa作用。低分子肝素与抗凝血酶Ⅲ、凝血因子Ⅹa同时结合，主要发挥抗凝血因子Ⅹa作用。低分子量肝素是一个通称，临床上常见有：低分子肝素钙/钠、依诺肝素钠、磺达肝癸钠，贝米肝素钠、那曲肝素钙等。

（1）普通肝素　肝素钠注射液规格较多，比如有5ml∶500单位，2ml∶1000单位，2ml∶5000单位，2ml∶12500单位，其中5ml∶500单位主要用于封管使用，不能用于抗凝治疗。由于普通肝素规格单位较多，含量也有所不同，极大可能给药时发生给药过量或者不足。

另外由于肝素钠注射液有时可能与同样装着小瓶的"导管冲洗液"混淆，这可能导致用药错误，发生致命性出血。

某些肝素钠注射液辅料含有苯甲醇，治疗的新生儿和婴儿患者，可能发生包括"喘气综合征"在内的严重和致命的不良反应。因此三岁以下小儿应避免使用，或使用时应考虑各种来源的苯甲醇每日总代谢负荷，包括肝素钠注射液和其他药物中的苯甲醇总含量。

肝素钠治疗可能诱导的血小板减少症（HIT）频率高达30%，可在肝素治疗2~20天发生。如果血小板低于100000/mm³或出现复方性血栓形成，立即停用肝素，使用肝素之前和治疗期间监测血小板数。如果有肝素诱导的血小板减少和肝素诱导的血小板减少合并血栓形成病史患者禁用肝素。

普通肝素剂量差异较大，使用时必须监测APTT，根据APTT调整剂量，使其延长至正常对照值的1.5~2.5倍。治疗达到稳定水平后，可改为每日1次测定APTT。

为了避免使用普通肝素用药错误，处方开具前医生应选择正确的肝素钠注射液规格单位，药师审核调配时认真仔细核对清楚，护士使用时也需要再仔细检查肝素钠注射液规格单位，严格把握给药剂量。对于含有苯甲醇的肝素钠注射，对于婴幼儿特殊人群应避免使用。使用普通肝素钠期间，建议定期监测血小板数和APTT值等，并及时调整剂量。

（2）低分子肝素 低分子肝素品种较多，剂量单位表述多样，容易造成药物选择有误的风险。不同低分子量肝素的生产工艺、分子量、特异的抗Ⅹa因子和抗Ⅱa因子活性、单位、剂量、临床疗效和安全性各不相同，从而导致了药代动力学和相关生物学活性（如抗凝血活性和与血小板的相互作用）的不同。因此，需要特别注意并遵守每种药品的使用说明书。

使用低分子肝素（LMWH）进行抗凝治疗尤其同时使用其他影响止血的药物，例如非甾体抗炎药（NSAID）、血小板抑制剂和其他抗凝剂，在接受椎管内麻醉或接受脊髓穿刺的患者可能会出现硬膜外或脊髓血肿风险，这些血肿可能导致长期或永久性瘫痪。

普通肝素和低分子肝素药物均可皮下注射，但禁用肌内注射，防止血肿形成。如果出现肝素类药物过量导致出血，可以使用硫酸鱼精蛋白进行中和。

（二）新型口服抗凝药

新型口服抗凝药（NOACs）为口服因子Xa抑制剂代表药利伐沙班和直接凝血酶抑制剂代表药达比加群脂。用药错误可能存在于适应证、给药剂量、NOACs停用，恢复时间和转换其他抗凝药物时机、漏服、相互作用等方面。

NOACs均可以治疗心房颤动，但并非所有心房颤动均适合，有机械心脏瓣膜或中重度二尖瓣狭窄房颤患者禁用，还有抗磷脂综合征患者禁用，有研究表明，新型口服抗凝药物使该类人群增加血栓事件和出血事件。

NOACs给药剂量计算根据不同的适应证、年龄，出血情况等进行综合评价，给予适宜的剂量，过大容易造成出血，过少达不到抗凝作用。

新型口服抗凝药物停用、恢复时间和转换其他抗凝药物时机把握有误均容易引起血栓事件和出血事件发生。

服用NOACs围手术期患者，应根据患者年龄，卒中和出血风险，联合用药（抗血小板、非甾体药物）等，还有手术因素，如手术并发症、麻醉方式等，确定手术前停服最后一次服用NOACs。根据在手术或其他干预过程情况评估重新使用恢复NOACs时间。

NOACs转华法林：应和华法林重叠一段时间，根据INR值情况停用NOACs；华法林转NOACs：根据INR值推迟或启动NOACs；应结合患者的肌酐清除率，转肝素类药物：一般可12小时后（每日2次NOACs）或者24小时后（每日1次NOACs）开始使用肝素类药物。肝素类药物转NOACs：应在下一次预定给药时间前0~2小时开始服用NOACs。

漏服可能是较为常见的用药错误。当漏服时间<给药时间间隔一半，可以服用漏服剂量。如果超过时间，继续下次常规剂量，不应为了弥补漏服的剂量而在一日之内将剂量加倍。

P-gp和（或）CYP3A4强的诱导剂（如利福平、卡马西平等）与NOACs联合使用会使显著降低NOACs血药浓度，某些草药如圣约翰草可以降低其作用，不建议联合使用。此外一些类似抗血小板或抗凝作用草药，如大蒜、生姜、人参、绿茶、姜黄素等，一般不建议同时服用，增加出血的风险。

（三）溶栓药

溶栓药又称为纤维蛋白溶解剂，是目前治疗急性期血栓性疾病重要药物之一，常见的溶栓药有链激酶、尿激酶、纤溶酶原激活剂阿替普酶（t-PA）等，其中t-PA最为常见。以下主要分析t-PA用药风险因素及其预防措施。

t-PA治疗不同栓塞疾病时，其时间窗、给药剂量和给药时间均有所不同。如急性心肌梗死症状出现6小时以内，90分钟加速给药法，6~12小时以内3小时给药法，最大剂量100mg。治疗肺栓塞剂量为100mg，先静脉注射10mg，后剩余剂量持续滴注2小时。在急性缺血性卒中时间窗较窄，在发病时间3~4.5小时内，推荐总剂量0.9mg/kg（最大剂量90mg）。总剂量的10%作为初始静脉推注剂量，最后滴注剩余剂量，持续1小时。因此建议使用t-PA

时，应根据不同的适应证及其治疗时间窗，选择合适的给药剂量和给药时间。

在使用t-PA前需要排除禁忌证，禁忌证较多详见说明书及其相关指南，严格认真筛选合适的人群才方可使用。

临床研究表明，t-PA溶栓能够使出血转归（HT）的发生率增加10倍，死亡率达60%。溶栓导致HT的发生风险主要与溶栓药物的剂量、给药途径、给药时间等有关，因此严格实施正确的用药剂量和给药时间等，避免用药错误而增加不良事件发生风险。

t-PA有多种规格10mg、20mg和50mg，因此在调配时应注意调配核对正确的规格。另外，配制不同浓度时应严格说明书规定要求调配，配制的溶液呈清澈无色至淡黄色，应用灭菌的（0.9%）氯化钠注射液稀释至0.2mg/ml的最小浓度。不建议使用注射用水或用碳水化合物注射液如葡萄糖对配制的溶液作进一步稀释，因为可导致溶液混浊。还有本品不能与其他药物混合，既不能用于同一输液瓶也不能应用同一输液管道（肝素亦不可以）。

（四）抗血小板药

口服的抗血小板药用于心脑血管疾病预防，用药剂量较小，用药相对安全。但较大剂量的阿司匹林也是常用止痛和退烧。抗酸药用于治疗胃灼烧，胃酸不适，胃酸消化不良或者胃部不适，合用阿司匹林，存在严重的出血风险。尤其年龄大于60岁以上，有胃溃疡或者出血问题的病史，服用类固醇，含有NSAID的药物，或者每天饮酒三杯或者以上的患者，出血风险更高。

注射剂抗血小板药物目前国内应用最主要是糖蛋白Ⅱb/Ⅲa抑制剂替罗非班。替罗非班与GPⅡb/Ⅲa受体可逆结合，起效快，静脉注射5分钟后可达到抑制血小板聚集作用，失效也快，半衰期短，1.4~1.8小时，停药4小时后血小板聚集功能可恢复，安全性较高。它可单药或者联合静脉溶栓应用急性缺血性卒中，但近期一项研究显示对于接受取栓术的急性卒中患者无效，可能增加颅内出血风险。

替罗非班可导致血小板减少，可能机制为诱导血小板表面糖蛋白受体发生结构改变，导致产生新的抗原决定簇，从而被血液的血小板表面糖蛋白抗体识别，如患者血液中原有抗体和新抗原决定簇发生交叉反应，则血小板就会被免疫球蛋白包裹并自循环被清除，或被肝脏识别，然后被肝脏摄取并自循环中清除。血小板减少的发生率0.5%~2%，一般出现在1~24小时内，停药后1~6日后，血小板计数即可恢复至正常范围。故建议所有患者给药前、负荷剂量后6小时常规监测血常规，包括血小板计数、血红蛋白和红细胞压积，此后每天复查。

出现血小板减少时建议首先停用替罗非班，调整阿司匹林、氯吡格雷和肝素等的使用，如血小板计数$<10 \times 10^{9}$/L或者严重出血而输注血小板，必要时加输免疫球蛋白。

三、抗血栓药物常见处方审核案例详解

案例 ❶

【处方描述】

患者信息

性别：女；年龄：80岁

INR=3.5

临床诊断：缺血性脑卒中；心房颤动

处方

药品名称	规格	用量	用法
华法林钠片	3mg×40片	3mg	Po，bid
阿托伐他汀钙片	20mg×35片	20mg	Po，qd

【处方问题】

用法用量不适宜：华法林钠片给药频次不适宜和给药剂量不适宜。

【处方分析】

华法林钠片是高警示药品，在《医疗机构高警示药品分级管理推荐目录（2023版）》中属于B级高警示药品。其半衰期较长（36~42小时），每日给药1次即可，处方每日2次，每次3mg，给药频次不适宜，容易造成患者依从性差或者漏服情况。华法林最佳的抗凝强度INR2~3，患者目前INR3.5偏高，容易造成出血不良反应。

【干预措施】

建议停用华法林1~2剂后复查INR，之后降低剂量服用，同时密切关注患者出血情况。

案例 ❷

【处方描述】

患者信息

性别：女；年龄：69岁

临床诊断：下肢深静脉血栓

处方

药品名称	规格	用量	用法
华法林钠片	3mg×100片	3mg	po，qd
利伐沙班片	10mg×35片	15mg	po，bid
迈之灵片	300mg×60片	600mg	po，bid

【处方问题】

其他用药不适宜：利伐沙班片转换华法林，利伐沙班停用和华法林剂量存在不适宜。

【处方分析】

利伐沙班片是高警示药品，在《医疗机构高警示药品分级管理推荐目录（2023版）》中属于B级高警示药品。利伐沙班转换为华法林期间可能出现抗凝不充分的情况，因此利伐沙班转换为华法林，应重叠华法林和利伐沙班一段时间，直至INR≥2.0。利伐沙班可使INR升高，建议在转换期的前两天，应使用华法林的标准起始剂量，随后根据INR检查结果调整华法林的给药剂量。患者联用利伐沙班与华法林时，利伐沙班给药24小时后，下一次给药之前进行。停用利伐沙班后，至少在末次给药24小时后，可检测到可靠的INR值。因此处方可能存在华法林给药剂量不适宜，利伐沙班重叠时间不适宜

【干预措施】

建议两者联用2天后，监测INR值，调整华法林的剂量，利伐沙班重叠和停用后，华法林剂量调整过程中密切监测INR，关注患者出血等不良反应。

案例 ❸

【处方描述】

患者信息

性别：女；年龄：25岁

临床诊断：妊娠合并抗磷脂综合征（低风险的aPLs谱）

处方

药品名称	规格	用量	用法
依诺肝素钠注射液	0.4ml：6000 AxaIU×30支	6000AxaIU	im，bid
阿司匹林肠溶片	100mg×30片	100mg	po，qd

【处方问题】

用法用量和给药途径不适宜：依诺肝素钠注射液给药途径不适宜和给药剂量不适宜。

【处方分析】

依诺肝素钠注射液是高警示药品，在《医疗机构高警示药品分级管理推荐目录（2023版）》中属于A级高警示药品。它禁止肌内注射，否则造成局部血肿，宜皮下注射。患者诊断妊娠合并抗磷脂综合征（低风险的aPLs谱）。根据《产科抗磷脂综合征诊断和处理专家共识》采用预防剂量的低分子肝素，即依诺肝素钠注射液4000AxaIU，每日1次即可，故处方给予依诺肝素钠注射液给药剂量偏大。

【干预措施】

建议医生调整依诺肝素钠注射液剂量和给药途径，应皮下注射4000AxaIU，每日1次。

案例 ④

【处方描述】

患者信息

性别：男；年龄：50岁；体重：70kg

临床诊断：急性缺血性卒中4小时（符合溶栓条件）

处方

药品名称	规格	用量	用法
注射用阿替普酶	50mg×2支	100mg	10mg，静推，其余90mg加5%葡萄糖注射液100ml静脉滴注
5%葡萄糖注射液	100ml	100ml	

【处方问题】

用法用量和配伍禁忌不适宜：注射用阿替普酶给药剂量不适宜，溶媒不适宜。

【处方分析】

注射用阿替普酶是高警示药品，在《医疗机构高警示药品分级管理推荐目录（2023版）》中属于A级高警示药品。它在治疗急性缺血性脑卒中时且在治疗时间窗内，推荐总剂量为0.9mg/kg，（最大剂量为90mg），总剂量的10%作为初始静脉注射，其余剩下稀释后静脉滴注60分钟。该处方用药剂量过大，该剂量推荐急性大面积肺部栓塞。其次，注射用阿替普酶适宜用（0.9%）氯化钠注射液稀释至0.2mg/ml的最小浓度。不宜使用注射用水或用葡萄糖注射液，大容量的注射用水不宜作为溶媒稀释，葡萄糖注射液导致溶液混浊，故溶媒不适宜。

【干预措施】

根据患者体重调整注射用阿替普酶的剂量，患者应该选择63mg剂量，推注剂量应为6.3mg，输注剂量为56.7mg继续加入0.9%氯化钠注射液100ml稀释滴注60分钟。

第十节　胰岛素和其他影响血糖的药物

胰岛激素包括有可使血糖升高的高血糖素，可使血糖降低的胰岛素，以及可抑制生长激素、高血糖素及胰岛素分泌的生长抑素。其中胰岛素是治疗糖尿病的主要药物，用于治疗糖尿病的药物尚有口服降糖药以及其他一些药物，本节主要讨论被列入高警示药品管理的胰岛素与口服降糖药。胰岛素及其类似物的种类剂型多样、制剂名称相近、包装外观相似但作用特点却大相径庭，存在较高的用药错误风险；口服降糖药物用药不当可引起低血糖风险以及其他可危及生命的风险，如乳酸中毒、心力衰竭等。

一、胰岛素（皮下或静脉注射）

（一）胰岛素（皮下或静脉注射）概述

胰岛素可增加葡萄糖的利用，能加速葡萄糖的无氧酵解和有氧氧化，促进肝糖原和肌糖原的合成和贮存，并能促进葡萄糖转变为脂肪，抑制糖原分解和糖异生，因而能使血糖降低。此外，本品能促进脂肪的合成；抑制脂肪分解，使酮体生成减少，纠正酮症酸血症的各种症状；能促进蛋白质的合成，抑制蛋白质分解。本品和葡萄糖同用时，可促使钾离子从细胞外液进入组织细胞内。

胰岛素治疗是控制高血糖的重要手段。1型糖尿病（Type 1 diabetes mellitus，T1DM）患者需依赖胰岛素维持生命，也必须使用胰岛素控制高血糖，并降低糖尿病并发症的发生风险。2型糖尿病（Type 2 diabetes mellitus，T2DM）患者虽不需要胰岛素来维持生命，但当口服降糖药效果不佳或存在口服药使用禁忌时，仍需使用胰岛素，以控制高血糖，并减少糖尿病并发症的发生风险。在某些时候，尤其是病程较长时，胰岛素治疗可能是最主要的甚至是必需的控制血糖措施。

胰岛素根据作用时间不同可分为超短效胰岛素、短效胰岛素、中效胰岛素、长效胰岛素（包括长效胰岛素类似物）、预混胰岛素（包括预混胰岛素类似物）。常见的胰岛素代表药物、各类代表药物见表3-10-1，按作用时间分类的胰岛素特点见表3-10-2。

表3-10-1　胰岛素分类、代表药物及给药方式

分类	来源	通用名	给药方式
超短效胰岛素	胰岛素类似物	门冬胰岛素注射液	餐前立即皮下注射，也可用于临时高血糖的降糖治疗
		赖脯胰岛素注射液	
		谷赖胰岛素注射液	
短效胰岛素	动物胰岛素	中性胰岛素注射液	餐前30分钟皮下注射
	人胰岛素	生物合成人胰岛素注射液	
		精蛋白锌重组人胰岛素注射液	
		重组人胰岛素注射液	
		精蛋白重组人胰岛素注射液	
		常规重组人胰岛素注射液	
中效胰岛素	动物胰岛素	低精蛋白锌胰岛素注射液	每日注射1~2次
	人胰岛素	精蛋白生物合成人胰岛素注射液	
		精蛋白锌重组人胰岛素注射液	
		精蛋白重组人胰岛素注射液	
		低精蛋白重组人胰岛素注射液	

分类	来源	通用名	给药方式
长效胰岛素	动物胰岛素	精蛋白锌胰岛素注射液	每日注射1~2次
	胰岛素类似物	甘精胰岛素注射液 重组甘精胰岛素注射液 地特胰岛素	
预混胰岛素	动物胰岛素	精蛋白锌胰岛素注射液（30R）	早餐或晚餐前30分钟，2次/日
	人胰岛素	精蛋白生物合成人胰岛素注射液（30R）	
		精蛋白生物合成人胰岛素注射液（50R）	
		精蛋白锌重组人胰岛素混合注射液	
		精蛋白重组人胰岛素注射液	
		30/70混合重组人胰岛素注射液	
		40/60混合重组人胰岛素注射液	
		50/50混合重组人胰岛素注射液	
		精蛋白重组人胰岛素混合注射液30/70	
		精蛋白重组人胰岛素混合注射液50/50	
	胰岛素类似物	门冬胰岛素30注射液	早餐或晚餐前5分钟，2~3次/日
		门冬胰岛素50注射液	
		精蛋白锌重组赖脯胰岛素混合注射液25	
		精蛋白锌重组赖脯胰岛素混合注射液50	
		精蛋白锌重组赖脯胰岛素混合注射液（25R）	

表3-10-2　按作用时间分类的胰岛素

制剂种类	起效时间（h）	峰值时间（h）	持续时间（h）	持续时间（h）
超短效胰岛素	0.25~0.50	0.5~1.5	3~4	4~6
短效胰岛素	0.5~1.0	2~3	3~6	6~8
中效胰岛素	2~4	6~10	10~16	14~18
长效胰岛素	4~6	10~16	18~20	20~24
预混胰岛素70/30	0.5~1.0	双峰	10~16	14~18
预混胰岛素50/50	0.5~1.0	双峰	10~16	14~18

（二）胰岛素（皮下或静脉注射）用药错误风险因素及防范措施

胰岛素及其类似物是糖尿病治疗中的常用药物。由于其作用特点多样，且制剂药名相近，外观相似，剂型多样，存在较高用药错误风险。

1.不良反应

（1）低血糖　胰岛素引起的血糖过低，其症状视血糖降低的程度和速度而定，须及时给予食用糖类。使用胰岛素应注意以下问题。①联合使用胰岛素容易导致低血糖，应严格控制使用剂量。②不同类型的胰岛素应谨遵说明书，严格控制注射时间与进餐时间的间隔。如超短效胰岛素比普通胰岛素起效快，持续作用时间短，所以一般须紧邻餐前注射，用药10分钟内须进食含碳水化合物的食物，如果注射后不进食或者进食时间延后将导致低血糖的发生，而且发生时间比普通胰岛素早。③儿童和青少年极易引起低血糖，剂量调整应逐步增加或者减少0.5~1U。

出现低血糖休克时，静脉注射50%葡萄糖注射液50ml，必要时再静脉滴注5%葡萄糖注射液。注意必须将低血糖性昏迷与严重酮症酸血症相鉴别。有时在低血糖后可出现反跳性高血糖，可适当使用提高免疫力的口服类药物。若睡前尿糖阴性，而次晨尿糖强阳性，应考虑夜间可能发生低血糖症，此时应试行减少胰岛素剂量，切勿再加大胰岛素剂量。

（2）过敏反应　少数患者会发生过敏反应，如荨麻疹、血管神经性水肿、紫癜，极个别有过敏性休克（可用肾上腺素抢救）。全身性的过敏反应偶有发生而且有些很严重，有可能危及生命。此种反应主要由制剂中杂质所致。轻者可治以抗组胺类药物，重者须调换高纯度制剂如单组分人胰岛素。必要时还可采用小剂量胰岛素皮下注射脱敏处理。

（3）局部不良反应　主要包括皮下脂肪增生以及注射部位疼痛。皮下脂肪增生是胰岛素治疗中最常见的局部并发症，部分患者注射部位皮肤红肿、发痒、皮下硬结、皮下脂肪萎缩或增生。皮下脂肪增生会导致胰岛素吸收延迟或不稳定，对糖尿病的管理造成不利影响。一旦发现注射部位有疼痛、凹陷、硬结的现象出现，应立即停止在该部位注射，直到症状消失。

2.儿童青少年用药

因特殊情况无法坚持基础加餐时胰岛素治疗方案的儿童青少年患者，如短期使用预混胰岛素治疗，必须加强血糖监测、及时根据血糖情况重新调整胰岛素治疗方案，避免长期血糖不达标带来的各种急、慢性并发症。青春期患者为维持正常生长发育，应保证足够能量摄入，此时可适当增加胰岛素用量。进入青春期后，体内性激素、生长激素等胰岛素拮抗激素分泌增多，胰岛素需要量增加；血糖水平较青春期前明显升高且波动较大，需要加强血糖监测，适时调整胰岛素治疗方案。

3.T1DM合并妊娠用药　T1DM女性患者无论在妊娠前、妊娠期及产后都应保证充足的营养和良好的血糖控制。妊娠时胎盘分泌的孕激素、雌激素有拮抗胰岛素作用，胎盘分泌的胰岛素酶使血液中胰岛素水平和活性降低，妊娠中后期胰岛素需要量，尤其是日间胰岛素需要量增加。随着胎盘娩出，拮抗胰岛素的激素及破坏胰岛素的酶急剧减少或消失，分娩后患者胰岛素的需要量快速减少，一般分娩后2~3天胰岛素可减量至原量的1/3~1/2。

4.药物相互作用

（1）协同胰岛素作用　①抗凝血药物、水杨酸盐、磺胺类药及抗肿瘤药物甲氨蝶呤等可与胰岛素竞争结合血浆蛋白，从而使血液中游离胰岛素水平增高；②雄激素、单胺氧化酶或抑制剂可增强胰岛素的降糖作用；③奎尼丁、氯喹、奎宁等可延缓胰岛素的降解，使血中胰岛素浓度升高从而加强其降糖作用；④血管紧张素转化酶抑制剂、溴隐亭、氯贝特、酮康唑、锂、茶碱、甲苯咪唑可通过不同方式直接或间接影响致血糖降低，胰岛素同上述药物合用时应适当减量；⑤中等量至大量的乙醇可增强胰岛素引起的低血糖作用，引起严重、持续的低血糖，在空腹或肝糖原贮备较少的情况下更易发生；⑥奥曲肽可抑制生长激素、胰高血糖素及胰岛素的分泌，并使胃排空延迟及胃肠道蠕动减缓，引起食物吸收延迟，从而降低餐后高血糖，在开始使用奥曲肽时，胰岛素应适量减量，以后再根据血糖调整。

（2）拮抗胰岛素作用　①某些钙通道阻滞剂如可乐定、生长激素、肝素、H_2受体拮抗剂、吗啡等药物可改变糖代谢，使血糖升高，因此与上述药物合用时，胰岛素应适当加量；②糖皮质激素、促肾上腺皮质激素、胰高血糖素、雌激素、口服避孕药、甲状腺素、肾上腺素、噻嗪类利尿剂、苯妥英钠等可升高血糖浓度，合用时应调整胰岛素用量；③吸烟可通过释放儿茶酚胺而拮抗胰岛素的降糖作用，还能减少皮肤对胰岛素的吸收，因此吸烟的T1DM患者突然戒烟时应适当减少胰岛素用量。

5.其他风险因素

（1）风险人群　①T1DM超重或肥胖者存在胰岛素抵抗，胰岛素需要量增加，必要时可联合二甲双胍（＜10岁儿童禁用）。②T1DM合并感染和处于应急状态时，胰岛素需要量增加。③T1DM患者禁食时，仍然需要基础胰岛素补充，之后根据进食和血糖逐渐恢复并调整餐时胰岛素。④肾功能衰竭者根据血糖监测结果适当减少胰岛素用量。⑤肝硬化、溶血性黄疸、胰腺炎、肾炎等患者禁用。

（2）甘精胰岛素、地特胰岛素注射剂量不足或治疗中断会引起高血糖症和糖尿病酮症酸中毒。

（3）由于中效胰岛素的作用维持时间不足24小时，因此，有些患者可能每天需要注射两次（早餐前、晚睡前），否则患者可能会出现晚餐前基础血糖偏高。

（4）长效胰岛素的特点是可减少注射次数，但由于长效制剂多是混悬液剂型，可能造成吸收和药效的不稳定。患者处于疾病期及情绪不稳定时，运动量或饮食改变时，应调整剂量。

（5）使用预混胰岛素前应缓慢摇动使其混匀，忌猛烈振荡。

（6）混悬型胰岛素注射液禁用于静脉注射，只有可溶性胰岛素如短效胰岛素（包括人和动物来源）可以静脉给药。

（7）在没有酮症酸中毒的情况下，每日胰岛素需用量高于200U，持续48小时，极少数患者可产生胰岛素耐受性。其主要原因可能为感染、使用皮质激素或体内存在有胰岛素抗体，能和胰岛素结合。此时可更换用不同动物种属的制剂或加服口服降血糖药。

（8）给药频次错误，如基础胰岛素、餐时胰岛素给药频次混淆。

（9）剂量错误，如配制肠外营养输液时葡萄糖与胰岛素配比不当。

（10）剂型错误，如胰岛素注射液与胰岛素笔芯混淆。

（三）胰岛素（皮下或静脉注射）常见处方审核案例详解

案例 ①

【处方描述】

患者信息

性别：男；年龄：53岁

临床诊断：慢性肾病5期；糖尿病肾病

处方

药品名称	规格	用量	用法
门冬胰岛素笔芯注射液	3ml：300U	10U	tid，ih
甘精胰岛素注射液	3ml：300U	10U	tid，ih
缬沙坦胶囊	80mg	80mg	qd，po

【处方问题】

药物用法用量不适宜：甘精胰岛素与门冬胰岛素联合使用的用法不适宜。

【处方分析】

甘精胰岛素和门冬胰岛素是高警示药品，在《医疗机构高警示药品分级管理推荐目录（2023版）》中属于A级高警示药品。甘精胰岛素为超长效胰岛素类似物，用法应为每晚1次，有效作用时间达22小时左右，且该患者同时使用了超短效胰岛素类似物门冬胰岛素，用法为每日3次，上述胰岛素使用方法易导致低血糖。本处方属用法用量不适宜。

【干预建议】

建议调整甘精胰岛素的使用频次为每晚一次，同时对采用强化胰岛素治疗方案的患者应注意低血糖发生。

案例 ❷

【处方描述】

患者信息

性别：女；年龄：60岁

临床诊断：2型糖尿病

处方

药品名称	规格	用量	用法
二甲双胍缓释片	0.5g	2g	qn，po
门冬胰岛素50注射液	3ml∶300U	10U	ih，早晚餐前30分钟

【处方问题】

药物用法不适宜：门冬胰岛素50注射液用法不适宜。

【处方分析】

门冬胰岛素50注射液是高警示药品，在《医疗机构高警示药品分级管理推荐目录（2023版）》中属于A级高警示药品。门冬胰岛素50注射液属于预混胰岛素类似物，如果餐前30分钟注射，10分钟后即可起效，如果未进食可能发生低血糖的风险。故本处方属于用药时间不适宜。

【干预建议】

建议调整门冬胰岛素50注射液用药时间为餐前即刻注射或用餐后立即注射。

案例 ③

【处方描述】

患者信息

性别：女；年龄：26岁

临床诊断：T1DM合并酮症酸中毒

处方

药品名称	规格	用量	用法
0.9%氯化钠注射液	250ml	250ml	ivgtt.
门冬胰岛素30注射液	10U	10U	ivgtt.

【处方问题】

药物用法不适宜：门冬胰岛素30注射液用法不适宜。

【处方分析】

门冬胰岛素30注射液是高警示药品，在《医疗机构高警示药品分级管理推荐目录（2023版）》中属于A级高警示药品。预混胰岛素只能用于皮下注射，此处静脉滴注不合适。

【干预建议】

建议可改为短效胰岛素，如门冬胰岛素，注射到皮下后单体聚合成六聚体的倾向降低，能够快速释放入血，吸收速度快，起效迅速，作用持续时间短。

二、口服降糖药物

（一）口服降糖药物概述

近30多年来，我国糖尿病患病率显著增加，学者报道的流行病学数据显示我国糖尿病患病率约为9.7%，糖尿病可分为胰岛素依赖型糖尿病（T1DM，1型）和非胰岛素依赖型糖尿病（T2DM，2型）其中2型糖尿病患者占90%以上，他们以口服降糖药物为主。口服降糖药物分为七种类型，见表3-10-3。

表3-10-3　口服降糖药分类、代表药物

分类	代表药
双胍类	二甲双胍
磺脲类	格列本脲
格列奈类	瑞格列奈片、那格列奈片
α-糖苷酶抑制剂	阿卡波糖
噻唑烷二酮类	罗格列酮、吡格列酮
二肽基肽酶-4抑制剂（DPP-4抑制剂）	沙格列汀、西格列汀、利格列汀、阿格列汀等
钠-葡萄糖共转运蛋白-2抑制剂（SGLT-2i）	达格列净、恩格列净、卡格列净等

口服降糖药物用药不当可引起低血糖风险，由于药物的机制、排泄等因素不同还可能出现其他风险，如乳酸中毒、心力衰竭、泌尿系统感染等。因此使用口服降糖药物应该加以重视，合理使用，避免用药错误。

（二）口服降糖药物用药错误风险因素及防范措施

1.二甲双胍　二甲双胍最容易发生用药错误的环节，可能在于未正确选择其适用人群，其禁忌证：严重的肾功能衰竭 [eGFR ＜ 45ml/（min·1.73m^2）]；可能影响肾功能的急性病情，如：脱水、严重感染、休克；可造成组织缺氧的疾病（尤其是急性疾病或慢性疾病的恶化），例如失代偿性心力衰竭、呼吸衰竭、近期发作的心肌梗死和休克；任何急性代谢性酸中毒，包括乳酸酸中毒、糖尿病酮症酸中毒；肝功能不全、急性酒精中毒、酗酒；维生素 B$_{12}$、叶酸缺乏未纠正者；还有对二甲双胍过敏者。二甲双胍是患者无禁忌情况下，口服降糖药物中推荐首选药物，因此使用该药物应排除以上禁忌证。

另外服用二甲双胍的患者用药错误环节，还容易发生在造影和全身麻醉术前时。二甲双胍具有良好的安全性和耐受性，单独使用不易引起低血糖，但它有乳酸性中毒的风险，尤其对肾功能不全的患者。造影时，需要注射碘化造影剂，其可能导致造影剂肾病，这可能引起二甲双胍蓄积，增加乳酸酸中毒的风险。

对于肾功能eGFR ＞ 60ml/（min·1.73m^2），在检查前或者检查时必须停服二甲双胍，在检查完成后至少48小时后且仅再次检查肾功能无恶化的情况下可以恢复服用。中度肾功能不全eGFR 45~59ml/（min·1.73m^2）患者，造影和全身麻醉术前48小时必须停服二甲双胍，检查完成至少48小时后仅再次检查肾功能无恶化的情况下可以恢复服用。因此二甲双胍对于造影和全身麻醉术

前的患者，必须检查其肾功能情况，进行对其停药和恢复。

乳酸酸中毒的特点为酸中毒呼吸困难、腹痛、肌肉痉挛、衰弱和体温降低，进而昏迷。实验室检查异常包括pH值降低（＜7.35）、血浆乳酸水平高于5mmol/L和阴离子间隙以及乳酸/丙酮酸比值升高。一旦出现可疑症状或者检查异常立即停服二甲双胍并告知医生。

2.磺脲类药物　磺脲类药物主要的作用机制为：①刺激胰岛B细胞分泌胰岛素，包括依赖K–ATP通道和不依赖K–ATP通道刺激胰岛B细胞分泌胰岛素；②部分胰岛素增敏作用。

磺脲类药物用于控制饮食、运动疗法及减轻体重均不能充分控制血糖的2型糖尿病，不适用于1型糖尿病（例如有酮症酸中毒病史的糖尿病患者的治疗）、糖尿病酮症酸中毒或糖尿病前驱昏迷或昏迷的治疗。在临床上，伴有肝性脑病，腹水或凝血障碍的失代偿肝硬化患者也禁用该类药物以防发生低血糖。另外磺胺类药物过敏者应禁用磺脲类药物。

磺脲类分为短效的格列喹酮、格列吡嗪，以及中长效的格列本脲、格列齐特和格列美脲。其中格列本脲比较容易引起低血糖，应避免用于年长、体弱的患者。

磺脲类的短效药物一般每天3次，早中晚餐前或者餐时服用。中长效每日1~2次，一般早餐，不吃早餐者应在正餐前服用。如果出现腹泻、呕吐等症状，应减少药物剂量；另外每天的运动量应保持相对稳定。运动量过大也可能引起低血糖，在外出旅游、登山时，应适量增加饮食。因此服用该类药物时，患者应规律饮食。

该类药物宜小剂量开始，密切监测血糖，且不应超过每日推荐的最大剂量。

磺脲类给药错误主要适应证不适宜、遴选人群不适宜、给药剂量过大，甚至有重复用药现象等。

磺脲类用药错误引起最严重的事故是低血糖。如果发生严重的低血糖事件，需在静脉推注葡萄糖后给予较长时间（24~72小时）的葡萄糖静脉滴注，以防止低血糖的再次发生，并至少观察3天，密切监测血糖水平。

3.二肽基肽酶–4抑制剂（DPP–4抑制剂）　DPP-4抑制剂可降低肠促胰岛激素的失活速率，增高其血液浓度，从而以葡萄糖依赖性的方式减少2型糖尿病患者空腹和餐后的血糖浓度。餐后，从小肠释放到血液中的肠促胰岛激素浓度升高，如胰高血糖素样肽-1（GLP-1）和葡萄糖依赖性促胰岛素肽（GIP），促进胰腺B细胞以葡萄糖依赖性的方式释放胰岛素，而DPP-4会使其失活。GLP-1还可抑制胰腺A细胞分泌胰高血糖素，从而抑制肝脏葡萄糖产生。

DPP-4抑制剂给药剂量过大，虽然未必引起严重不良事件，但也存在低血糖风险，特别是存在相互作用的药物合用时，需要调整剂量。另外联合胰岛素及胰岛素促泌剂等其他降糖药物时，也可能容易引起低血糖，可适当减少胰岛素及胰岛素促泌剂的剂量。

由于DPP-4抑制剂可能会产生胰腺炎、心衰、关节痛等症状，不推荐使用于有胰腺炎病史、心衰危险因素以及有严重关节痛病的患者。

4.钠-葡萄糖共转运蛋白-2抑制剂（SGLT-2i） SGLT-2i的糖苷配基通过与葡萄糖竞争性结合转运蛋白，有效抑制肾脏近曲小管SGLT-2的活性，减少肾小管上皮细胞对葡萄糖的重吸收，增加尿中葡萄糖的排泄，从而达到降低血糖的目的。

尿中生殖道局部的葡萄糖浓度升高导致发生细菌和霉菌感染的机会增加，尤其是女性，容易感染阴道念珠菌病、外阴阴道炎等，大部分发生在用药的初始4个月内；在男性中多为念珠菌性龟头炎和阴茎包皮炎，常发生于治疗后1年内。治疗过程中尤其是治疗第一个月需要关注有无泌尿和生殖道感染可能，如发生感染，需抗感染治疗，同时暂停SGLT-2i，感染治愈后继续使用，但半年内反复发生泌尿生殖感染的患者不推荐使用，服用该药物过程适量饮水，保持小便通畅。

既往截肢史、外周血管病变和神经病变，以及糖尿病性足部溃疡，也不推荐使用，特别是卡格列净。服药期间必须监测下肢部位的感染、下肢新发疼痛或触痛、疮或溃疡，如出现这些并发症应立即停药。

此外，SGLT-2i仅与胰岛素或磺脲类药物联用时，低血糖发生风险增加。其对策为：联用胰岛素或磺脲类药物时，注意调整胰岛素或磺脲类药物的剂量。

5.噻唑烷二酮类药物 噻唑烷二酮类常见药物有吡格列酮和罗格列酮，通过提高胰岛素的敏感性而有效地控制血糖。此类药物可引起水肿及体重增加，引起充血性心力衰竭风险，尤其在与胰岛素合用或服用剂量较大时更明显。罗格列酮的心衰发生率比吡格列酮高，因此不推荐有症状且NYHA分级为Ⅲ级或Ⅳ级的心力衰竭患者选用。急性冠状动脉事件的患者有可能发生心衰，所以不推荐出现急性冠状动脉事件的患者使用本品，且在急性事件期间要考虑停用。

6. α-葡萄糖苷酶抑制剂　α-葡萄糖苷酶抑制剂对小肠壁细胞刷状缘的α-葡萄糖苷酶的活性具有抑制作用，从而延缓肠道内多糖、寡糖或双糖的降解，使来自碳水化合物的葡萄糖的降解和吸收入血速度变缓，降低餐后血糖的升高，使平均血糖值下降。常见药物有阿卡波糖和伏格列波糖。

阿卡波糖主要抑制蔗糖酶、葡萄糖淀粉酶及胰腺α-淀粉酶，伏格列波糖主要抑制蔗糖酶和麦芽糖酶，且对这两种酶抑制活性远高于阿卡波糖，但降糖效果不如阿卡波糖。

对阿卡波糖过敏的、糖尿病酮症酸中毒或肝硬化的患者禁用。此外，由于未消化的寡糖、淀粉在大肠内酶的作用下被分解，产生醋酸、乳酸等有机酸，肠内pH值降低、渗透压增高引起腹泻；反应产生的CO_2、H_2可引起腹胀等胃肠道反应，故禁用于炎症性肠病、结肠溃疡、部分肠梗阻或易发生肠梗阻的患者。如阿卡波糖剂量错误容易导致胃胀气，宜从小剂量开始服用，一般需2周时间让患者逐步适应。

伏格列波糖因不影响淀粉酶，食物中的淀粉在小肠转化为双糖，进入大肠的淀粉很少，故发生腹胀、排气增加等胃肠反应较阿卡波糖少，但对于消化或吸收障碍的慢性肠道疾病患者伏格列波糖慎用。

阿卡波糖片单独给药在空腹或餐后状态下不易引起低血糖，但与磺酰脲类药物或胰岛素联合使用可引起血糖的进一步降低，增加低血糖的风险。因阿卡波糖主要抑制蔗糖酶和淀粉酶，如发生轻度至中度低血糖时，应口服葡萄糖，严重的低血糖患者可能需要静脉输注葡萄糖或注射胰高血糖素。

（三）口服降糖药物常见处方审核案例详解

案例 ①

【处方描述】

（1）患者信息

性别：女；年龄：75岁

临床诊断：2型糖尿病

处方

药品名称	规格	用量	用法
达格列净片	10mg	10mg	po，qd
西格列汀二甲双胍片	50mg：850mg	50mg	po，bid
格列美脲片	2mg	6mg	po，tid

【处方问题】

用法用量不适宜：格列美脲片给药频次和总剂量不适宜。

【处方分析】

格列美脲属于胰岛素促泌剂，在《医疗机构高警示药品分级管理推荐目录（2023版）》中属于B级高警示药品。它推荐起始剂量1mg，通常每日剂量为1~4mg，推荐最大维持量6mg，每日剂量大于6mg仅对少数患者更有效。本处方每天3次，每次6mg，严重超推荐剂量。格列美脲片为中长效制剂，可分1~2次给药，该药容易引起低血糖，同时合并其他降糖药物使用，低血糖风险也增加。

【干预措施】

建议结合患者的血糖情况，调整格列美脲片给药频次和总剂量，或者调整患者的降糖方案。

案例 ❷

【处方描述】

患者信息

性别：女；年龄：67岁

临床诊断：初诊糖尿病（以餐后血糖较高）；胃胀

处方

药品名称	规格	用量	用法
阿卡波糖片	0.1g	0.2g	po，tid
瑞格列奈片	1mg	1mg	po，tid
多潘立酮片	10mg	10mg	po，tid

【处方问题】

遴选药物不适宜和用法用量不适宜：阿卡波糖片遴选药物不适宜和给药剂量不适宜。

【处方分析】

阿卡波糖属于葡萄糖酐酶抑制剂，在《医疗机构高警示药品分级管理推荐目录（2023版）》中属于C级高警示药品。其不良反应可引起腹胀等胃肠道反应，也禁用于炎症性肠病、结肠溃疡、部分肠梗阻或易发生肠梗阻的患者。患者存在胃胀气，不宜选择阿卡波糖，且给药剂量应该小剂量开始，一般推荐起始剂量每次50mg，每日3次；逐渐增加至100mg，每日3次；个别可加至200mg，每日3次。患者存在胃胀气，初始剂量给予200mg，每日3次，给药剂量过大，可能加重患者胃胀症状。

【干预措施】

建议停用阿卡波糖，单用瑞格列奈也可降低餐后血糖，可结合患者血糖情况调整剂量。

案例 ③

【处方描述】

患者信息

性别：女；年龄：72岁

临床诊断：糖尿病；心力衰竭；肾功能不全

处方

药品名称	规格	用量	用法
格列美脲片	2mg	4mg	po，qd
格列喹酮片	30mg	30mg	po，tid
酒石酸罗格列酮分散片	4mg	4mg	po，bid
利格列汀片	5mg	5mg	po，qd

【处方问题】

重复用药和遴选药品不适宜：格列美脲片和格列喹酮片重复用药，酒石酸罗格列酮分散片用药不适宜。

【处方分析】

格列美脲和格列喹酮是胰岛素促泌剂，罗格列酮属于胰岛素增敏剂，在《医疗机构高警示药品分级管理推荐目录（2023版）》中均属于B级高警示药品。其中格列美脲片和格列喹酮片均为磺脲类药物，作用机制相似，不宜同时使用。其次，酒石酸罗格列酮分散片可引起水肿及体重增加，增加充血性心力衰竭风险，患者存在心力衰竭病史，不宜选用。

【干预措施】

结合患者肾功能不全，心力衰竭的合并症，建议停用格列美脲和酒石酸罗格列酮分散片，继续使用格列喹酮，根据患者血糖情况联合钠–葡萄糖共转运蛋白抑制剂（SGLT–2i）例如利格列汀等，根据血糖情况调整用药剂量。

案例 ④

【处方描述】

患者信息

性别：男；年龄：69岁；肾功能eGFR=75ml/（min·1.73m^2）

临床诊断：急性脑卒中（即时进行头部磁共振检查）；糖尿病；肾功能无异常

处方

药品名称	规格	用量	用法
阿司匹林肠溶片	0.1g	0.1g	po，qd
阿托伐他汀钙片	20mg	20mg	po，qd
硫酸氢氯吡格雷片	75mg	75mg	po，qd
盐酸二甲双胍片	0.25g	0.5g	po，bid
阿卡波糖片	0.1g	0.1g	po，tid

【处方问题】

其他用药不适宜：二甲双胍给药时机不适宜。

【处方分析】

二甲双胍属于双胍类降糖药，在《医疗机构高警示药品分级管理推荐目录（2023版）》中属于B级高警示药品。患者考虑急性脑卒中将进行头颅磁共振检查。该检查需要注射碘化造影剂，碘化造影剂可能会引起二甲双胍蓄积和增加乳酸酸中毒的风险。对于肾功能 eGFR > 60ml/（min·1.73m²）患者，在检查前或者检查时必须停服二甲双胍，在检查完成后至少48小时后且仅再次检查肾功能无恶化的情况下可以恢复服用，因此二甲双胍给药时机不适宜。

【干预措施】

建议暂时停服二甲双胍，待检查完成48小时后，检查肾功能情况，再恢复其使用。

第十一节　抗肿瘤药

目前临床常用的抗肿瘤药物约80余种，传统上根据其来源和作用机制分为六大类，此外尚有根据药物作用的分子靶点，以及在分子水平上以细胞受体、关键基因和调控分子为靶点进行的分类。本节主要讨论被列入高警示药品管理的非肠道和口服化疗药物，以及注射用三氧化二砷。非肠道和口服化疗药能影响细胞的核酸和蛋白质的生物合成，正常用法用量下也会对机体产生毒副作用，且治疗窗窄，用药不当将引发严重后果。三氧化二砷俗称砒霜，是传统中药之一，有急性毒性作用，长期接触还有致癌、致畸作用。

一、非肠道和口服化疗药物

（一）非肠道和口服化疗药物的概述

化疗药是一类主要通过干预肿瘤细胞的核酸和蛋白质的生物合成及功能，而达到直接杀伤肿瘤细胞或者抑制肿瘤细胞生长增殖的药物。

化疗药对肿瘤细胞攻击作用同时也对正常细胞产生影响，特别是快速分裂的正常细胞，如小肠上皮细胞、骨髓干细胞和毛囊细胞等。这也决定了化疗药即使在正常用法用量下也不可避免地对机体产生毒副作用，如胃肠道毒性、血液系统毒性、脱发等，且化疗药的治疗窗窄，如用药不当可引发严重后果。常见的化疗药物可根据作用机制不同一般分成五大类（表3-11-1）。

表3-11-1　常见化疗药的作用机制分类

分类		药物名称	作用机制	对细胞周期的影响
烷化剂	典型	环磷酰胺、异环磷酰胺、美法仑、白消安、氮芥、苯丁酸氮芥、噻替派	破坏DNA分子结构，使碱基之间发生交联	细胞周期非特异性
	非典型	铂类：顺铂、卡铂、奥沙利铂		
		亚硝脲类：卡莫司汀、洛莫司汀		
抗代谢药	抗叶酸类	甲氨蝶呤、培美曲塞	抑制叶酸、嘧啶、嘌呤等物质参与核酸生物合成	细胞周期特异性（S期）
	抗嘌呤类	巯嘌呤、硫鸟嘌呤		
	抗嘧啶类	氟尿嘧啶、卡培他滨、阿糖胞苷、吉西他滨		
植物药	微管抑制剂	长春碱类：长春碱、长春新碱、长春地辛、长春瑞滨	抑制微管蛋白聚合，抑制纺锤体的形成，导致其丧失功能	细胞周期特异性（M期）
		紫杉类：紫杉醇、多西紫杉醇（多西他赛）、白蛋白结合型紫杉醇、紫杉醇脂质体	促进微管蛋白聚合，抑制微管的解聚，导致其无法发挥正常作用	
	拓扑异构酶抑制剂	喜树碱类：羟喜树碱、伊立替康、拓扑替康、卢比替康	抑制拓扑异构酶Ⅰ	细胞周期特异性（S期）
		依托泊苷、替尼铂苷	抑制拓扑异构酶Ⅱ	
抗生素	蒽环类	柔红霉素、伊达比星、多柔比星、吡柔比星、表柔比星、米托蒽醌	多重机制，将蒽环平面嵌入DNA碱基对中，抑制拓扑异构酶Ⅱ等	细胞周期特异性（G_2期）
	其他	博来霉素	干扰DNA合成，影响DNA的复制	

（二）非肠道和口服化疗药物用药错误风险因素及防范措施

非肠道和口服化疗药主要在给药剂量、化疗药预处理、给药途径、药品调剂等环节容易发生用药错误。

1.化疗药的给药剂量　非肠道和口服化疗药在治疗不同部位、不同组织来源的肿瘤时可能会采用不同的剂量，还有某一化疗药物可能由于单独使用和联合用药时剂量也不同，需要严格按照说明书和相关指南推荐，结合患者的体重或体表面积计算剂量，且该类药物需要服用一段时间再停止一段时间，即按周期或者疗程给药。其中以常用的风险高的紫杉醇为例说明。

紫杉醇治疗肺癌、胃癌等适应证不同，给药剂量各有不同。紫杉醇联合顺铂治疗肺癌推荐剂量135~175mg/m^2，治疗胃癌推荐剂量135~200mg/m^2，推荐治疗周期均为21天。

紫杉醇制剂可分紫杉醇常规（紫杉醇、紫杉醇脂质体）和紫杉醇白蛋白，他们即使含相同主要成分，但制剂成分不同，两者推荐剂量和给药时间也有所不同。如治疗联合化疗失败的转移性乳腺癌或辅助化疗后复发的乳腺癌患者，常规紫杉醇135~175mg/m^{2}静脉滴注，持续3小时，每3周给药1次。紫杉醇白蛋白推荐剂量260mg/m^2，静脉滴注30分钟，每3周给药一次；或者100~150mg/m^2，第1天、8天、15天给药，周期28天。一般常规紫杉醇制剂静脉给药需要长达在3小时，白蛋白结合型紫杉醇需要30分钟。因此蛋白结合型紫杉醇与常规紫杉醇制剂不宜互相替换或混合使用。选用紫杉醇制剂应注意常规型和白蛋白型，两者用药错误可能导致用量不足或过量风险，即实际用量超过推荐剂量从而加重毒性，也可能导致实际用量达不到推荐剂量从而削弱疗效。

2.化疗药预处理 化疗药干预的作用靶点不具备靶向性，杀伤肿瘤细胞同时也对正常细胞和组织产生毒副作用。其中，某些化疗药物需要对其进行预处理，预防某些特殊的并发症发生。例如紫杉醇的过敏反应，顺铂的肾毒性和过敏反应，培美曲塞的皮肤毒性，伊立替康的急性胆碱能综合征，环磷酰胺/异环磷酰胺的膀胱出血，蒽环类药物引起的心脏毒性等。为了提高用药保证安全性，增加患者依从性，某些化疗药物预处理需要加以重视。以下为常见化疗药物的预处理见表3-11-2。

表3-11-2　常见的化疗药物预处理

预处理药物	预处理原因	预处理措施
紫杉醇注射液	过敏反应。紫杉醇注射液属于亲脂性化合物，水溶性差，需要加入聚氧乙基代蓖麻油-无水乙醇配置而成。其中聚氧乙基代蓖麻油可以使机体产生IgE，并黏附在肥大细胞和嗜碱性粒细胞上，释放出生物活性介质，其中组胺为主要介质，可影响心血管、平滑肌和外分泌腺，使血压下降，心率加快，毛细血管通透性增加，从而导致发生I型变态反应	①使用本品前12小时、6小时，给予地塞米松20mg口服或静脉滴注②使用本品30~60分钟给予苯海拉明50mg（或异丙嗪25~50mg）静注或肌内注射③使用本品30~60分钟给予西咪替丁300mg（或雷尼替丁50mg）静脉滴注

续表

预处理药物	预处理原因	预处理措施
紫杉醇脂质体	过敏反应。本品为卵磷脂和胆固醇一定比例形成的细胞膜磷脂双分子结构脂质体包载紫杉醇，但其仍然会激活嗜碱性粒细胞、IgE和IgG介导的免疫机制	①使用本品前30分钟，给予地塞米松5~10mg静脉滴注 ②使用本品前30分钟，给予苯海拉明（或异丙嗪25~50mg）50mg肌内注射 ③使用本品前30分钟，给予西咪替丁300mg静脉滴注
多西他赛	过敏反应和体液潴留。本品是由紫杉醇的基础结构改造而成，多西他赛的助溶剂是聚山梨酯，可引起过敏反应。此外，多西他赛可使毛细血管通透性增加，促使蛋白质从血浆渗出至组织间隙，有效过滤压升高，导致体液潴留	多西他赛注射前1天服用，给予地塞米松片口服 每次8mg，每日2次，持续3天
顺铂	一般来说剂量＞50mg/m² 时即需要水化，否则可能引起不可逆的肾脏损害	目前对于顺铂的水化并无统一标准，一般使用顺铂前后3天应保证充足的液体摄入（2L）以及足够的尿量（顺铂治疗后至少6小时内尿量在100~200ml/h）。使用铂类药物化疗期间发生 Ⅰ-Ⅱ 级过敏反应的患者，在下一程化疗仍可继续使用铂类药物，同时给予地塞米松、苯海拉明、西咪替丁/雷尼替丁等药物进行"预处理"；发生 Ⅲ-Ⅳ 级过敏反应的患者不应重新使用铂类药物
异环磷酰胺/环磷酰胺	出血性膀胱炎。两者的代谢产物为丙烯醛刺激膀胱黏膜造成出血性膀胱炎，主要表现为尿频，尿急，尿痛，少尿，血尿和蛋白尿	美司钠成人常用量为环磷酰胺、异环磷酰胺剂量的20%，分别于给药0小时后、4小时后及8小时后给药，共3次
培美曲塞	骨髓毒性及胃肠道反应。培美曲塞是一种多靶点叶酸拮抗剂，通过抑制胸苷酸合成酶、二氢叶酸还原酶和甘氨酸甲基转移酶的活性发挥作用，这些酶都是胸腺嘧啶核苷酸和嘌呤核苷酸生物再合成的关键性叶酸依赖性酶。从而破坏细胞复制所需的叶酸依赖性正常代谢过程，抑制细胞复制	①开始培美曲塞前7日内至少5日服用叶酸（350~1000μg），常规剂量为400μg，用至最后一次使用培美曲塞后21天 ②开始培美曲塞前7日内予以一次维生素 B_{12} 1000μg肌内注射，以后每3个周期肌内注射一次 ③地塞米松4mg口服，每日2次，培美曲塞给药前1天、给药当天和给药后1天连服3天
伊立替康	胆碱能综合征。本品主要通过非竞争性抑制体内乙酰胆碱酯酶活性，引起乙酰胆碱异常堆积，导致胆碱能神经异常兴奋，主要表现痉挛性腹痛、多汗、瞳孔缩小、唾液分泌增多、低血压等，给药期间或用药后短时间内即可出现（不超过24小时）	首次伊立替康不常规预防，但使用出现胆碱能综合征时，应静脉注射或皮下注射阿托品（0.25~1mg），且下一程化疗使用本品时应预防性使用阿托品

续表

预处理药物	预处理原因	预处理措施
蒽环类药物	心脏毒性。表现为心内传导紊乱和心律失常，甚至充血性心力衰竭。目前导致心脏毒性的机制仍不明确，现有证据主要与铁介导的活性氧族的产生及促进心机氧化应激有关，蒽环类药物螯合铁离子后触发氧自由基，尤其是羟基自由基，可导致心肌细胞损伤	右丙亚胺（右雷佐生）可在第1次使用蒽环类药物前联合应用右丙亚胺，右丙亚胺与蒽环类药物的剂量比10∶1~20∶1，右丙亚胺用专用溶媒乳酸钠配置后，再用0.9%氯化钠注射液或5%葡萄糖注射液稀释200ml，快速静脉滴注，30分钟内滴完，滴完后即刻给蒽环类药物

3.**化疗药物给药途径** 化疗药物的给药途径包括静脉滴注、动脉注射、腔内注射、肌内注射、皮下注射和口服等。根据不同肿瘤和不同药物的特点，选择合适的给药途径。某些化疗药物若发生给药途径错误，可能会引起死亡，尤其是混淆静脉注射与鞘内注射导致的错误。例如长春新碱误行鞘内注射。长春新碱可抑制肿瘤细胞内微管蛋白的聚合，阻止增殖细胞有丝分裂中纺锤体的合成，使有丝分裂停止，从而达到抗肿瘤细胞活性的目的。它主要用于治疗急性白血病、恶性淋巴瘤，也用于治疗乳腺癌、支气管肺癌、软组织肉瘤、神经母细胞瘤及多发性骨髓瘤等。急性白血病常常需要长春新碱和甲氨蝶呤一起联合使用。长春新碱只能静脉给药。甲氨蝶呤用于急性白血病常给予鞘内注射给药，两者合用时长春新碱可能误行鞘内注射，该药是神经毒性最严重的化疗药物，导致不可逆的神经损害包括脑脊髓病、肢体瘫痪、感觉平面缺失等，甚至死亡。因此如需要开具两者给药途径存在禁忌的情况下，应严格核对药物，加以标识，以防发生给药途径错误，造成的严重后果。

4.**化疗药药品调剂** 同一类的化疗药药品名称相似，例如长春瑞滨、长春新碱和长春地辛、多柔比星（阿霉素）、表柔比星（表阿霉素）和吡柔比星等。

同一种药物由于毒副作用，而制作成不同配方制剂。如紫杉醇、紫杉醇脂质体和紫杉醇白蛋白，长春新碱和长春新碱脂质体等。

相似药物名称，但适应证完全不同，例如阿糖胞苷和阿糖腺苷。

相同药物剂型不同，如甲氨蝶呤片和甲氨蝶呤注射液。

以上风险因素容易造成开具处方和调剂药品时看似、听似，因此药房应对高警示药品有明确的标识；药师调配时提高警惕，严格执行"四查十对"原则。

5.**其他风险因素** 化疗药应根据说明书给予合适的溶媒和浓度。如紫杉醇注射液溶媒可以用0.9%氯化钠注射液或者5%葡萄糖注射液配制，但紫杉醇脂质体只能用5%葡萄糖注射液溶解和稀释，不可用0.9%氯化钠注射液或其他溶液溶解、稀释，以免发生脂质体聚集。

化疗药物可能存在忽视禁忌人群的风险，例如表柔比星禁用于近期和既往有心脏受损的病史患者；以前使用最大累积剂量的其他蒽环类药物进行的治疗；严重的持续性药物诱导的骨髓抑制；严重肝功能不全（定义为Child-Pugh C级或血清胆红素浓度大于5mg/dl；也禁用于血尿患者膀胱内灌注等。

还有化疗药物的相互作用风险，可能导致化疗药物用量变化或者发生化学反应。如表柔比星与其他抗肿瘤药物合用时用量需要减少，且不得同一注射液器内使用；表柔比星不可与肝素混合注射液等。

总之化疗药物是细胞毒性药物，对肿瘤细胞作用同时也影响正常细胞，在任何用药环节均应高度重视。

（三）非肠道和口服化疗药物常见处方审核案例详解

案例 ❶

【处方描述】

患者信息

性别：男；年龄：52岁；体表面积：1.23m²

临床诊断：结肠癌手术后化疗

处方

药品名称	规格	用量	用法
卡培他滨片	0.5g*180片	3片	po，bid
华蟾素片	0.3g*300片	3片	po，tid

【处方问题】

给药疗程不适宜：卡培他滨片给药疗程过长。

【处方分析】

卡培他滨片是高警示药品，在《医疗机构高警示药品分级管理推荐目录（2023版）》中属于B级高警示药品。卡培他滨片治疗肠癌手术后化疗推荐剂量1250mg/m²，每日2次口服（早晚各1次，等于每日总剂量2500mg/m²），治疗2周停药1周，3周为一疗程。处方总共可以服用30天药物，疗程过长。

【干预措施】

建议医生按照2周用量一次疗程开具卡培他滨片，避免患者用药疗程过长发生用药安全事故。

案例 ❷

【处方描述】

患者信息

性别：女；年龄：45岁；体表面积：1.52m^2

临床诊断：乳腺癌

处方

药品名称	规格	用量	用法
注射用紫杉醇脂质体	30mg	266mg	ivgtt，qd
0.9%氯化钠注射液	500ml	500ml	ivgtt，qd

【处方问题】

配伍禁忌不适宜和其他用药问题不适宜：注射用紫杉醇脂质体的溶媒选择不适宜，另外未做预处理措施。

【处方分析】

注射用紫杉醇脂质体是高警示药品，在《医疗机构高警示药品分级管理推荐目录（2023版）》中属于A级高警示药品。由于氯化钠会影响脂质体电性，因此紫杉醇脂质体不能使用氯化钠溶解稀释，要使用5%葡萄糖注射液。此外，紫杉醇脂质体主要是由双分子结构脂质体包载紫杉醇，但其仍然会激活嗜碱性粒细胞，由IgE和IgG介导的免疫机制仍需要预处理，为避免发生严重的过敏反应，需在使用前30分钟进行预处理。

【干预措施】

建议与医生沟通更换溶媒为5%葡萄糖注射液，并在使用该药物前进行预处理，应该增加预处理的处方：①地塞米松注射液5~10mg静脉滴注；②苯海拉明（或异丙嗪25~50mg）50mg肌内注射；③西咪替丁300mg静脉滴注。

案例 ❸

【处方描述】

（1）患者信息

性别：男；年龄：34 岁

（2）临床诊断

上呼吸道感染

（3）处方

药品名称	规格	用量	用法
注射用阿糖胞苷	100mg	100mg	ivgtt，st
0.9%氯化钠注射液	100ml	100ml	ivgtt，st

【处方问题】

适应证不适宜：阿糖胞苷与诊断用药不符适应证不适宜。

【处方分析】

注射用阿糖胞苷是高警示药品，在《医疗机构高警示药品分级管理推荐目录（2023版）》中属于A级高警示药品。阿糖胞苷是抗肿瘤用药，虽然有抗病毒作用，但主要用于成人和儿童急性非淋巴细胞性白血病的诱导缓解和维持治疗，不适用上呼吸道感染。阿糖腺苷为抗病毒药物，对上呼吸道病毒性感染有效，推测医生在输入药物名称时误选择阿糖胞苷。

【干预措施】

阿糖腺苷为抗病毒药物，阿糖胞苷为抗肿瘤药物且属于B类高警示药品，这两者一字之别，作用天壤之别，因此开具处方和审核处方两个环节都必须认真复核和审核。

案例 ❹

【处方描述】

患者信息

性别：男；年龄：12 岁；身高：155cm；体重：35kg

临床诊断：急性粒细胞白血病

处方

药品名称	规格	用量	用法
注射用硫酸长春新碱	1mg	2mg	im，qd
0.9%氯化钠注射液	10ml	2ml	im，qd

【处方问题】

给药频次和给药途径不适宜：注射用硫酸长春新碱给药频次和给药途径不适宜。

【处方分析】

注射用硫酸长春新碱是高警示药品，在《医疗机构高警示药品分级管理推荐目录（2023版）》中属于A级高警示药品。儿童按照体重0.05~0.075mg/kg，每周一次，因此每天1次给药不适宜，且长春新碱仅静脉注射，其他给药方式可能会致命，不能肌肉、皮下注射液和鞘内注射，尤其是鞘内注射。

【干预措施】

建议医生给药频次正确选择每周给药频次，以防止给药频次过度造成伤害，且给药途径应为静脉注射，可使用5ml 0.9%氯化钠注射液溶解注射用长春新碱，再加入50~100ml 0.9%氯化钠注射液静脉滴注。

二、注射用三氧化二砷

（一）注射用三氧化二砷概述

注射用三氧化二砷在临床上用于治疗急性早幼粒细胞白血病，原发性肝癌晚期。目前研究表明，As_2O_3可能是通过干扰巯基酶的活性，调控癌相关基因的表达以及阻碍细胞周期的进程等途径，发挥其抗癌的生物学效应。

（二）注射用三氧化二砷用药风险错误因素及防范措施

三氧化二砷俗称砒霜，是传统中药之一，就其毒性而言，有急性毒性和慢性毒性之不同表现，主要影响神经系统和毛细血管通透性，对皮肤和黏膜有刺激作用，长期接触还有致癌、致畸作用。从砒霜中诞生的注射用三氧化二砷是我国学者研发的治疗急性早幼粒细胞白血病的药物，有高治愈率和低复发率的优势，且不良反应对大部分患者缓和且可逆，但仍有一定比例的患者出现较为严重的累计多个系统器官不良反应，包括心律失常、急性心功能衰竭、肝功能衰竭、急性肾功能衰竭、全身严重水肿等，甚至导致死亡。

1.给药剂量与用药疗程　三样二砷诱导的心脏毒性作用具有浓度依赖性，低剂量时细胞凋亡占优势，高剂量引起细胞坏死。不同剂量三样二砷诱导肝癌细胞凋亡的程度不同。剂量适中，肝癌细胞凋亡率最高，剂量过高时，诱导肝癌细胞凋亡作用并非最强，而且可致细胞毒杀伤作用，可能对正常肝细胞产生细胞毒杀伤作用。因此，须严格按照患者的体表面积（患儿根据体重）计算给药剂量，如因过量引起急性中毒，可用二巯基丙醇注射液解救。治疗急性早幼粒细胞白血病四周为一疗程，治疗原发性肝癌晚期两周为一疗程，进行下一疗程前建议间歇1~2周。

2.溶媒与滴注时间　选择500ml5%葡萄糖注射液或0.9%氯化钠注射液作为溶媒，滴注时间为3~4小时。

3.用药监护　注射用三氧化二砷为医疗毒性药品，必须在专科医生指导下使用。

近年来发现三氧化二砷对其他恶性肿瘤（肺癌、肝癌、食管癌、宫颈癌、前列腺癌）亦有良好的效果。然而由于其他肿瘤对于As_2O_3的敏感度较低，所以在其临床应用中往往需要较大剂量，这就会导致毒副作用，例如心脏毒效应、肝脏毒性、体液潴留、消化道症状、皮疹等，特别是心脏的毒性反应。三氧化二砷的心脏毒性主要表现为心电图的改变，超过一半以上的患者会产生Q-T间期延长、窦性心动过速和心动过速。最常见的急性合并症还有液体潴留（心包、胸腔积液）。严重情况下，砷剂治疗的患者会出现完全性房室传导阻滞（需植入永久性起搏器），以及尖端扭转型室性心动过速，从而导致死亡。因此在三氧化二砷肿瘤治疗中应提前预防并检测三氧化二砷的心脏毒副作用，及时采用合适的治疗措施，减少心脏毒性的发生，对三氧化二砷临床抗癌作用的广泛应用十分重要。在治疗前，需对患者进行12-导联（12-lead）的心电图检查、血清内电解质（钾、钙、镁）和肌酐的检查，矫正已存在的电解质异常。治疗期间每周至少检查两次患者体内的电解质、血液及血凝数据，每周至少记录一次心电图（ECG）。心电图严重异常者（包括Q-T间期延长者、具有潜在致命性的尖端扭转型室性心动过速和APL分化综合征），慎用本品。

4.药物/食物相互作用　使用过程中，注射用三氧化二砷不能与其他药品混合同用，不宜同时服用延长Q-T间期（如部分抗心律失常药，硫利达嗪）或可导致电解质异常（如利尿剂、两性霉素B）的药物，避免服用含硒的药品或食品。

5.不良反应 三氧化二砷的不良反应与患者个体对砷化物的解读和排泄功能以及对砷的敏感性有关，出现的不良反应主要有以下几种。

（1）白细胞过多综合征 在As_2O_3缓解APL的过程中，部分患者出现外周血白细胞增多（为异常中幼粒细胞），此时可出现类似维甲酸综合征的表现。因白细胞过多引起DIC或加重DIC、纤溶亢进、脑血管栓塞引起脑出血、肺血管栓塞导致呼吸窘迫综合征、浸润症状加重，如出现视力下降、骨关节疼痛及尿酸肾病。

（2）中毒症状 据报道，亚砷酸注射液引发的不良反应主要为恶心呕吐、食欲减退、嗜睡、皮疹、面部浮肿、鼻腔出血、腹胀、四肢骨骼疼痛等，但程度均较轻，一般无需停药，给予适当的支持治疗和护理后症状缓解。

（3）肾脏毒性 急性肾功能衰竭较少见，可出现肾功能变化，一般停药后可恢复。同时，抗氧化剂的使用是减轻肾毒性的重要措施。

（4）肝脏毒性 三氧化二砷在临床使用剂量范围内是安全有效的。每日低剂量三氧化二砷引起的肝毒性等大多数不良反应是轻微且可逆的。但患者机体状态尤其是肝功能状态对三氧化二砷的毒性具有显著的影响。老年患者生理功能下降，砷的排泄速度减慢，使得药物在机体内蓄积而引起肝脏毒性；并且老年患者多并发心、肝、肾的慢性疾病，更加重砷在体内的积蓄而引起毒性。在三氧化二砷治疗肿瘤过程中应提前预防并监测三氧化二砷引起的肝毒性，及时采取有效治疗方法，减少肝毒性的发生，对未来三氧化二砷临床广泛应用具有十分重要的作用。

（5）神经系统损害 在用药后10~20天左右出现多发生性神经炎和多发性神经根炎症。患者四肢疼痛、麻木，感觉由过敏或异常发展到痛、温、触觉的迟钝、消失，甚至感觉性共济失调。同时，有肢体无力、远端肌肉萎缩，可有明显的自主神经障碍。砷中毒性周围神经炎与一般周围神经炎无区别。大约34%患者于用药的早期出现程度不等的一过性脑血管痉挛性头痛。临床上常采用金属螯合剂（二巯丁二酸及其衍生物二巯丁二酸钠等）注射治疗。

（6）心脏毒性 可出现心悸、胸闷、心电图变化，包括窦性心动过速，ST段下移，T波倒置或低平，P-R间期延长或完全性房室传导阻滞，但多为可逆的；Q-T间期延长及在此基础上的室性心律失常已有多次报道。目前临床治疗中对于三氧化二砷的心脏毒性并没有特异性的疗法，常规性采用静脉注射维生素C减轻心脏毒性。除此之外，文献报道辅酶Q10、维生素E、维拉帕米也可减轻心脏毒性；β_2-胡萝卜素、氨磷汀以及茶多酚对心肌细胞具有显著的保护作用；中草药，例如复方丹参注射液、冠心苏合丸、参麦注射液等均具有活血救心的效用。

（7）其他不良反应　外周血白细胞过高时可酌情选用白细胞单采分离，或应用羟基脲、高三尖杉酯碱、阿糖胞苷等化疗药物；如出现其他不良反应时，可对症治疗，严重时需停药观察；若未按规定用法用量用药而发生急性中毒者，可用二巯基丙醇等药物解救。

（三）注射用三氧化二砷常见处方审核案例详解

【处方描述】

患者信息

性别：男；年龄：8岁；体重：22kg

临床诊断： 急性早幼粒细胞白血病

处方

药品名称	规格	用量	用法
注射用三氧化二砷	5mg	5mg	ivgtt，qd
5%葡萄糖注射液	500ml	500ml	ivgtt，qd

【处方问题】

用量不适宜：注射用三氧化二砷超量使用。

【处方分析】

注射用三氧化二砷是高警示药品，在《医疗机构高警示药品分级管理推荐目录（2023版）》中属于A级高警示药品。注射用三氧化二砷治疗急性早幼粒细胞白血病时，说明书用量为儿童每日一次，每次0.16mg/kg，患儿体重为22kg，注射用三氧化二砷的计算用量为3.52mg，医嘱用量为5mg，超量使用，容易导致三氧化二砷中毒，危及患儿生命。

【干预建议】

严格按照患儿的体重计算注射用三氧化二砷的用量，并妥善处理剩余药品。如发生急性中毒，及时用二巯基丙醇解救。

第十二节　调节水、电解质和酸碱平衡用药

体液是机体的重要组成部分，由水和溶于水的电解质、葡萄糖和蛋白质等成分组成。水、电解质和酸碱平衡是人体细胞进行正常代谢所必需的条件，也是维持人体生命和各脏器生理功能所必要的条件。若水、电解质和酸碱平衡紊乱，除了调整失衡，还须针对其原发病进行治疗，但是当疾病发展到一定阶段，水、电解质和酸碱平衡紊乱成为威胁生命的主要因素，则必须及早发现和纠正以挽救患者的生命。常用的水、电解质和酸碱平衡药主要有以下几类：水、葡萄糖、矿物质盐类等，主要包括钠、钾、钙、镁和磷等。它们在体内参与多种代谢过程及生理活动，并可提供能量，对维持体液容量、渗透压、各种电解质浓度及酸碱度平衡有重要作用。其中，100ml 或更大体积的灭菌注射用水（供注射、吸入或冲洗用），高渗葡萄糖注射液（20% 或以上），氯化钠注射液（高渗，浓度>0.9%），浓氯化钾注射液被列入高警示药品进行管理。

一、100ml 或更大体积的灭菌注射用水（供注射、吸入或冲洗用）

（一）药物概况

灭菌注射用水是一种良好的溶剂，性状为无色澄明液体，无臭，无味，低渗，弱酸性，pH 5.0~7.0。在临床上广泛作为注射用灭菌粉末的溶剂或注射液的稀释剂或各科内腔镜冲洗剂。不能作为脂溶性药物的溶剂。

（二）用药错误风险因素

1.静脉注射　大体积灭菌注射用水不能直接用于静脉注射，这主要和渗透压有关。若将低渗的大体积灭菌注射用水直接用于静脉注射，会导致血浆渗透压剧烈改变，容易引起休克等严重后果。

灭菌注射用水也不建议用于皮试。基于渗透压原理，灭菌注射用水会导致水分渗入细胞，出现注射局部的皮丘隆起、红晕等，易误判为皮试阳性。

2.雾化吸入　对于气道湿化液的选择应视情况而定。建立人工气道是临床抢救和治疗危重症患者的重要措施，适度的气道湿化是气道护理的关键环节，其中氧驱雾化是目前临床常用方法。根据《雾化吸入在咽喉科疾病药物治疗中应用专家共识（2019版）》和焦瑞娟等荟萃分析发现，灭菌注射用水的人工气道湿化效果与0.9%氯化钠液、0.45%氯化钠溶液相当。但0.9%氯化钠

溶液因水分蒸发快，增加了支气管和肺水肿的发生风险，从而加重呼吸困难。0.45%氯化钠液和灭菌注射用水作为低渗溶液，易稀释和溶解痰液，减少痰痂形成、痰栓阻塞，同时易渗透入细胞膜进入细胞，为气管黏膜补充水分，保持黏膜–纤毛系统的正常功能，从而降低刺激性咳嗽、气道黏膜出血、肺部感染等并发症。其中，灭菌注射用水不含杂质，稀释能力强，适用于分泌物多且较黏稠患者，被广泛用于临床机械通气患者的气道湿化，但长期使用可能降低气道对液体的清除能力，阻碍气体与呼吸道黏膜的接触，导致过度湿化。

3.初溶溶剂 某些注射用灭菌粉末、注射液配置时需用灭菌注射用水进行初溶，这主要与同离子效应、pH值等有关。同离子效应是指两种含有相同离子的盐（或酸、碱）溶于水时，它们的溶解度都会降低的现象。比如注射用磷霉素钠的含钠量约为25%，为高钠制剂，用含钠的生理盐水直接稀释易致同离子效应影响溶解，故先用灭菌注射用水适量溶解，再加至250~500ml的5%葡萄糖注射液或氯化钠注射液中稀释后静脉滴注。溶媒的pH是影响药物溶解的关键因素。相对而言，灭菌注射用水的pH更趋于中性（常见溶媒的酸性：10%葡萄糖注射液>5%葡萄糖注射液>0.9%氯化钠注射液>注射用水），更适合某些药物的溶解。如注射用乳酸钠红霉素的配制，使用前需先加适量灭菌注射用水至粉针瓶中进行初溶，振摇至溶解后再加入0.9%氯化钠注射液或其他电解质溶液稀释。如果直接加入其他溶液进行溶解的话，可能会形成凝胶状粉末，药物无法完全溶解。另外，制剂工艺也会影响药物的溶解度。不同厂家的同一种药物的配制方法也可能不同，是否需要灭菌注射用水来初溶，则需遵照说明书执行。

（三）常见处方/医嘱审核案例详解

【处方描述】

患者信息

性别：男；年龄：50岁

临床诊断：急性肠炎；脱水

处方

药品名称	规格	用量	用法
灭菌注射用水	500ml	500ml	ivgtt

【处方问题】

其他用药不适宜：500ml灭菌注射用水选择不适宜。

【处方分析】

500ml灭菌注射用水是高警示药品，在《医疗机构高警示药品分级管理推荐目录（2023版）》中属于A级高警示药品。患者因急性肠炎导致脱水，可以通过静脉输液补液的方式补充电解质和水分。但灭菌注射用水不含任何电解质成分，不能补充人体所需的电解质；同时其为低渗性液体，渗透压几乎为0，不能大剂量直接用于静脉注射，否则可能会引起体内细胞吸水肿胀，甚至导致破裂，从而引起溶血或血管损伤，严重时还可能会引起过敏性休克。

【干预建议】

根据患者脱水具体状态，将灭菌注射用水改为葡萄糖注射液或0.9%氯化钠注射液。若是注射过程中发现输注大剂量灭菌注射用水时，应立即停止输注，建议密切观察，检查电解质、血常规等，注意预防严重低钠血症、溶血、过敏性休克等发生。

二、高渗葡萄糖注射液（20%或以上）

（一）高渗葡萄糖注射液概述

人体血浆渗透压正常值约为290~310mmol/L，高渗液指比血浆渗透压高的溶液，其中10%葡萄糖注射液的渗透压为500mOsm/L，属于高渗葡萄糖，而50%葡萄糖注射液渗透压可高达2526mOsm/L。本文主要讨论高风险的高渗葡萄糖（20%或以上）。

（二）高渗葡萄糖注射液用药错误风险因素及防范措施

高渗葡萄糖注射液主要适应证：①补充能量；②全静脉营养疗法；③低血糖症；④饥饿性酮症；⑤失水；⑥高钾血症；⑦组织脱水。目前临床应用：主要用于补充能量，低血糖症，高血钾症，极少用于组织脱水剂，主要给药途径为静脉输注和口服。目前临床上也会用于糖尿病导致的皮肤溃疡，宫外孕和促进切口愈合等。高渗葡萄糖注射液的新用途大部分给药途径为局部注射给药。

高渗葡萄糖注射液代表药物为50%葡萄糖注射液，其风险因素之一是人群选择不当，例如糖尿病患者，使用该药物容易引起高渗性酮症糖尿病，严重可导致死亡；充血性心力衰竭时也不宜选用高渗葡萄糖注射液稀释。

高渗溶液对皮内/皮下/肌内注射，均可引发局部刺激和疼痛。高渗葡萄糖用于静脉给药途径时，对静脉刺激性较大；静脉滴注时需稀释后给药，给药浓度不应超过25％，否则会引起电解质紊乱、出现快速室颤。

医生开具处方时，应询问高渗葡萄糖注射液使用禁忌证等，注意事项中的问题详细罗列，例如是否有糖尿病，或者心功能疾病等，以免问诊时遗漏重要信息。药师审核处方时，应严格审核药物与临床应用相符性，剂量和给药途径等是否适宜，才给予调剂。调剂时避免因空间不足或布局不合理造成听似、看似或一品多规等原因调配错误的高渗葡萄糖注射液。护士人员使用高渗葡萄糖注射液应注意稀释，选择合适的静脉血管给药，建议选用大静脉滴注，并缓慢给药。

（三）高渗葡萄糖注射液（20％或以上）常见处方审核案例详解

案例 ❶

【处方描述】

患者信息

性别：女；年龄：60岁

血糖105.84mmol/L

临床诊断：脑供血不足；糖尿病酮症酸中毒

处方

药品名称	规格	用量	用法
丹参注射液	20ml	20ml	ivgtt，qd
10％葡萄糖注射液	250ml	250ml	ivgtt，qd
50％葡萄糖注射液	20ml	10ml	ivgtt，qd

【处方问题】

适应证不适宜：高渗葡萄糖与诊断脑供血不足用药不符。

【处方分析】

50％葡萄糖注射液是高警示药品，在《医疗机构高警示药品分级管理推荐目录（2023版）》中属于A级高警示药品。高渗葡萄糖注射液一般用于：
①补充能量；②全静脉营养疗法；③低血糖症；④饥饿性酮症；⑤失水；
⑥高钾血症；⑦组织脱水。患者出现头晕等诊断脑供血不足，并未详细问诊
和检查情况下使用了高渗葡萄糖，导致患者出现精神恍惚、嗜睡、血糖高达
105.84mmol/L，导致糖尿病酮症酸中毒。

【干预建议】

建议给予高渗葡萄糖治疗前应将患者的既往病史详细问诊，并进行必要
的检查，再考虑是否需要进行补充能量等处理。不建议患者在病史不详和检
查不全情况下使用高渗葡萄糖，因为会造成严重的用药错误导致糖尿病酮症
酸中毒。

案例 ❷

【处方描述】

患者信息

性别：女；年龄：39岁

临床诊断：宫外孕；异位妊娠

处方

药品名称	规格	用量	用法
50%葡萄糖注射液	20ml	10ml	ivgtt，qd

【处方问题】

给药途径不适宜：50%葡萄糖注射液给药途径不适宜。

【处方分析】

50%葡萄糖注射液是高警示药品，在《医疗机构高警示药品分级管理推
荐目录（2023版）》中属于A级高警示药品。患者宫外孕，高渗葡萄糖应经宫
颈输卵管插管注入子宫腔内，才可提高局部组织渗透压，使绒毛细胞脱水、
变形、坏死及液化，进而使输卵管妊娠产物吸收，静脉滴注起不到局部作用。

【干预措施】

建议50%葡萄糖注射液给药途径修改为局部注射以达到治疗效果。

案例 ③

【处方描述】

患者信息

性别：女；年龄：39 岁

临床诊断：尿毒症；血液透析

处方

药品名称	规格	用量	用法
50%葡萄糖注射液	20ml	800ml	ivgtt，每周 3 次

【处方问题】

给药剂量不适宜：50%葡萄糖注射液给药剂量过大。

【处方分析】

50%葡萄糖注射液是高警示药品，在《医疗机构高警示药品分级管理推荐目录（2023 版）》中属于 A 级高警示药品。血液透析一般长达 4 小时，其间容易引起低血压和低血糖等并发症，因此常用 50%的葡萄糖注射液进行预防。但对于尿毒症患者，目前葡萄糖的使用剂量暂时无统一的标准。但根据现有研究表明一般不超过 100ml，故该案例的 50%葡萄糖注射液用量过大，且使用超量的高渗葡萄糖，可能会引起电解质紊乱、出现快速室颤等不良反应。

【干预措施】

处方可能是每周透析总的用量，处方有法律效力，建议处方应严谨开具单次的给药剂量，而非开总量，避免造成超量使用的情况。

三、氯化钠注射液（高渗，浓度 >0.9%）

（一）氯化钠注射液（高渗，浓度 > 0.9%）概述

钠和氯是机体重要的电解质，主要存在于细胞外液，对维持正常的血液和细胞外液的容量和渗透压起着非常重要的作用。氯化钠是一种电解质补充药物，氯化钠（高渗，浓度>0.9%）静脉注射后直接进入血液循环，能迅速提高细胞内液和外液的渗透压，可用于各种原因所致的水中毒及严重的低钠血症。氯化钠被肾小球滤过，部分被肾远曲小管重吸收，由肾脏随尿排泄，仅

少部分从汗排出。

（二）氯化钠注射液（高渗，浓度＞0.9％）用药错误风险因素及防范措施

浓氯化钠虽是常用药物，但在一些环节可能出现差错造成不良影响，例如输液过多过快会引起水肿、高血压、胸闷和呼吸困难，甚至引起急性左心衰；病区药品管理问题可能导致使用错误，应给予重视。浓氯化钠禁用于：①妊娠高血压综合征；②水肿性疾病；③急性肾功能衰竭少尿期、慢性肾功能衰竭尿量减少而对利尿药反应不佳者；④高血压、低血钾症；⑤高渗或等渗性失水者。

1.输注速度 氯化钠（高渗，浓度＞0.9％）输注速度过快可能发生静脉炎（疼痛、红斑、肿胀和在导管静脉内出现明显的血栓形成）的几率为25％~35％，应注意输注速率低于100mOsm/h。

严重症状的低钠血症需紧急处理，预防脑疝和大脑缺血引起的神经系统损伤，血钠的纠正速度不必严格限制，也不必降低过度纠正引起的血钠升高。慢性低钠血症的纠正不宜过快，否则可能导致渗透性脱髓鞘综合征，这是由于慢性低钠血症时脑细胞适应了低渗状态，一旦迅速纠正，血浆渗透压迅速升高造成脑组织脱水而继发脱髓鞘。

当血钠低于120mmol/L时，治疗应使血钠上升速度在每小时0.5mmol/L，不得超过每小时1.5mmol/L；当血钠低于120mmol/L或出现中枢神经系统症状时，可给予3％~5％氯化钠注射液缓慢滴注。一般要求在6小时内将血钠浓度提高至120mmol/L以上。待血钠回升至120~125mmol/L以上，可改用等渗溶液或等渗溶液中酌情加入高渗葡萄糖注射液或10％氯化钠注射液。

如发生渗透性脱髓鞘综合征，建议立即降低血钠并停止积极的补钠治疗；在严密监测尿量和液体平衡的情况下口服补充水分或输注5％葡萄糖注射液10ml/kg，输注速度3（ml·kg）/h；持续输液治疗，每小时复测血钠水平，直至血钠降至目标值；如上述处理仍不能改善，可以考虑给予糖皮质激素治疗24~48小时。

2.药物浓度 0.9％~5.0％的不同渗透压氯化钠注射液都是低钠血症治疗的选择，3％氯化钠注射液常用于中重度症状的低钠血症，尤其是急性低钠血症患者。氯化钠注射液浓度过高可能引起溶血。溶血可能是由于血清总渗透

梯度迅速变化引起的，红细胞在高渗氯化钠治疗后，由于体液渗透压的升高，将使红细胞发生皱缩破裂导致溶血。因此在输注高浓度氯化钠注射液时应严密观察溶血程度，以免造成溶血性贫血。

3.给药技术环节　浓氯化钠制剂含量一般为10%，临床通常需要稀释成不同浓度后使用，常采用静脉注射或微量泵途径给药。临床常见的错误是把浓氯化钠注射液当成其他药物的溶媒用于溶解药物或者配置皮试液。如不慎用作溶媒，可能发生大量输注高浓度氯化钠引起危险后果，如用于配置皮试液，可能造成皮试部位红肿影响皮试结果的误判。

4.药物过量　过量使用浓氯化钠可致高钠血症和低钾血症，并能引起碳酸氢盐丢失。

（三）氯化钠注射液（高渗，浓度＞0.9%）常见处方审核案例详解

【处方描述】

患者信息

性别：男；年龄：35岁

临床诊断：梅毒

处方

药品名称	规格	用量	用法
注射用苄星青霉素	120万U	240万U	im，qw
浓氯化钠注射液	10ml：1g	10ml	im，qw

【处方问题】

溶媒选择不适宜：浓氯化钠注射液不用做溶媒；给药途径不适宜：浓氯化钠注射液不肌内注射。

【处方分析】

浓氯化钠注射液是高警示药品，在《医疗机构高警示药品分级管理推荐目录（2023版）》中属于A级高警示药品。苄星青霉素说明书用法指出：临用前加适量灭菌注射用水使成混悬液。浓氯化钠注射液一般用于低钠血症治疗，不做溶媒，本案例选择浓氯化钠注射液作为溶媒不适宜。浓氯化钠注射液肌内注射导致局部肌内中氯化钠浓度过高，易引起疼痛、红肿、静脉炎，甚至

局部肌肉坏死。

【干预措施】

建议医师修改处方，照苄星青霉素说明书要求开具灭菌注射用水配制注射溶液。

四、浓氯化钾注射液

（一）浓氯化钾注射液概述

浓氯化钾注射液指在我国批准上市的浓度为10％或15％的高浓度氯化钾注射液，是全球公认的十大高警示药品之一。

钾为细胞内主要阳离子，是维持细胞内渗透压的重要成分。钾通过与细胞外的氢离子交换参与酸碱平衡的调节，当体内缺钾时，细胞内钾离子外移而细胞外氢、钠离子内移，其结果为细胞内酸中毒，血钾过高时则相反。

钾参与糖、蛋白质的合成及二磷酸腺苷转化为三磷酸腺苷的能量代谢，以及神经冲动传导和神经递质乙酰胆碱的合成。缺钾时心肌兴奋性增高，钾过多时则抑制心肌的自律性、传导性和兴奋性。因而钾浓度变化影响洋地黄对心脏的作用。当钾摄入量不足，排出量增多或在体内分布异常可引起低钾血症。

本品临床用于低钾血症（多由严重吐泻不能进食、长期应用排钾利尿剂或肾上腺皮质激素所引起）的防治，亦可用于强心苷中毒引起的阵发性心动过速或频发室性期前收缩。

（二）浓氯化钾注射液用药错误风险因素及防范措施

1.药物相互作用

（1）抗胆碱药物能加重口服钾盐尤其是氯化钾的胃肠道刺激作用。

（2）非甾体类抗炎镇痛药加重口服钾盐的胃肠道反应。

（3）肾上腺糖皮质激素类药尤其具有较明显盐皮质激素作用者、肾上腺盐皮质激素和促肾上腺皮质激素（ACTH），因能促进尿钾排泄，与本品合用时降低钾盐疗效。

（4）与库存血（库存10日以下含钾30mmol/L，库存10日以上含钾65mmol/L）、含钾药物和保钾利尿药合用时，发生高钾血症的机会增多，尤其是有肾损害者。

（5）血管紧张素转换酶抑制剂和环孢菌素A能抑制醛固酮分泌，尿钾排泄减少，故合用时易发生高钾血症。

（6）肝素能抑制醛固酮的合成，尿钾排泄减少，合用时易发生高钾血症。另外，肝素可使胃肠道出血机会增多。

应尽量避免浓氯化钾与有相互作用的药物，如抗胆碱药物、肾上腺糖皮质激素、血管紧张素转换酶抑制剂、环孢菌素A、肝素的联用。

2.禁忌　肾功能严重减退者，尿少时需谨慎使用，无尿或血钾过高时不能使用浓氯化钾注射液。

3.药物过量

静脉滴注过量时可出现疲乏、肌张力减低、反射消失、周围循环衰竭、心率减慢甚至心搏骤停。应用过量易发生高钾血症。一旦出现高钾血症，应及时处理，处理措施如下。

①立即停止补钾，避免应用启钾饮食、药物及保钾利尿药。

②静脉输注高浓度葡萄糖注射液和胰岛素，以促进K^+进入细胞内，10%~25%葡萄糖注射液每小时300~500ml。每20g葡萄糖加正规胰岛素10单位。

③若存在代谢性酸中毒，应立即使用5%碳酸氢钠注射液，无酸中毒者可使用11.2%乳酸钠注射液，特别是QRS波增宽者。

④应用钙剂对抗K^+的心脏毒性。当心电图提示P波缺乏、QRS波变宽、心律失常，而不应用洋地黄类药物时，给予10%葡萄糖酸钙注射液10ml静脉注射2分钟，必要时间隔2分钟重复使用。

⑤口服降钾树脂以阻滞肠道K^+的吸收，促进肠道排K^+。

⑥伴有肾功能衰竭的严重高钾血症，可行血液透析或腹膜透析，而以血透清除K^+效果好，速度快。

⑦应用袢利尿药，必要时同时补充生理盐水。

4.注意事项

（1）脱水病例一般先给不含钾的液体（也可给复方氯化钾液，因其含钾浓度低，不致引起高钾血症），等排尿后再补钾。

（2）静脉滴注时，速度宜慢，溶液不可太浓（一般不超过0.2%~0.4%，治疗心律失常时可加至0.6%~0.7%），否则不仅引起局部剧痛，且可导致心脏停搏。

5.其他 国内和国际上都出现过多起因错误使用高浓度氯化钾导致患者死亡的案例，比如误将浓氯化钾原液直接静脉推注、未稀释氯化钾直接静脉滴注、快速输注氯化钾、误将高浓度氯化钾混入冲洗导管等均是死因。

浓氯化钾注射液给药时，必须稀释后静脉滴注或微量泵入给药，注射要使用控制速率的输液泵；严格控制氯化钾输注速率。静脉滴注时，建议选择大静脉通路（肘部以上），同时应注意以下问题。

（1）经外周静脉补钾，浓度不应超过3g/L（0.3%或40mmol/L），一般情况下建议以说明书推荐溶媒进行稀释。一般应以5%葡萄糖溶液作溶媒会更合适。

（2）经外周静脉补钾速度一般不应超过0.75g/h（10mmol/h）；但对于需要快速补钾或需严格限制液体输入量的严重低钾血症患者，应选择中心静脉通路，用微量泵泵入，补钾速度可提高至1~1.5g/h（13.3~20mmol/h），同时应注意监测患者血钾浓度，当血钾浓度≥3.5mmol/L时，需减慢输注速度。

（3）对于补钾效果不佳的顽固性低钾血症患者，需同时注意镁的补充。

（4）遵从"见尿补钾、勤监测"的原则。

（三）浓氯化钾注射液常见处方审核案例详解

案例 1

【处方描述】

患者信息

性别：女；年龄：32岁

临床诊断：严重低钾血症

处方

药品名称	规格	用量	用法
氯化钾注射液	10ml∶1.0g	1.0g	iv, st

【处方问题】

给药途径不适宜：氯化钾注射液的给药不适宜。

【处方分析】

10%氯化钾注射液是高警示药品，在《医疗机构高警示药品分级管理推荐目录（2023版）》中属于A级高警示药品。氯化钾注射液静脉给药，忌直接静脉滴注或推注；高浓度的钾离子还可以引起心搏骤停。因此处方中，氯化钾注射液以静脉推注方式给药不适宜。

【干预建议】

建议医生修改用法，将氯化钾加入5%葡萄糖注射液500ml进行滴注给药。处方执行后，医师还应及时为患者开具血钾水平、肾功能和心电监测等辅助检查医嘱，密切关注其输注后的临床表现。

案例 ❷

【处方描述】

患者信息

性别：女；年龄：32岁

临床诊断： 严重低钾血症

处方

药品名称	规格	用量	用法
氯化钠注射液	0.9%，500ml	500ml	ivgtt，st
氯化钾注射液	10ml：1.0g	1.0g	ivgtt，st

【处方问题】

溶媒选择不适宜：氯化钾注射液的溶媒选择不当。

【处方分析】

10%氯化钾注射液是高警示药品，在《医疗机构高警示药品分级管理推荐目录（2023版）》中属于A级高警示药品。静脉补钾不宜选用0.9%氯化钠注射液为溶媒。患者体内总钾量不足的时候，从绝对量上细胞内失钾量明显大于细胞外液失钾量。因为人体细胞外液容积由钠平衡来调节，静脉输入的钠盐会留在细胞外液里，并按比例在血浆和间隙液之间进行分布。根据调节钾离子跨细胞转移的"泵–漏"机制，静脉补钾的同时滴注钠盐降低钾的转移，而葡萄糖有利于钾离子由细胞外转入细胞内。故需纠正低钾血症时应以5%葡萄糖溶液作溶媒会更合适。

【干预建议】

建议医生修改溶媒为5%葡萄糖溶液500ml。处方执行后，医师还应及时为患者开具血钾水平、肾功能和心电监测等辅助检查医嘱，密切关注其输注后的临床表现。

第十三节　营养药

一、肠外营养制剂概述

肠外营养（parenteral nutrition，PN）是经胃肠道以外的途径（即静脉途径）供应患者所需的营养要素，包括热量、氨基酸、维生素、电解质等。肠外营养分为完全肠外营养和部分补充肠外营养。患者必需的所有营养物质均从胃肠外途径供给时，称为全肠外营养（total parenteral nutrition，TPN）。TPN是将机体所需的葡萄糖、脂肪乳、氨基酸和电解质等其他营养素，根据患者病情按一定剂量和比例混合后配制于营养袋中的一种静脉输液。制剂角度上被称为"全合一"系统（all-in-one，AIO），美国肠外肠内营养学会（Amecican Society for Parenteral and Enteral Nutrition，ASPEN）称之为全营养混合液（total nutrient admixture，TNA）。肠外营养制剂自20世纪70年代开始在我国应用，已成为临床营养治疗的重要手段。

肠外营养制剂属于静脉用药，涉及患者群体广泛，处方组分多样，配比复杂，不同专业的医生在适应证把握、处方组分、输注途径选择等方面存在较多差异，可能导致肠外营养用药的安全性问题，使用不当甚至会造成伤害或死亡事件，是风险最大的药物制剂之一。因此，美国医疗安全协会（Institute for Safe Medication Practices，ISMP）将全肠外营养列入高警示药品名单。中国药学会医院药学专业委员会建立的《我国高警示药品推荐目录（2019版）》也将肠外营养制剂列入22类高警示药品名单。在《医疗机构高警示药品分级管理推荐目录（2023版）》中，肠外营养制剂属于B级高警示药品。

TNA包含葡萄糖、氨基酸、脂肪乳、水和电解质、多种微量元素等营养要素。为了维持血浆中有效药物浓度，降低输液总量，某些药理营养素或药物也可加入TNA中。而这些添加物、添加顺序以及添加方式均可能影响TNA的稳定性和相容性。

（一）脂肪乳

脂类是机体重要的能量底物和主要的能源储备。静脉用脂肪乳的主要成分是三酰甘油，其理化性质和代谢特性取决于各脂肪酸成分。根据碳链长度，脂肪酸可分为短链脂肪酸（<8个碳原子）、中链脂肪酸（8~10个碳原子）和长链脂肪酸（>10个碳原子）。根据双键数量，脂肪酸又可分为饱和脂肪酸（saturated fatty acid，SFA，无双键）、单不饱和脂肪酸（monounsaturated fatty acid，MUFA，有1个双键）和多不饱和脂肪酸（polyunsaturated fatty acid，PUFA，至少有2个双键）。脂肪酸的双键数量及第一个双键位置（$\omega-6$、$\omega-3$或$\omega-9$）影响其生理作用，目前临床常用的脂肪乳见表3-13-2。

表3-13-2　不同来源脂肪的结构与生理作用

脂肪来源		脂肪酸类型	双链数量	第一个双链位置	生理作用
长链脂肪酸	大豆油	PUFA	≥2个	$\omega-6$	代谢产物促进炎症反应
	鱼油	PUFA	≥2个	$\omega-3$	代谢产物抑制炎症反应
	橄榄油	MUFA	1个	$\omega-9$	免疫干扰小
中链脂肪酸	椰子油	SFA	0个		

（二）氨基酸

复方氨基酸注射液主要分为平衡型氨基酸和疾病适用型复方氨基酸。一般患者可选择平衡型复方氨基酸注射液，如18AA、18AA-Ⅰ、18AA-Ⅱ等。疾病适用型复方氨基酸注射液以不同疾病的氨基酸代谢特点为处方依据，包括肝病适用型、肾病适用型和创伤适用型。慢性肝病患者可选择肝病适用型复方氨基酸注射液，支链氨基酸/芳香氨基酸的比更高，如20AA、17AA-Ⅲ、6AA等；慢性肾病患者可选择肾病适用型复方氨基酸注射液，必需氨基酸含量更高，如18AA-Ⅸ、9AA；创伤应激型患者可以选择创伤适用型复方氨基酸注射液，氨基酸浓度、必需氨基酸含量、支链氨基酸含量更高，如18AA-Ⅶ、15HBC等。

此外，对于无法治愈的肿瘤患者，伴有体重降低和营养摄入不足时，应用"免疫增强型"肠外营养可能是有益的，如含谷氨酰胺、精氨酸、核苷酸和必需脂肪酸的免疫营养制剂，但不做常规推荐。

（三）葡萄糖

葡萄糖是机体最主要的能量底物，是TNA中唯一的碳水化合物。一般情况下，机体的葡萄糖代谢以有氧代谢为主，在组织缺氧和需要迅速增殖细胞的情况下，增加无氧代谢和磷酸戊糖途径。因此，TNA中的葡萄糖不仅能作为能量底物，还能参与细胞再生、免疫细胞增殖和其他合成过程。然而葡萄糖在体内的氧化作用是有限的，与机体能量消耗有关，儿童或体力活动者葡萄糖氧化速率高，而住院的成年患者葡萄糖最大氧化速率为4~5mg/（kg·min）。连续静脉滴注TNA时，输注速度不应超过葡萄糖最大氧化速率，推荐危重患者TNA的最大输注速率为3~4mg/（kg·min）。

（四）水和电解质

水和电解质是体液的主要成分，体液平衡为机体细胞正常代谢提供所必需的内环境，也是维持机体生命及各脏器生理功能的必备条件。

钠离子的主要功能是参与维持和调节渗透压，同时加强神经-肌肉和心肌的兴奋性，是细胞外液中主要的阳离子。钾离子的主要功能是参与糖、蛋白质和能量代谢，维持细胞内外液的渗透压和酸碱平衡，维持神经肌肉的兴奋性和心肌功能，是细胞内液中主要的阳离子。镁离子的主要作用是激活ATP酶和其他多种酶的金属辅酶，尤其在糖原分解过程中起重要作用。钙离子在维持神经-肌肉兴奋性、血液凝固、细胞膜功能、多种酶活性、一些多肽激素的分泌和活性方面都起重要作用。磷除了与钙形成骨骼外，还以有机磷的形式广泛分布于体内，它是磷脂、磷蛋白、葡萄糖中间代谢产物和核酸的组成部分，并参与氧化磷酸化过程及形成ATP等。

根据不同电解质的体内分布特点和生理功能，必须从体外获取、丢失到因疾病导致体液在体内腔隙间流动三个角度来考虑水及电解质平衡的问题。目前TNA中常用的电解质制剂一般为单一制剂，主要是各种浓度的氯化钠、氯化钾、葡萄糖酸钙、硫酸镁和甘油磷酸钠等。过去也使用氯化钙和无机磷制剂，但由于两者容易产生磷酸钙沉淀现已少用。

（五）维生素和微量元素

维生素和微量元素是机体有效利用能量底物和氨基酸的基础，是重要的微量营养素。它们的需要量相对较少，但不能在体内合成或合成量不足，必须以外源性补充。需要营养支持的患者常常已经处于微量营养素耗尽的状态，并且由于疾病因素，微量营养素的需要量可能有所增加。所有需要营养支持的患者在初期就应充分补充必需微量营养素。

维生素是有机微量营养素，可分为脂溶性（维生素A、D、E、K）和水溶性（维生素B、C）两类。微量元素是无机微量营养素，维持机体生理功能所必需的主要有9种，即锌、铜、硒、铁、钼、铬、锰、碘和氟。水溶性维生素可经尿排泄，即使大量摄入也不致对人体造成损害，而脂溶性维生素和微量元素的安全剂量范围相对较窄，使用时需要特别关注。

（六）其他药物

为降低药物治疗的复杂性，临床上利用TNA作为药物输注载体，以降低患者的容量负荷。然而，肠外营养液是含有多种营养物质的活性载体，不同药物（包括辅料）与TNA间的相互作用不能简单进行理论推测，其可能存在的不相容性限制了药物的添加。除了少数经研究证实的药物如西咪替丁、雷尼替丁、胰岛素等外，原则上为保证TNA稳定，应尽可能避免自行加入其他药物。如果必须在营养液中加入药物，需要仔细评估体系稳定性及各组分有效性（只有治疗指数大且理化特性合适的药物才可加入TNA中），并在用药过程中密切监测不良反应及药物的药理活性。一般认为具有生物活性、半衰期短或性质不稳定如冻干制剂等均不应加入TNA中，已证实肝素能影响脂肪乳的稳定性，禁止加入PN，且用于封管前必须冲管。

二、肠外营养制剂用药错误及防范措施

（一）肠外营养制剂处方错误及防范措施

肠外营养处方包括葡萄糖、氨基酸、脂肪乳、矿物质和维生素等成分；处方成分和剂量应考虑混合液的稳定性与相容性。

1.肠外营养制剂处方错误影响脂肪乳稳定性的因素及应对措施　脂肪乳的稳定性受溶液pH值、氨基酸浓度、葡萄糖浓度、电解质浓度、脂肪乳脂肪酸种类及影响脂肪乳脂质过氧化的其他因素影响，见表3-13-3。

表3-13-3　影响脂肪乳稳定性的因素及应对措施

影响因素	特点	对应措施
溶液pH值	溶液pH值影响脂肪乳油水界面双电层间的电位差，随pH值降低，电位差逐渐缩小，乳剂趋于不稳定。脂肪乳的储存时间延长和TNA中的酸性物质可致体系pH值降低	研究表明常用的TNA配方pH值对脂肪乳稳定性的影响小，可忽略不计，但需注意在配置过程中，勿将脂肪乳与酸性的葡萄糖溶液直接混合，TNA的储存时间不宜过长
氨基酸浓度	氨基酸浓度低时，对营养液的缓冲能力差，脂肪乳趋于不稳定	TNA的氨基酸终浓度≥2.5%为宜
葡萄糖浓度	①葡萄糖溶液的pH值在3.2~5.5②50%葡萄糖为高渗液，可使脂肪颗粒间空隙消失，产生凝聚	TNA的葡萄糖终浓度在3.3%~23%为宜
电解质浓度	阳离子浓度价位越高对脂肪乳稳定性影响越大。三价阳离子（如Fe^{3+}）作用强于二价阳离子（如Ca^{2+}、Mg^{2+}），一价阳离子（如Na^+、K^+）虽然作用较弱，但如果达到一定高的浓度，也会产生"破乳"	TNA的一价阳离子浓度<130~150mmol/L、二价阳离子浓度<5~8mmol/L为宜
脂肪酸种类	在其他条件保持一致的情况下，橄榄油LCT的稳定性稍高于大豆油MCT/LCT，橄榄油LCT与大豆油MCT/LCT的稳定性远远高于大豆油LCT	综合临床情况选择适宜的脂肪乳制剂
影响脂质过氧化的因素	氧气存在时，PUFA会发生过氧化。脂质过氧化可能加剧处于应激状态患者的炎症反应与免疫功能紊乱，进而影响组织器官功能	①某些脂肪乳制剂含维生素E等抗氧化剂，或TNA中含抗氧化组分②应用透气较少的多层袋、避光和应用避光输液装置等可减少输液中过氧化物的产生

2.配伍不当产生沉淀　不相容的各种盐类混合，会产生不溶性晶体小微粒，如果直径超过5μm，肺栓塞风险增加。

磷酸钙沉淀和草酸钙沉淀是TNA中最常见的不溶性微粒。磷和钙是人体每日必须摄入的元素，但两者却不能无限相容，磷酸氢钙是最危险的结晶性沉淀，这种沉淀可能引发间质性肺炎、肺栓塞、肺衰竭等危及生命的严重不良事件。磷酸钙沉淀的生成除了受TNA中各组分浓度的影响，还与pH值和温度有关。一般而言，pH值越高、温度越高，越容易生成磷酸钙沉淀。此外，配置TNA的混合顺序也与磷酸钙沉淀的生成有关，规范的配置流程可以减少沉淀生成（见图3-13-1）。从制剂角度，氯化钙比葡萄糖酸钙较易产生沉淀，有机磷制剂（如甘油磷酸）较无机磷制剂不易产生沉淀。

草酸钙沉淀是极不稳定的维生素C降解成草酸后与钙离子结合而成的不溶性微粒。因此在需要给予治疗剂量的维生素C时，建议单独输注。

如果TNA中容易产生沉淀的物质同时出现，必须注意各成分的体积和浓度，不仅是最终体积和浓度，还要注意在配置过程中各个阶段各组分的浓度。

3. 维生素的降解　空气中的氧气、包装材料的空气透过率、光照等多种因素都会加速维生素的降解，尤其是一些极不稳定或极易被氧化的维生素，如维生素A、C、E等。其中，维生素C是TNA中极不稳定的一个成分，极易氧化，一般在混合后几分钟内就损失10%~30%，并随着时间的推移含量持续下降。此外，一些制剂中的辅料也可能影响维生素的稳定性。因此，为最大限度地减少维生素降解，应采取以下措施：①在配置完成后尽量排尽营养袋中残留的空气；②有条件的话，在储存、运输及输注过程中避光；③有条件的话，选用多层袋；④TNA在24小时内使用。

4. 微量元素的相容性　关于微量元素在TNA中的相容性，目前了解不多。有少量研究报道了多种微量元素制剂在TNA中存在变色现象，可能与金属络合物的形成有关，但对机体的影响尚缺乏相关研究。

5. 包装材料对有效成分的吸附　常用的营养液包装材料有聚氯乙烯（PVC）、聚乙烯醋酸酯（EVA）及多层袋（一般是由三层EVA/乙烯-乙烯醇共聚物EVOH材料组成）。其中PVC袋对维生素A和胰岛素有较强的吸附作用。PVC对维生素A的吸附性取决于维生素A酯的形式，一般维生素A醋酸酯在PVC袋中耗损较大，而维生素A棕榈酸酯耗损不明显。此外，环境因素（如氧气、光照、温度等）也从多方面影响TNA的稳定性和相容性。

（二）肠外营养制剂配制错误及防范措施

配制TPN时，调配顺序对混合液的稳定性有较大影响，配制肠外营养制剂时如调配顺序不当，会出现不相容、不稳定问题，影响患者安全。10%氯化钾溶液、10%氯化钠溶液直接加入脂肪乳中易引起聚沉。磷酸钙是混合液中最易产生的沉淀。因此含钙、磷元素的药物不能直接混合以免产生沉淀。

配制时应注意正确的混合原则与顺序，如钙剂和磷酸盐分别加入不同的溶液内稀释，以免生成磷酸钙沉淀；氨基酸和葡萄糖混合后检查有无沉淀和变色，确认无沉淀和变色才可加入脂肪乳。推荐的具体操作步骤为：①将高渗葡萄糖或高渗盐水、电解质（除磷酸盐外）、胰岛素（胰岛素最好单独用）

加入葡萄糖中；②将磷酸盐加入氨基酸中；③将微量元素加入另一瓶（袋）氨基酸中；④将水溶性维生素和脂溶性维生素混合加入脂肪乳中；⑤将加了成分的氨基酸及葡萄糖分别加入或经过过滤输注管滤入营养袋内，在滤入混合过程中轻轻摇动，肉眼检查袋中有无沉淀和变色等现象；⑥确认无沉淀和变色后，将加了维生素的脂肪乳滤入营养袋内；⑦应不间断地一次性完成混合、充袋，并不断轻摇营养袋，使之混合均匀，充袋完毕时尽量挤出袋中存留的空气；⑧贴上营养液输液标签（注明科别、病区、床号、姓名、营养液的处方组分等基本信息）。配置完成后需肉眼检查混合液有无分层或颜色、沉淀等变化，并再次复核药物、配置处方和标签。若有分层、颜色变化、沉淀析出，则停止使用。具体操作步骤见图3-13-1。

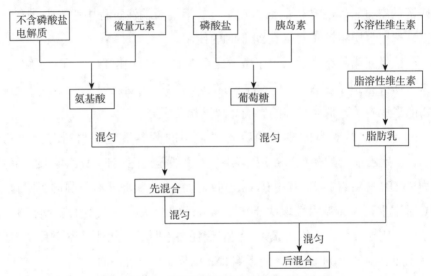

图3-13-1　肠外营养制剂配制具体操作步骤

配制过程中容易发生的错误主要有：数量错误、规格错误、品种错误、标签错误。主要原因为外形相似、读音相似。调配差错主要为药品存在"音似形似"和"一品两规"及工作疏忽等因素导致。标签错误可能会因为调配单打印不清或手工标记病区错误等导致。建议在日常调配中，应注意"四查十对"，降低差错率。

（三）常见肠外营养制剂给药技术错误及防范措施

通过TNA方式输注脂肪提供能量，不仅能预防必需脂肪酸的缺乏，还能减少葡萄糖摄入。但是，不同患者对不同脂肪乳的廓清能力存在差异，故其摄入量和输注速度需根据具体情况决定。如果脂肪乳的起始输注速度过快，某些患者会产生危险甚至危害身体健康，因此在输注脂肪乳时应尽可能慢，并通过监测血三酰甘油水平调整用量或输注速度。

经外周静脉输注肠外制剂，由于周围静脉管径小、管壁薄、血流缓慢等特征导致机体无法耐受高渗透压及大剂量的液体输注，输注不当可导致血栓性静脉炎等并发症。因此，目前临床普遍接受相对低渗透浓度的肠外营养液进行外周静脉输注。外周静脉输注肠外营养液的最终渗透浓度不宜超过900mmol/L；同时，氨基酸浓度不宜超过3%，葡萄糖浓度不宜超过10%。外周输注速度宜慢，将滴速控制在50~60滴/分可减少静脉炎的发生；不宜超过10~14天连续输注。经外周静脉输注肠外营养液，不建议超过10天；每日检测、评估穿刺和输液部位血管情况；营养液的渗透压宜<900mmol/L。

肠外营养实施过程中，应严格无菌技术操作，控制感染发生。预防与处理措施：操作人员应在置管穿刺、换药时严格执行无菌操作规范；一般不主张预防性使用抗生素。

（四）肠外营养制剂监测错误及防范措施

肠外营养实施过程中，定期监测必不可少。如：未定期监测血糖，易引起血糖代谢紊乱；摄入过量氨基酸可能会产生肾前性氮质血症；输注脂肪乳易导致脂肪超载综合征的发生；长期肠外营养患者，会导致肠外营养相关性肝病、胆汁淤积、代谢性骨病等。

监测血糖水平，预防血糖代谢紊乱。高血糖患者较常见，主要是葡萄糖溶液输注速度太快，或糖尿病患者、严重创伤及感染者的糖利用率下降所致。严重的高血糖可导致高渗性非酮性昏迷，有生命危险。低血糖是由外源性胰岛素用量过大或突然停止输注高浓度葡萄糖溶液（内含胰岛素）所致，例如将胰岛素加入生理盐水中，以三通接头与全合一营养液体同步输注，容易发生致命性低血糖。预防与处理措施：应避免输注中的计划外中断，24小时连续输注营养液控制血糖的效果要明显优于间断输注。高血糖患者肠外营养配方中，应特别注意非蛋白质热能是否由糖和脂肪共同提供，从而减少糖异生和糖原消耗，防止血糖波动过于频繁。

预防氨基酸代谢紊乱。严重肝、肾功能损害或婴幼儿患者在接受肠外营养时，摄入过量的氨基酸可能会产生肾前性氮质血症。因此，氨基酸的浓度和摄入量应根据患者的病情和耐受性而定；特别对于容易产生氨基酸不耐受的患者，应在短时间内改用特殊配方的氨基酸制剂，以预防相关并发症的发生。

预防脂肪超载综合征。控制脂肪乳每日输注总量，脂肪乳日使用量应控制在0.7~1.3g/kg，输注速度应控制在1.2~1.7mg/（kg·min）。对长期应用脂肪乳剂、输注量较大或脂肪廓清能力受损的患者，应定期做血清浊度试验和监测血脂水平。一旦出现脂肪超载综合征，应立即停用脂肪乳，加强监测血脂的同时，给予针对性支持治疗。

监测矿物质和维生素水平，防止微量营养素缺乏或过剩，预防再喂养综合征的发生。严重创伤、营养不良、败血症或呕吐、腹泻和急性呼吸窘迫综合征等病理情况，会导致营养需求增加，其中维生素、血清钙、磷、微量元素等营养素的缺乏较为常见。少数长期PN患者会发生微量营养素过剩的情况。因此，定期随访监测，并及时调整营养配方可减少或避免微量元素代谢并发症的发生。针对有再喂养综合征发生风险的患者，在开始营养治疗前，应检查电解质水平，逐渐增加营养素摄入量，纠正电解质紊乱。

长期肠外营养患者，应注意监测肝肾功能变化，预防发生肝病、胆汁淤积等。葡萄糖的超负荷是其独立危险因素。应以脂肪乳剂替代部分葡萄糖，研究表明中长链脂肪乳、橄榄油脂肪乳和鱼油的混合制剂可明显减少肝功能不全的发生率，精氨酸可减少肠外营养引起的肝脏脂质沉积。

（五）肠外营养制剂常见处方审核案例详解

案例 ❶

【处方描述】

患者信息

性别：男；年龄：56岁；身高：165cm；体重：58kg

临床诊断： 急性胰腺炎

处方

药品名称	规格	剂量	用法
结构脂肪乳注射液（$C_{6~24}$）	250ml∶50g	250ml	
转化糖注射液	500ml	500ml	
10%氯化钾注射液	10ml∶1.0g	30ml	
果糖注射液	250ml∶25g	500ml	

注射用12种复合维生素	1支	1支
复方氨基酸注射液（18AA–Ⅳ）	250ml∶8.70g	500ml
注射用复合辅酶	1支	2支
注射用三磷酸腺苷二钠氯化镁	1支	2支
甘露聚糖肽注射液	2ml∶5mg	4ml
丙氨酰谷氨酰胺注射液	100ml∶20g	100ml

静脉续滴，qd

【处方问题】

配伍禁忌：注射用三磷酸腺苷二钠氯化镁、注射用复合辅酶、甘露聚糖肽注射液混合在营养袋中，缺乏可配伍性资料。

【处方分析】

肠外营养制剂是高警示药品，在《医疗机构高警示药品分级管理推荐目录（2023版）》中属于B级高警示药品。对混合药品的种类、数量有严格要求，注射用三磷酸腺苷二钠氯化镁、注射用复合辅酶、甘露聚糖肽注射液缺乏可配伍性资料，不宜在营养袋中加入。注射用复合辅酶辅料中含有葡萄糖酸钙与注射用三磷酸腺苷二钠氯化镁拮抗；而Ca^{2+}又与磷酸根离子易形成不溶物。

【干预建议】

建议注射用三磷酸腺苷二钠氯化镁、注射用复合辅酶、甘露聚糖肽注射液不加入营养袋中，单独输注。

案例 ❷

【处方描述】

患者信息

性别：女；年龄：88岁；身高：150cm；体重：45kg

临床诊断：冠心病急性下壁心肌梗死

处方

药品名称	规格	剂量	用法
20%脂肪乳注射液（$C_{14\sim24}$）	250ml∶50g	250ml	
10%氯化钾注射液	10ml∶1.0g	30ml	

药品名称	规格	剂量	用法
果糖注射液	250ml：25g	500ml	
注射用12种复合维生素	1支	1支	静脉续滴，qd
复方氨基酸注射液（18AA-IV）	250ml：8.70g	250ml	
丙氨酰谷氨酰胺注射液	100ml：20g	100ml	

【处方问题】

溶媒不适宜：丙氨酰谷氨酰胺注射液和氨基酸配比不适宜。

【处方分析】

肠外营养制剂是高警示药品，在《医疗机构高警示药品分级管理推荐目录（2023版）》中属于B级高警示药品。丙氨酰谷氨酰胺注射液是一种高浓度溶液，不可直接输注。输注前，必须与可配伍的氨基酸溶液或含有氨基酸的输液相混合，然后与载体溶液一起输注。丙氨酰谷氨酰胺和氨基酸配比不适宜，1体积的本品至少与5体积的载体溶液混合，混合液中本品的最大浓度不应超过3.5%；通过丙氨酰谷氨酰胺注射液供给的氨基酸量不应超过全部氨基酸供给量的20%。20g的丙氨酰谷氨酰胺应加入复方氨基酸500ml。而且丙氨酰谷氨酰胺为高浓度溶液，载体体积不足以使溶液渗透压较高，可能对血管造成刺激。

【干预建议】

复方氨基酸用量增至500ml，输注前先与20g丙氨酰谷氨酰胺注射液混合。

案例 ❸

【处方描述】

患者信息

性别：男；年龄：68岁；身高：170cm；体重：55kg

临床诊断：急性胰腺炎

处方

药品名称	规格	剂量	用法
20%脂肪乳注射液（$C_{14\sim24}$）	250ml：50g	250ml	
10%氯化钾注射液	10ml：1.0g	15ml	静脉续滴，qd
50%葡萄糖注射液	20ml：10g	150ml	
5%葡萄糖注射液	100ml：5g	500ml	

【处方问题】

配伍禁忌：肠外营养制剂无氨基酸，葡萄糖和脂肪乳剂存在配伍禁忌。

【处方分析】

肠外营养制剂是高警示药品，在《医疗机构高警示药品分级管理推荐目录（2023版）》中属于B级高警示药品。脂肪乳剂的稳定性易受pH、葡萄糖终浓度等多种因素的影响。葡萄糖注射液呈酸性，pH3.5左右，因处方中缺少氨基酸，不仅不能提供充足的氮源，还会使脂肪乳暴露于酸性的葡萄糖环境中，造成脂肪乳不稳定。

【干预建议】

建议在医嘱中加入足量的氨基酸。

第十四节　诊断用药

诊断用药是指可辅助诊断疾病的药物，有助于医师对各种疾病做出比较精确的诊断，或对生理病理情况做出正确判断。此类药物剂量限制类治疗窗较窄，给药剂量、速度应严格控制，超过剂量或速度过快会发生严重危险。限制适应证和适用人群类有严格禁忌证、禁忌人群，如肝肾功能用药限制、年龄限制、特殊疾病用药限制等。不同基因型或不同种族药物代谢及药效差异大，适应证或适用人群选择错误易造成严重伤害，因而被列入高警示药品进行管理。诊断用药主要有造影剂和器官功能检查用药两大类，本节主要阐述静脉注射用造影剂。

一、造影剂（静脉注射）概述

造影剂也被称作对比剂，是为改变机体局部组织影像对比度或进行辅助治疗而被引入人体的化学物质。依据造影器官的不同，有着严格的使用剂量的限制。对比剂是介入放射学操作中最常使用的药物之一，主要用于血管、体腔的显示。对比剂种类多样，根据影像诊断仪器设备主要可分为X线与CT对比剂、MRI对比剂、超声对比剂三大类。X线与CT对比剂包括钡类对比剂（硫酸钡干粉、硫酸钡混悬剂）、碘类对比剂（按在溶液中是否分解为离子，分为离子型对比剂和非离子型对比剂；按分子结构分为单体型对比剂和二聚体型对比剂，按渗透压分为高渗对比剂、低渗对比剂和等渗对比剂）、CO_2对比剂；MRI对比剂包括静脉内使用对比剂（钆类对比剂、锰类对比剂、铁类对比剂）和胃肠道内使用对比剂（铁类对比剂）。

二、造影剂（静脉注射）用药错误风险因素及防范措施

对比剂毒性大，刺激性较大，不良反应较重，变态反应发生率高，易造成器官功能损害。因此，对比剂作为一种诊断性药物，在给患者带来临床获益的同时，也存在用药的风险。碘对比剂和钆对比剂的是临床应用最为广泛的两类对比剂，本节重点介绍这两类对比剂的用药错误风险因素及防范措施，以期为临床实践提供参考。

（一）碘对比剂

随着影像技术的不断发展，碘对比剂被广泛应用于临床，如介入治疗、血管造影等，以增加病变组织与周围正常组织的对比度，提高病变部位检出率，更清楚地显示病变部位范围，明确病变性质，有利于病变的定位、定性及鉴别诊断，目前我国已上市碘对比剂的品种及理化质见表3-14-1。

表3-14-1　我国已上市碘对比剂的品种及理化性质

分类	结构	通用名	相对分子质量	碘含量（mgI/ml）	渗透浓度（mmol/l）	黏度（mPa·s/37℃）
第一代（高渗碘对比剂）	离子型单体	泛影葡胺	809	306	1530	5.0
第二代（次高渗碘对比剂）	非离子型单体	碘海醇	821	140	322	1.5
				180	408	2.0
				240	520	3.4
				300	670	6.3
				350	844	10.4
	非离子型单体	碘帕醇	777	200	413	2.0
				250	524	3.0
				300	616	4.7
				370	796	9.4
	非离子型单体	碘佛醇	807	240	502	3.0
				300	651	5.5
				320	702	5.8

续表

分类	结构	通用名	相对分子质量	碘含量（mgl/ml）	渗透浓度（mmol/l）	黏度（mPa·s/37℃）
第二代（次高渗碘对比剂）				350	792	9.0
	非离子型单体	碘普罗胺	791	150	328	1.5
				240	483	2.8
				300	607	4.9
				370	774	10.0
	非离子型单体	碘美普尔	778	300	520	4.5
				350	620	7.5
				400	726	12.6
	非离子型单体	碘比醇	835	300	695	6.0
				350	915	11.4
第三代（等渗碘对比剂）	非离子型二聚体	碘克沙醇	1550	270	290	5.8
				320	290	11.4
	非离子型二聚体	碘曲仑	1640	320	320	8.1

1.患者因素

（1）对比剂肾病 是指排除其他引起血清肌酐升高原因，血管内途径应用碘对比剂后2~3天内血清肌酐升高至少44μmol/l或超过基础值25%。碘对比剂肾毒性包括化学毒性（离子性、含碘物质），渗透毒性及黏滞度相关毒性。例如，降低碘对比剂渗透浓度可减少对比剂肾病的发生率。国内外指南一致推荐使用非离子型次高渗或等渗碘对比剂，不推荐使用离子型高渗碘对比剂。

对比剂肾病高危因素患者包括：①高龄（年龄≥75岁）；②肾功能不全：血清肌酐水平升高，有慢性肾脏病史或肾小球滤过率（GFR）估算值< 60ml/（min·1.73m^2），建议按照肾脏病饮食调整研究公式（MDRD公式）估算肾功能；③糖尿病；④高血压；⑤主动脉内球囊；⑥充血性心力衰竭；⑦贫血；⑧对比剂用量等。

针对具有高危因素患者碘对比剂肾病的防范措施：①给患者补充足够的液体，给患者水化；②停用肾毒性药物至少24小时再使用对比剂；③尽量选用不需要含碘对比剂的影像检查方法或可以提供足够诊断信息的非影像检查方法；④避免使用高渗对比剂及离子型对比剂；⑤如果确实需要使用碘对比剂，建议使用能达到诊断目的最小剂量；⑥避免短时间内重复使用诊断剂量碘对比剂，如果确有必要重复使用，建议2次使用碘对比剂间隔时间大于7天；⑦避免使用甘露醇和利尿剂，尤其是髓拌利尿剂。

（2）血管外渗　若不能与患者进行有效沟通配合；患者被穿刺血管情况不佳，如下肢和远端小静脉，或化疗、老年、糖尿病患者血管硬化等；淋巴和（或）静脉引流受损等。以上情况均有可能引起对比剂血管外渗，此时应与患者沟通，取得配合。

2.全身不良反应　有资料显示，动脉内使用碘对比剂发生不良反应的概率比静脉内使用高，应予注意。全身不良反应的危险因素：①有使用碘对比剂全身不良反应的既往史，症状包括麻疹、支气管痉挛、明显的血压降低、抽搐、肺水肿等；②哮喘病史；③与治疗现疾病有关药物引起的过敏反应。

预防：①建议使用非离子型碘对比剂和不推荐预防性用药（目前尚无确切的证据表明，预防性用药可以降低过敏反应或不良反应的发生概率，故不推荐预防性用药）。②患者注射对比剂后需留观30分钟才能离开检查室。

3.碘对比剂剂量　碘对比剂的肾毒性效应可能与使用的剂量成正比，使用更高剂量的碘对比剂与对比剂诱导的急性肾损伤（contrast-induced acute kidney injury，CI-AKI）发生率和死亡率增加相关，碘对比剂剂量小于100ml可显著降低冠状动脉造影术后CI-AKI的发生率。碘对比剂的剂量是CI-AKI的影响因素，临床上应该尽可能选择满足诊疗需求的最低剂量。

4.联合用药　检查前，尽可能停用肾毒性药物，例如氨基糖苷类抗生素等。既往研究报道，非选择性非甾体抗炎药、选择性环氧合酶-2（Cox-2）抑制剂、抗菌药物和化疗药物等均可影响肾功能；此外，也应注意二甲双胍的使用，其本身对肾脏无损害作用，主要经肾排泄，肾功能不全易致药物蓄积，进而乳酸酸中毒风险增加。使用二甲双胍的患者需根据患者的肾功能以及碘对比剂的给药途径进行个体化停用及重启。

5.绝对禁忌证　甲状腺功能亢进未治愈患者不能使用含碘对比剂。

6.其他

（1）风险人群　①肺及心脏疾病：肺动脉高压、支气管哮喘、心力衰竭。对这些患者，建议使用低渗对比剂或等渗碘对比剂，避免大剂量或短期内重复使用碘对比剂。②分泌儿茶酚胺的肿瘤：对分泌儿茶酚胺的肿瘤或怀疑嗜铬细胞瘤的患者，建议在静脉注射含碘对比剂前，在临床医师指导下口服α及β肾上腺受体拮抗剂；在动脉注射含碘对比剂前，在临床医师指导下口

服 α 及 β 肾上腺受体拮抗剂及静脉注射盐酸酚苄明注射液拮抗 α 受体功能。③妊娠和哺乳期妇女：妊娠和哺乳期妇女应慎用含碘对比剂。妊娠期间母亲使用对比剂，胎儿出生后应注意其甲状腺功能。④骨髓瘤和副球蛋白血症：此类患者使用碘对比剂后容易发生肾功能不全。如果必须使用碘对比剂，在使用碘对比剂前、后必须充分补液对患者水化。⑤重症肌无力：碘对比剂可能使重症肌无力患者症状加重。⑥高胱氨酸尿：碘对比剂可引发高胱氨酸尿患者血栓形成和栓塞，应慎用。

（2）注射部位可能出现碘对比剂漏出，造成皮下组织肿胀、疼痛、麻木感，甚至溃烂、坏死等。因此，注射碘对比剂应选择合适的血管，细致操作。

（二）钆对比剂

钆对比剂（gadolinium-based contrast agents，GBCAs）广泛应用于MRI增强扫描，它的原理是缩短质子弛豫时间提高病变组织与正常组织的对比度，利于疾病的定位定性诊断，在各系统疾病中，比如肿瘤、炎症等的诊断、鉴别和监测中发挥着重要作用。GBCAs可根据其化学结构、电荷、稳定性和体内分布进行分类，根据螯合配体的结构可分为两类：线性GBCAs和大环GBCAs，线性GBCAs中Gd^{3+}与开链配体结合，而大环试剂中钆离子被"囚禁"在类似"环"的有机结构空腔中，故其具有超强的结合Gd^{3+}能力。

1.不良反应

（1）急性不良反应　GBCAs急性不良反应见于对比剂注射后1小时内。常见症状有恶心、发热、胸闷、咳嗽、荨麻疹、味觉改变等，大多可自行缓解。较为严重的不良反应罕见，偶发血压下降、心率异常、呼吸困难、支气管痉挛、喉头水肿、休克等症状。其中，大环状对比剂出现急性不良反应的几率高于线性对比剂，这与其大环状结构、蛋白质结合以及离子状态有关。对所有使用钆对比剂的患者，都应做好应对急性不良反应的准备，准备好用于抗过敏性休克和心肺复苏的药物和设备（如氧气、肾上腺素、抗组胺药物、阿托品、地塞米松、$β_2$受体激动剂气雾器、0.9%氯化钠注射液、抗惊厥药物、血压计、吸痰设备、简易呼吸器等）。

（2）迟发不良反应　GBCAs的迟发不良反应见于对比剂注射后1小时至1周之间。常见症状有恶心、呕吐、头痛、肌肉疼痛、发热等。

2.肾功能不全患者用药　此类患者注射GBCAs后可能会引起四肢皮肤的增厚和硬化，最后可造成关节固定和挛缩，甚至可能引起致死性肾源性系统性

纤维化（nephrogenic systemic fibrosis，NSF）。尤其对于急性或严重肾损伤的患者（Ⅳ～Ⅴ期慢性肾病的患者）大剂量使用GBCAs为NSF明确的危险因素。肾功能不全患者使用GBCAs原则：①肾功能不全患者只有权衡利弊后，在确有必要的情况下才能使用GBCAs；②尽量选择其他替代的影像检查方法，或者选择能够提供临床诊断所必须信息且潜在危险比较小的非影像检查方法；③如果必须使用GBCAs进行MR检查，建议使用能达到诊断需求的最低剂量；④建议与患者或其监护人签署知情同意书除了常规的内容外，还应包括使用GBCAs的价值、危险性和可能的替代检查方法，如果出现可能与GBCAs有关的异常反应，及时与相关的医师联系。不同肾功能的患者，GBCAs的使用推荐见表3-14-2。

表3-14-2　不同肾功能程度的成人患者的GBCAs使用推荐

不同肾功能程度	推荐意见
GFR：60~89	无需选择特定对比剂
GFR：30~59	建议选择大环状对比剂或离子型线性对比剂
GFR：15~29	建议禁用非离子型线性对比剂，慎重选择离子型线性对比剂，建议选择大环状对比剂
GFR：<15	建议选择大环状对比剂
急性肾损伤	建议选择大环状对比剂
透析	建议选择大环状对比剂

注：GFR，肾小球滤过率 $\left[ml/\left(min \cdot 1.73m^2 \right) \right]$。

3.妊娠期患者用药　目前尚不清楚GBCAs对胎儿的影响，因此，妊娠期患者和备孕患者应当谨慎使用GBCAs。只有当增强MR成像检查对妊娠期患者或胎儿明显利大于弊时，才考虑使用。对于必须使用增强MR成像检查的妊娠期患者，应选择大环状对比剂，并根据说明书使用足以获取诊断结果的最低剂量。

4.哺乳期患者用药　哺乳患者使用GBCAs后，仅有非常少量的GBCAs会通过乳汁排泄并被婴儿摄取。如果担心微量GBCAs对婴儿的影响，可以舍去注射GBCAs后12~24小时内的乳汁。24小时后可以正常进行母乳喂养。

5.儿童患者用药　儿童GBCAs的使用标准和成人基本一致，但在评估血清肌酐等指标时，必须应用和具体年龄相对应的正常值。儿童处在不断发育状态，机体生理功能并不完善，在接受MR检查时具有特殊性，建议使用大环状钆对比剂。在满足临床需要的前提下，应依照说明书适应证选择钆对比剂，根据儿童的年龄和体重调整GBCAs用量，并尽可能减少GBCAs重复使用。此外，需对儿童肾脏功能进行评估，对确定有肾功能异常、正在使用具有肾毒性的药物脱水、全身性复杂性疾病接受碘对比剂24小时以内的儿童，应慎重使用GBCAs；对患有严重肾功能不全的儿童，应禁用GBCAs。

6.其他

（1）注射部位可能出现对比剂漏出，个别患者可能引起皮下对比剂积存，造成皮下组织肿胀、疼痛、麻木感，甚至溃烂、坏死等；极个别患者可能发生非感染性静脉炎。

（2）存在注射针头脱落、注射部位血管破裂的潜在危险。

三、造影剂（静脉注射）常见处方审核案例详解

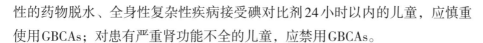

【处方描述】

患者信息

性别：男；年龄：53岁

临床诊断： 肾细胞癌

处方

药品名称	规格	用量	用法
钆喷酸葡胺注射液	10ml∶4.69g	30ml	静脉注射

【处方问题】

遴选药物不适宜：钆喷酸葡胺注射液不适宜用于肾功能损害的患者。

【处方分析】

钆喷酸葡胺注射液是高警示药品，在《医疗机构高警示药品分级管理推荐目录（2023版）》中属于A级高警示药品。钆喷酸葡胺注射液是一种用于磁共振成像的顺磁性造影剂，肾癌的MRI信号变化多种多样，甚至与肾皮质的信号相似，且小的肾癌有时无法检出，因而MRI不宜作为肾癌诊断的首选方法。此外，钆喷酸葡胺注射液用于肾损害的患者，可能会引起四肢皮肤的增厚和硬化，最后可造成关节固定和挛缩，甚至可能引起致死性肾源性系统性纤维化。

【处方建议】

建议患者改行增强CT检查，其可清晰地看到肿瘤的大小、性状，是否外凸或外侵，肾的轮廓、外形、破坏等情况。增强后通过肾实质时期肿瘤密度

均低于肾实质者呈低密度肿块，密度较增强前更加不均匀，有利于更清楚地观察肿瘤，钙化斑块、肾静脉或下腔静脉瘤栓等均可分辨。

第十五节　中药注射剂

中药注射剂是以中药为原料制成的注射剂，与传统汤药相比，直接注射给药，不经肠胃吸收，较短时间内即可起效。但中药注射剂成分复杂、杂质未知、相关不良反应事件多发，应高度关注。

一、中药注射剂概述

中药注射剂系指药物经提取、纯化制成的专供注入机体内的一种无菌制剂。自1941年首个中药注射剂柴胡注射液问世以来，截至2024年3月，共有132种中药注射剂，201家生产企业合计931个批准文号。其中48个品种被纳入2023版国家医保药品目录，8个品种收载于《国家基本药物目录（2018年版）》中（表3-15-1）

表3-15-1　纳入2023版国家医疗保障药品目录的中药注射液

药品分类			药品名称	备注
内科用药				
解表剂	辛凉解表剂		柴胡注射液△甲	-
			双黄连注射液、注射用双黄连（冻干）	限二级及以上医疗机构
清热剂	清脏腑热剂	清热解毒剂	清开灵注射液△甲	限二级及以上医疗机构
			热毒宁注射液	限二级及以上医疗机构
			喜炎平注射液	限二级及以上医疗机构
			肿节风注射液	限二级及以上医疗机构
		清热理肺剂	痰热清注射液	限二级及以上医疗机构
			鱼腥草注射液	限二级及以上医疗机构
		清肝胆湿热剂	茵栀黄注射液	限二级及以上医疗机构
			苦黄注射液	限二级及以上医疗机构
			舒肝宁注射液	限肝炎患者
温里剂	回阳救逆剂		参附注射液甲	限二级及以上医疗机构

续表

药品分类			药品名称	备注
化痰止咳平喘剂	平喘剂		喘可治注射液	限二级及以上医疗机构支气管哮喘急性发作的患者
			止喘灵注射液	限二级及以上医疗机构
开窍剂	清热开窍剂		醒脑静注射液	限二级及以上医疗机构并有中风昏迷、脑外伤昏迷或酒精中毒昏迷抢救的患者
扶正剂	补气剂	健脾益气剂	刺五加注射液	限二级及以上医疗机构
	益气复脉剂		参麦注射液△甲	限二级及以上医疗机构
			生脉注射液△甲	限二级及以上医疗机构
祛瘀剂	行气活血剂		香丹注射液甲	限二级及以上医疗机构
	养血活血剂		丹参注射液△甲	限二级及以上医疗机构
	滋阴活血剂		脉络宁注射液△甲	限二级及以上医疗机构
	化瘀宽胸剂		红花注射液	限二级及以上医疗机构
			苦碟子注射液	限二级及以上医疗机构的冠心病、心绞痛、脑梗死患者
	化瘀通脉剂		血塞通注射液△甲	限二级及以上医疗机构
			注射用血塞通（冻干）△甲	限二级及以上医疗机构
			血栓通注射液△甲	限二级及以上医疗机构
			注射用血栓通（冻干）△甲	限二级及以上医疗机构
			灯盏细辛注射液	限二级及以上医疗机构的缺血性心脑血管疾病患者
			灯盏花素注射液	限二级及以上医疗机构的缺血性心脑血管疾病患者
			注射用灯盏花素	限二级及以上医疗机构的缺血性心脑血管疾病患者
			冠心宁注射液	限二级及以上医疗机构
			疏血通注射液	限二级及以上医疗机构缺血性脑血管疾病的患者
			舒血宁注射液	限二级及以上医疗机构的缺血性心脑血管疾病的患者
			黄芪注射液	限二级及以上医疗机构病毒性心肌炎或心功能不全患者
			银杏内酯注射液	限二级及以上医疗机构脑梗死恢复期患者，单次住院最多支付14天
			银杏二萜内酯葡胺注射液	限二级及以上医疗机构脑梗死恢复期患者，单次住院最多支付14天
	祛瘀化痰剂		瓜蒌皮注射液	限二级及以上医疗机构的冠心病稳定型心绞痛患者

续表

药品分类		药品名称	备注
祛湿剂	清热除湿剂	正清风痛宁注射液	
	化瘀祛湿剂	肾康注射液	限二级及以上医疗机构慢性肾功能衰竭的患者
外科用药			
清热剂	清热利湿剂	消痔灵注射液[甲]	—
肿瘤用药			
抗肿瘤药		华蟾素注射液[甲]	限肿瘤患者
		艾迪注射液	限二级及以上医疗机构癌症患者
		复方苦参注射液	限二级及以上医疗机构癌症患者
		通关藤注射液（消癌平注射液）	限二级及以上医疗机构的肿瘤患者
		鸦胆子油乳注射液	限二级及以上医疗机构癌症患者
肿瘤辅助用药		参芪扶正注射液	限二级及以上医疗机构癌症患者
		猪苓多糖注射液	限肿瘤患者
妇科用药			
理血剂	活血化瘀剂	益母草注射液	限生育保险

注：1.△收载于《国家基本药物目录（2018年版）》中，其中不同剂型同一主要化学成分或处方组成的放在同一个条目下，如注射液与注射用冻干粉。

2.甲为《国家医保药品目录（2023年）》中的甲类品种。

二、中药注射剂用药风险错误因素及防范措施

与西药注射剂相比，中药注射剂成分复杂、有效成分非单体，对制剂技术要求更高。但一部分中药注射剂开展的质量研究和安全性研究并不充分，国家药品不良反应监测中心2001年至2023年1月发布的77期《药品不良反应信息通报》中，共涉及9种中药注射剂存在（严重）过敏反应或（严重）不良反应，其中清开灵注射液与双黄连注射液因过敏反应与严重不良反应两度被收载于信息通报中。中药注射剂严重不良反应/事件主要累及全身性损害、呼吸系统损害、心血管系统损害、中枢及外周神经系统损害、皮肤损害等。主要表现为过敏性休克、紫绀、支气管痉挛、抽搐、惊厥、心力衰竭等。

2012版高危药品分组管理策略及推荐目录里，中药注射剂被列为C类高危药品，未列详细药品目录；2015版与2019版高警示药品推荐药品目录未收载中药注射剂，备注"关于中药饮片和中成药的高警示目录，相关学会正在

组织研究中"，目前尚未见刊。王秀琴等在《高警示药品管理学》中，根据国家和北京不良反应数据以及文献发表的个案报道等资料，归纳整理出一份高警示中药注射剂的参考目录（表3-15-2）。

表3-15-2　高警示中药注射剂参考目录

序号	名称	严重不良反应
1	柴胡注射液	过敏性休克、药物疹、急性肾衰竭、肢体活动受限等
2	刺五加注射液	过敏性休克、肝功能异常、呼吸困难等
3	穿心莲内酯类注射液	
	①穿琥宁注射液	过敏性休克、过敏样反应、血小板减少、急性肾功能损害等
	②炎琥宁注射液	过敏性休克、过敏样反应、呼吸衰竭、药物性肝炎等
	③莲必治注射液	过敏性休克、急性肾功能损害等
	④喜炎平注射液	过敏性休克、急性肾功能损害等
4	丹红注射液	心律失常、过敏样反应、呼吸困难等
5	丹参注射液	体位性低血压、过敏样反应、药物疹等
6	灯盏花素注射液	呼吸窘迫、血压急降、药物疹、下肢活动障碍等
7	莪术油注射液	过敏性休克、呼吸困难等
8	葛根素注射液	过敏性休克、急性溶血性贫血、急性血管内溶血等
9	红花注射液	呼吸困难、急性肾衰竭、喉头水肿、闭角型青光眼等
10	黄芪注射液	过敏性休克、肾损害、白细胞减少等
11	脉络宁注射液	过敏性休克、急性喉头水肿、急性肾衰竭等
12	清开灵注射液	过敏性休克、意识障碍、心力衰竭、肾衰竭等
13	三七类注射液	
	①三七总皂苷注射液	过敏性休克、过敏样反应、药物疹等
	②血塞通注射液	过敏样反应、呼吸困难、肝细胞损伤等
	③血栓通注射液	过敏性休克、呼吸困难、喉头水肿等
14	参麦注射液	过敏性休克、心律失常、呼吸困难等
15	生脉注射液	过敏性休克、过敏样反应、高血压等
16	双黄连注射液	过敏性休克、呼吸困难、剥脱性皮炎等
17	痰热清注射液	过敏性休克、药物疹等
18	细辛脑注射液	过敏性休克、过敏样反应、呼吸困难等
19	银杏达莫注射液	过敏性休克、呼吸困难等
20	茵栀黄注射液	过敏性休克、呼吸困难、急性血管内溶血等
21	鱼腥草注射液	过敏性休克、呼吸困难等
22	藻酸双酯钠注射液	过敏性休克、呼吸困难、喉头水肿、心力衰竭等

国家药品不良反应监测网站的数据显示，中药注射剂上报的（严重）过敏反应主要发生在超适应证用药、超剂量或超疗程长期连续用药、配伍禁忌用药、给药途径选择、过敏体质用药、特殊人群用药等几个方面。

（一）超适应证用药

国家药品不良反应监测数据显示，中药注射液严重不良反应/事件中，较多病例存在明显的超适应证用药现象，如清开灵注射液用于高血压、心脏病、子宫肌瘤等，双黄连注射液用于风寒感冒、肺气肿等，香丹注射液用于肌肉骨骼系统疾病、呼吸系统感染等。

辨证论治是中医认识疾病和治疗疾病的基本原则，根据《中成药临床应用指导原则》，中药注射剂应在中医药理论指导下，辨证用药。严格按照药品说明书规定的功能主治使用中药注射液，有助于减少和避免不良反应/事件的发生。处方医师应在充分了解中药注射剂的功能主治、严格掌握其适应证、权衡患者的治疗利弊后，谨慎用药；药师应充分履行审方义务，及时对不合理用药处方进行干预，以降低不良反应/事件的发生，保障患者的用药安全。

（二）超剂量或超疗程长期连续用药

国家药品不良反应监测数据显示，除超适应证用药外，超说明书规定剂量用药是发生严重不良反应/事件的主要成因，如双黄连注射液的严重不良反应/事件中27%存在不同程度的超剂量用药现象，香丹注射液的严重不良反应/事件中15%存在超剂量用药，红花注射液在严重不良反应/事件中17.19%存在超剂量用药。

按照药品说明书推荐的剂量、调配要求、给药速度和疗程使用中药注射剂，不超剂量使用、避免过快滴注以及长期连续用药，能有效降低不良反应/事件的发生。对确需长期使用的，在每一疗程之间需有一定的时间间隔，保障患者的用药安全。

（三）配伍禁忌用药

《中成药临床应用指导原则》中指出：谨慎联合用药，如确需联合使用其他药物时，应遵循主治功效互补及增效减毒原则，符合中医传统配伍理论的要求，谨慎考虑中西药注射剂的间隔时间以及药物相互作用等因素。①确需同时使用两种或以上中药注射剂时，严禁混合配伍，应分开使用，不宜两个或以上品种同时共用同一条通道。②确需中西药注射剂联合用药，应根据中西医诊断和各自的用药原则选用药物，充分考虑药物之间的相互作用，尽可能减少联用药物的种类和剂量，根据临床情况及时调整用药；尽可能选择不同的给药途径（如穴位注射、静脉注射），必须同一途径给药时，应分开使用，谨慎考虑两种注射剂的使用间隔时间以及药物相互作用，严禁混合配伍。

（四）给药途径选择

中药注射剂大多可通过肌内注射给药，急症重症时可选择静脉滴注给药，静脉滴注给药起效迅速，但发生不良反应/事件的几率远高于肌内注射给药。国家药品不良反应监测数据显示，中药注射剂发生不良反应/事件的给药方式基本为静脉滴注。

临床医师应根据患者的体质强弱、病情轻重缓急及各种剂型的特点，选择适宜的剂型，遵循"能口服不注射，能肌注不静脉"原则，除临床必须使用静脉输液外，尽量选择相对安全的口服制剂，或采用肌注方式给药。药师应充分履行审方义务，及时对不合理用药处方进行干预，以降低不良反应/事件的发生，保障患者的用药安全。

（五）过敏体质用药

国家药品不良反应监测数据显示，中药注射剂严重不良反应/事件中的部分患者存在过敏体质，或既往有药物过敏史，使用中药注射剂后发生严重过敏反应。

应在用药前仔细询问患者的过敏史，对使用该中药注射剂曾发生过不良反应的患者、过敏体质的患者，不宜再次使用。确需使用时，用药期间需密切观察，一旦发现异常应立即停用，并及时采取救治措施。此外，因中药注射剂的不良反应包括过敏性休克，应在有抢救条件的医疗机构使用，且有进行过敏性休克抢救培训，医疗救治能力相对薄弱的基层医疗机构应谨慎使用。

（六）老人与儿童用药

国家药品不良反应监测数据显示，中药注射剂不良反应/事件发生于儿童等特殊人群的比例较高，如清开灵注射液严重不良反应/事件的死亡病例中27%的患者为14岁以下儿童；喜炎平注射液的71%的病例报告涉及14岁以下儿童患者。

《中药注射剂临床使用基本原则》中指出：对老人、儿童、肝肾功能异常患者等特殊人群，以及初次使用中药注射剂的患者，应慎重使用，用药期间加强监测，不超剂量、不过快滴注、不长期连续用药。

部分中药注射剂在溶媒的选择上有一定要求，如双黄连注射液的最佳稀释溶媒pH值为6~8，与pH值低于4.0的葡萄糖注射液稀释时易产生浑浊或沉淀，禁止使用。处方医师在开具处方时，须充分了解中药注射剂的用法用量，药师也应充分履行审方义务，及时对不合理用药处方进行干预，以降低不良反应/事件的发生，保障患者的用药安全。

三、中药注射剂常见处方审核案例详解

案例 ❶

【处方描述】

患者信息

性别：男；年龄：11岁

临床诊断：急性扁桃体炎

处方

药品名称	规格	用量	用法
清开灵注射液	2ml	10ml	ivgtt
注射用头孢唑林钠	0.5g	0.5g	ivgtt
5%葡萄糖注射液	100ml	100ml	ivgtt

【处方问题】

1.有配伍禁忌或不良相互作用：清开灵注射液与注射用头孢唑林钠存在配伍禁忌。

2.给药途径不适宜：清开灵注射液的给药途径不适宜。

【处方分析】

1.清开灵注射液说明书【注意事项】中明确提到："严禁混合配伍，谨慎联合用药。本品应单独使用，禁忌与其他药品混合配伍使用。如确需要联合使用其他药品时，应谨慎考虑与本品的间隔时间以及药物相互作用等问题，输注两种药物之间须以适量稀释液对输液管道进行冲洗。"且根据现有临床使用文献资料，清开灵注射液与头孢菌素类药物存在配伍禁忌，应避免混合使用。

国家药品不良反应监测数据显示，清开灵注射剂死亡病例报告中81%的

患者存在合并用药情况，8%存在多种药品混合静脉滴注的情况；合并用药品种主要为利巴韦林、头孢噻肟钠、地塞米松、林可霉素、双黄连、头孢曲松钠、头孢唑林钠、左氧氟沙星、阿奇霉素、青霉素、庆大霉素、氨茶碱、阿米卡星等。死亡主要原因为过敏性休克、多脏器功能衰竭、猝死、急性左心衰等。

2.临床上应根据用药实际，遵循"能口服给药的，不选用注射给药；能肌内注射给药的，不选用静脉注射或滴注给药"的原则，患儿的临床诊断为"急性扁桃体炎"，可考虑选择肌内注射给药途径。

【干预建议】

根据患儿的临床诊断"急性扁桃体炎"，可考虑清开灵注射液2ml肌内注射来缓解症状。若患者病情确需静脉滴注给药，须与注射用头孢唑林钠分开使用并间隔一定的时间，以适量稀释液对输液管道进行冲洗以避免两者在输液管道内的混合风险，如静滴清开灵注射液后加用5%葡萄糖注射液100ml冲管。

案例 ❷

【处方描述】

患者信息

性别：男；年龄：38岁；体温：38.5℃

临床诊断：急性上呼吸道感染

处方

药品名称	规格	用量	用法
双黄连注射液	20ml	20ml	ivgtt，qd
醋酸地塞米松注射液	5mg	5mg	ivgtt，qd
5%葡萄糖注射液	250ml	250ml	ivgtt，qd
盐酸林可霉素注射液	0.6g	0.6g	ivgtt，q12h
5%葡萄糖注射液	250ml	250ml	ivgtt，q12h
利巴韦林注射液	0.1g	0.5g	ivgtt，bid
5%葡萄糖注射液	250ml	250ml	ivgtt，bid

【处方问题】

1.有配伍禁忌或不良相互作用：双黄连注射液与利巴韦林注射液、醋酸地塞米松注射液存在配伍禁忌。

2.用法用量不适宜：双黄连注射液选用的溶媒不适宜。

3.给药途径不适宜：双黄连注射液选用的剂型不适宜。

【处方分析】

1.双黄连注射液说明书【注意事项】中明确提到：严禁混合配伍，谨慎联合用药。本品应单独使用，禁忌与其他药品混合配伍使用。如确需要联合使用其他药品时，应谨慎考虑与本品的间隔时间以及药物相互作用等问题，应以适量稀释液对输液管道进行冲洗以避免本品与其他药液在管道内混合的风险。

部分生产厂家的说明书中列出了禁忌混合配伍使用的药品：禁止与氨基糖苷类、大环内酯类、喹诺酮类、头孢菌素类、维生素C、利巴韦林、地塞米松、氢化可的松、氯丙嗪、氨茶碱、含钾复方葡萄糖、复方葡萄糖注射液、复方氯化钠注射液、碱性药物、中药注射剂等联合用药；禁止与抗生素联合使用，尤其不能与青霉素类高敏类药物合并使用。

2.双黄连注射液说明书【注意事项】中明确提到：本品的最佳稀释溶媒pH值为6~8，与pH值低于4.0的5%或10%葡萄糖注射液稀释时易产生浑浊或沉淀，禁止使用。建议用0.9%氯化钠注射液稀释使用。

3.2023年版医保目录中建议双黄连注射液在"二级及以上医疗机构重症患者"使用，除临床必须使用静脉输液外，尽量选择相对安全的口服双黄连制剂。

【干预建议】

患者的临床诊断为"急性上呼吸道感染"，可考虑选择相对安全的口服双黄连制剂；若确需采用静脉滴注给药方式，选择适当的溶媒0.9%氯化钠注射液250ml稀释后静滴；确需联合使用其他药品时，建议放在第一组使用，谨慎考虑与其他药品的间隔时间以及药物相互作用，以适量稀释液对输液管道进行冲洗以避免与其他药液在输液管道内的混合风险，如间隔一定时间后加用5%葡萄糖注射液100ml冲管，再续滴其他药液。

案例 ❸

【处方描述】

患者信息

性别：女；年龄：10岁；体重：25kg

临床诊断：咳嗽

处方

药品名称	规格	用量	用法
双黄连注射液	20ml	50ml	ivgtt，qd
5%葡萄糖注射液	250ml	250ml	ivgtt，qd

【处方问题】

1.用法用量不适宜：双黄连注射液超剂量使用；双黄连注射液选用的溶媒不适宜。

2.给药途径不适宜：双黄连注射液选用的剂型不适宜。

【处方分析】

1.双黄连注射液的用法用量为静脉滴注，每次每千克体重1ml，一日一次，加入氯化钠注射液250~500ml中。其说明书【注意事项】中明确提到：不得超过剂量使用，尤其是儿童，要严格按体重计算用量。患儿体重25kg，经计算双黄连注射液用量不得超过25ml，该处方用量50ml，超计算值一倍用量。

2.双黄连注射液说明书【注意事项】中明确提到：本品的最佳稀释溶媒pH值为6~8，与pH值低于4.0的5%或10%葡萄糖注射液稀释时易产生浑浊或沉淀，禁止使用。建议用0.9%氯化钠注射液稀释使用。

3. 2023年版国家医保药品目录中建议双黄连注射液在"二级及以上医疗机构重症患者"使用，除临床必须使用静脉输液外，尽量选择相对安全的口服双黄连制剂。

【干预建议】

患儿的临床诊断为"咳嗽"，可考虑选择相对安全的口服双黄连制剂。对儿童等特殊人群应慎重使用中药注射剂，严格按体重计算用量，本案例中用量应为25ml。如确需静脉滴注给药，在使用过程中须加强监护，如静脉滴注时遵循先慢后快原则，开始滴注时每分钟20滴，15~20分钟后患者无不适，可改为每分钟20~40滴，并注意监护患者有无不良反应发生，特别是开始的30分钟，发现异常立即停药，采用积极救治措施。

案例 ④

【处方描述】

患者信息

性别：男；年龄：70岁

临床诊断：心功能不全

处方

药品名称	规格	用量	用法
生脉注射液	20ml	120ml	ivgtt，qd
黄芪注射液	10ml	20ml	ivgtt，qd
5%葡萄糖注射液	250ml	250ml	ivgtt，qd

【处方问题】

1.用法用量不适宜：生脉注射液超剂量使用。

2.联合用药不适宜：生脉注射液与黄芪注射液联合使用的临床证据不十分充分。

【处方分析】

1.生脉注射液的用法用量为肌内注射，一次2~4ml，一日1~2次；静脉滴注，一次20~60ml，用5%葡萄糖注射液250~500ml稀释后使用。按照药品说明书推荐剂量用药，不得超剂量、高浓度用药，儿童、老人应按年龄或体质情况酌情减量。患者年龄为70岁，处方中生脉注射液的用量为120ml，为说明书最高剂量的2倍，溶媒为5%葡萄糖注射液250ml，属于超剂量、高浓度用药。

2.生脉注射液与黄芪注射液的说明书【注意事项】中均明确提到：严禁混合配伍，谨慎联合用药。本品应单独使用，禁忌与其他药品混合配伍使用。如确需要联合使用其他药品时，应谨慎考虑与本品的间隔时间以及药物相互作用等问题。《中成药临床应用指导原则》中提出：两种或以上中药注射剂联合使用，应遵循主治功效互补及增效减毒原则，符合中医传统配伍理论的要求，无配伍禁忌。

《慢性心力衰竭中医诊疗指南(2022年)》提到：根据左室射血分数分为射

血分数降低的心衰（HFrEF）、射血分数中间值的心衰（HFmrEF）、射血分数保留的心衰（HFpEF），辨证为气阴两虚血瘀证的治疗原则均为益气养阴活血，临床应用中药静脉制剂时，治疗HFrEF推荐使用生脉注射液（证据级别B级，强推荐）/参麦注射液（证据级别B级，弱推荐）/注射用益气复脉（冻干）（证据级别C级，弱推荐），治疗HFpEF推荐使用参麦注射液（证据级别B级，强推荐）。联用生脉注射液与黄芪注射液的临床证据不十分充分，建议综合考虑患者的射血分数与临床表现遴选药品。

【干预建议】

对老年人等特殊人群，应慎重使用中药注射剂；确因病情需要使用中药注射剂，应严格按照药品说明书推荐的剂量、调配要求、给药速度使用，使用过程中加强监护，同时尽可能避免联合用药以避免不良事件的发生。建议保留生脉注射液20ml，用5%葡萄糖注射液250ml稀释后静脉滴注，每日一次，如需配合化瘀通脉，间隔一定时间并加用5%葡萄糖注射液100ml冲管后，改用其他活血化瘀注射剂如丹红注射液20ml用5%葡萄糖注射液250ml稀释后静脉滴注，每日一次。

案例 ⑤

【处方描述】

患者信息

性别：女；年龄：27岁

临床诊断： 肺部感染

处方

药品名称	规格	用量	用法
香丹注射液	2ml	50ml	ivgtt，qd
5%葡萄糖注射液	250ml	250ml	ivgtt，qd

【处方问题】

1.适应证不适宜：香丹注射液的功能主治与临床诊断不符。

2.用法用量不适宜：香丹注射液的用量为说明书规定最高剂量的2.5倍

【处方分析】

1.香丹注射液功能主治为扩张血管，增加冠状动脉血流量，用于心绞痛，心肌梗死等。患者的临床诊断为"肺部感染",与香丹注射液的功能主治不相符,属于适应证不适宜。

2.香丹注射液的用法用量为肌内注射,一次2ml,一日1~2次;静脉滴注,一次10~20ml,用5%或10%葡萄糖注射液250~500ml稀释后使用。处方中香丹注射液静脉滴注的剂量为50ml,用量为说明书规定最高剂量的2.5倍,超剂量用药。

【干预建议】

中药注射剂应在中医药理论指导下,严格按照药品说明书规定的功能主治与用法用量,辨证使用,有助于减少和避免不良反应/事件的发生。本案例中没有提供详细的四诊信息,故无法给予更多的选药建议,只能建议医师根据患者的临床表现,辨别寒热表里虚实后选用适当的药品。

案例 ❻

【处方描述】

患者信息

性别:男;年龄:68岁

临床诊断:闭塞性脑血管疾病

处方

药品名称	规格	用量	用法
红花注射液	20ml	60ml	ivgtt,qd
10%葡萄糖注射液	250ml	250ml	ivgtt,qd

【处方问题】

用法用量不适宜:红花注射液超剂量使用。

【处方分析】

红花注射液治疗闭塞性脑血管疾病的用法用量为:静脉滴注,一次15ml,用10%葡萄糖注射液250~500ml稀释后应用,一日1次,15~20日为一疗程。处方中红花注射液静脉滴注的剂量为60ml,用量为说明书规定最高剂量的4倍,超剂量用药。

【干预建议】

建议红花注射液用药剂量改为15ml,用10%葡萄糖注射液250ml稀释后使用，每日1次。并在用药过程中应加强监测，密切观察，发现异常立即停用，并及时采取救治措施。

第十六节 其 他

一、硬膜外或鞘内注射药

（一）硬膜外或鞘内注射药概述

硬膜外注射给药为局部麻醉药常用的一种产生局部麻醉的方法，即将局麻药注入硬膜外腔，阻滞脊神经根部，使其支配区域产生暂时性麻痹，称为硬膜外间隙阻滞麻醉，简称为硬膜外麻醉。鞘内注射给药是通过腰穿将药物直接注入蛛网膜下腔，从而使药物弥散在脑脊液中，并很快达到有效的血药浓度。鞘内给药，不经过血–脑屏障可使药物随脑脊液循环自然到达蛛网膜下腔各脑池，并弥散在整个脑室系统，短期反复给药，可使药物维持一定的有效浓度，是一种较好的给药途径和治疗颅内感染的方法。

局部麻醉药是一类能在用药局部可逆性地阻断感觉神经冲动发生与传递的药物，常通过硬膜外注射给药，如使用不当，会引起较严重的并发症。局部麻醉药根据其中间链为酯链或酰胺键则可分为酯类和酰胺类。但也有少数局部麻醉药例外。属于酯类的局部麻醉药有普鲁卡因、氯普鲁卡因、丁卡因等。属于酰胺类的局部麻醉药有利多卡因、辛可卡因、布比卡因、甲哌卡因、罗哌卡因等。常用的局部麻醉药基本特点见表3–16–1。

表3–16–1 常用局部麻醉药基本特点

分类	pKa	相对强度（比值）	起效快慢	作用持续时间	组织穿透力
酯类					
普鲁卡因	8.90	1	中等	短效	差
丁卡因	8.45	16	极慢	长效	中等
酰胺类					
利多卡因	7.90	4	快	中等	好
布比卡因	8.20	16	较慢	长效	中等
罗哌卡因	8.10	16	较慢	长效	中等

鞘内注射药品在《医疗机构高警示药品分级管理推荐目录（2023版）》中属于A级高警示药品。常见药物包括：激素类药物、抗菌类药物、阿片类药物、化疗类药物等。①激素类药物，如地塞米松磷酸钠注射液，临床上常用于过敏性或自身免疫性的疾病，具有抗炎、抗过敏、抗休克的功效；②抗菌类药物，如硫酸庆大霉素注射液，具有抑制细菌合成、抗菌消炎等作用，治疗呼吸道感染、胃肠感染等；③阿片类药物，如盐酸吗啡注射液，具有镇静等作用，主要用于晚期癌症患者的止痛；④化疗类药物，如注射用盐酸阿糖胞苷等，用于治疗白血病和淋巴瘤等疾病，具有抗肿瘤的作用，能够缓解急性淋巴细胞性的白血病。

（二）硬膜外或鞘内注射药用药错误风险因素及防治措施

通过硬膜外或鞘内注射方式给药，除了药物本身的不良反应外，也会带来其他用药的风险。

1.给药技术风险

（1）神经损害 由于患者自身因素或医生穿刺技术等原因，穿刺过程中触碰到神经，会产生一系列并发症，如造成脊髓损伤、神经根的炎性水肿等。

（2）注射部位出血、感染 反复多次穿刺，操作繁琐，易造成再次感染的机会。应规范无菌操作，如果出现感染症状，及时规范抗感染治疗。

（3）误入血管或蛛网膜下腔 如误将局麻药注入血管会引起全身作用，使血液中局麻药浓度过高引起毒性反应，主要表现为中枢神经系统毒性和心血管功能障碍。中枢神经系统毒性的兴奋型患者有头晕目眩、多语、寒战，面色红润，血压升高，脉搏加快等表现。严重者有烦躁不安，恶心呕吐，轻度发绀，血压升高。一次性注入局麻药剂量过大，患者出现肌肉抽搐呈全身强直，阵挛性惊厥。中枢神经抑制型患者表现为神情淡漠、嗜睡或昏迷，血压下降，心率缓慢，心音低弱，呼吸浅慢，甚至完全停止。心血管功能障碍的患者有面色苍白，四肢厥冷，大汗淋漓，脉细速，血压下降等休克症候群。因此注射前及注射过程中务必回吸，以免进入血管或蛛网膜下腔，一旦发现异常，应立即停止注射。

2.药物剂型的选择 混悬剂型建议不用或慎用硬膜外腔注射（尤其是颈部）。鉴于混悬剂型鞘内或血管内注射后有报道出现脊髓损伤、梗死甚至中风等严重并发症，必须使用混悬剂型硬膜外腔注射治疗时，最好使用较钝针头的穿刺针、实时影像监测下注入造影剂和小剂量局麻药进行预先测试等防范措施。

3.神经系统不良反应 鞘内注射化疗药可引起神经系统不良反应，增加患者痛苦及心理负担。不良反应发生既可能是患者个体原因，也可能与药物浓度、推注速度和操作不当等因素有关。应采取预防感染措施，注意用药顺序，减慢注射速度，边注入边回抽，稀释药物溶度，减少对脊神经刺激。

4.超剂量用药 鞘内吗啡浓度高于25mg/ml时，导管尖端会形成肉芽肿，此时镇痛作用会突然消失或产生新的、逐渐加重的神经症状。鞘内注射大剂量阿片类药物会出现痛觉倒错和肌阵挛。一旦发生应停止阿片药物，并改用其他药物治疗，如GABA激动剂。此外，全身给予苯二氮䓬类药如地西泮可以减轻伴随肌阵挛出现的兴奋焦虑症状。用于鞘内治疗的镇痛药物剂量和浓度以及测试剂量可参考表3-16-2。

表3-16-2 建议用于鞘内治疗的镇痛药物剂量和浓度以及测试剂量

药物	建议测试剂量	建议治疗初始剂量	每日治疗最大剂量	药盒最高浓度
硫酸吗啡	0.2~1.0mg	0.1~0.5mg/d	15mg	20mg/ml
盐酸氢吗啡酮	0.04~0.2mg	0.02~0.5mg/d	10mg	15mg/ml
齐考诺肽	1~5μg	0.5~2.4μg/d	19.2μg/d	100μg/ml
芬太尼	25~75μg	25~75μg/d	待定	10mg/ml
盐酸布比卡因	0.5~2.5mg	1~4mg/d	10mg	30mg/ml
可乐定	5~20μg	40~100ug/d	40~600μg/d	1mg/ml
舒芬太尼	5~20μg	10~20μg/d	待定	5mg/ml

阿片类药物和布比卡因一起输注时，下肢和骶骨疼痛会减轻，速度在0.5~5mg/h之间。大剂量的布比卡因可能会导致下肢麻木、运动无力、小肠和膀胱功能障碍。

庆大霉素鞘内注射的治疗剂量接近不良反应剂量。若注射剂量偏大，局部浓度高，引起药物性圆锥马尾部损伤，导致局部粘连及神经细胞变性、坏死，不易恢复，表现为双下肢瘫痪、腱反射消失、大小便失禁等症状。鞘内注射两性霉素B剂量增加，患者不良反应严重程度增加，可能与两性霉素B的神经毒性作用所致的化学性脑膜炎或蛛网膜炎有关，减少鞘注次数，延长鞘注间隔时间，可减少不良反应。

5.过敏体质用药 有极少数患者在使用局麻药后出现皮肤黏膜水肿、荨麻疹、哮喘、低血压或休克等症状，即为过敏反应。酯类的局麻药因有一个羧酸酯键，由拟胆碱酯酶水解代谢后产生对氨基苯甲酸（PABA），PABA是一个可能会引起过敏的物质。因此酯类局麻药的过敏风险相对较高，有些患者会发生高敏反应，因此，使用局麻药前应询问患者过敏反应史和家庭史。

普鲁卡因麻醉前应做皮试，用药时可先给予小剂量，若患者无特殊主诉和异常再给予适当剂量；局麻前给予适当巴比妥类药物，使局麻药分解加快；一旦发生过敏应立即停药，并适当应用肾上腺皮质激素、肾上腺素、抗组胺药。

6.其他

（1）患者年龄　未成年人因脊髓功能发育不全，鞘内注射药物更易引起不良反应。

（2）药物选择　如氨基糖苷类抗生素对引起颅内感染的大多数革兰阴性菌有效，因其很难透过血－脑屏障，而尝试鞘内注射作为全身用药的辅助方法，其中鞘内注射庆大霉素导致的不良反应最多，主要表现为双下肢截瘫、二便失禁或尿潴留。

（三）硬膜外或鞘内注射药常见处方审核案例详解

【处方描述】

患者信息

性别：男；年龄：46岁

临床诊断：急性早幼粒细胞白血病（M3b）

处方

药品名称	规格	用量	用法
醋酸地塞米松注射液	1ml∶5mg	5mg	硬膜外注射，每两周一次

【处方问题】

给药剂型选择不当：地塞米松注射液剂型选择不适宜。

【处方分析】

地塞米松注射液用于硬膜外注射时为高警示药品。在《医疗机构高警示药品分级管理推荐目录（2023版）》中属于A级高警示药品。醋酸地塞米松注射液为微细颗粒的混悬液，硬膜外腔注射治疗时（尤其是颈部），鉴于混悬剂型鞘内或血管内注射后有报道出现脊髓损伤、梗死甚至中风等严重并发症，建议不用或慎重。

【干预建议】

建议将醋酸地塞米松注射液改用为地塞米松磷酸钠注射液，否则将可能引起严重的不良反应。必需使用混悬剂型硬膜外腔注射治疗时（尤其是颈部），务必最好使用较钝针头的穿刺针、实时影像监测下注入造影剂和小剂量局麻药预先测试等防范措施。

二、脂质体的药物和传统的同类药物

（一）脂质体的药物和传统的同类药物概述

脂质体（liposome）是一种由亲水基、疏水基组装形成、具有磷脂双分子层结构的定向药物载体，属于靶向给药系统的一种新剂型，从结构上来说，脂质体的结构是目前与人体细胞的膜结构最为接近的剂型。与其传统剂型相比，它具有粒径可塑、免疫原性低、靶向运输药物、长效缓释药物、提高药物稳定性、降低药物毒副作用、同时负载亲水性和疏水性药物的能力等优势，因此近年来是被重点关注和发展迅速的制剂剂型之一。本节介绍的是脂质体药物及其同类的传统剂型药物。

目前脂质体主要应用在抗肿瘤药物、主动靶向制剂、基因治疗、疫苗等医药领域。国内批准上市的脂质体药物制剂主要有：两性霉素B、紫杉醇、盐酸多柔比星、盐酸米托蒽醌、盐酸伊立替康。

表3-16-3　国内常见脂质体的药物和传统的同类药物

脂质体药物	传统同类药物
注射用两性霉素B脂质体 10mg（10000单位）（按两性霉素B计）	注射用两性霉素B 5mg；25mg（2.5万单位）；50mg
注射用紫杉醇脂质体 30mg	紫杉醇注射液 5ml∶30mg；10ml∶60mg
盐酸多柔比星脂质体注射液 5ml∶10mg；10ml∶20mg；25ml∶50mg	注射用盐酸多柔比星 10mg；50mg

脂质体药物	传统同类药物
盐酸米托蒽醌脂质体注射液 10ml：10mg	注射用盐酸米托蒽醌 5mg（以米托蒽醌计） 盐酸米托蒽醌注射液 2ml：2mg；5ml：5mg；10ml：10mg 盐酸米托蒽醌氯化钠注射液 100ml：5mg（以米托蒽醌计）
盐酸伊立替康脂质体注射液 10ml：43mg	盐酸伊立替康注射液 2ml：40mg；5ml：100mg；15ml：0.3g 注射用盐酸伊立替康 40mg；100mg

　　5种脂质体相应的传统剂型在体外表现出较好的药效，但无法以治疗浓度到达靶位，体内药效下降，达到治疗效果所需剂量时，则对正常组织液有细胞毒作用，因此治疗指数较低。以脂质体作为药物递送载体，能够将药物从血液循环递送至目标组织，增加与组织的亲和力和摄取量，疗效更优，同时减少毒副反应。

　　脂质体药物多为静脉给药，大部分药物存于脂质体中，称为包封部分；少量药物游离于脂质体外，作为非包封部分。通常认为脂质体药物的活性取决于被包封药物的循环水平；毒性则与血浆中脂质体释放的游离药物水平有关。因此，适用于传统剂型的药代动力学血浆总浓度分析法，对脂质体药物来说则不适用。针对脂质体制剂的药代动力学研究和安全性评价，需追踪脂质体相关药物和游离（或非脂质体）药物的血浆浓度。

（二）脂质体的药物和传统的同类药物用药错误风险因素及防范措施

　　1.处方差错风险　　化疗是对病原微生物、恶性肿瘤所致疾病的重要治疗手段之一，其主要缺陷是无法对目标菌或肿瘤细胞作选择性杀伤。治疗同时也对机体正常细胞产生一定毒性作用。

　　医师开具处方前，应掌握适应证、禁忌证、既往史、现病史、过敏史等，避免用药错误。例如：伊曲康唑显负性肌力，不应用于患有充血性心力衰竭病史的患者，除非明显获益大于风险；选用两性霉素B、紫杉醇前，应评估患者的肝功能状态，避免应用于严重肝功能不全者；两性霉素B对溶媒的选择要求较高，如联合用药中溶媒、输注方式、输注顺序选择不当常会诱发静脉炎。两性霉素B脂质体是将药物包封于类脂质双分子层内而形成的微型泡囊体，在含电解质的溶液中由于盐析作用改变脂质体的稳定状态，产生沉淀，因此，两性霉素B脂质体应选择5%葡萄糖作为溶媒。

对于可预见的不良反应，医师应作预处理用药。例如：为了防止使用紫杉醇发生严重过敏反应，事先给予患者"地塞米松+苯海拉明+西咪替丁或雷尼替丁"作为预防处理；为减少两性霉素B输液相关不良反应，给药前可给解热镇痛药和抗组胺药，如吲哚美辛、异丙嗪等，据情考虑同时给予琥珀酸氢化可的松25~50mg或地塞米松2~5mg一同静脉滴注。

2.配制差错风险 配药前如未做好查对工作，配置过程中过于追求速度，则容易造成差错。常见有：①混淆2种不同的药品；②忽视处方医嘱中非整袋液体或非整支药物；③对药学知识掌握不全面，不能及时发现超浓度、超剂量、溶媒错误处方；④未按药品说明书要求进行配制，如，不提倡将未经稀释的紫杉醇浓缩药液直接接触增塑聚氯乙烯器皿，应在使用紫杉醇脂质体前，先向瓶内加入10ml 5%葡萄糖溶液，置专用振荡器上振摇5分钟，待完全溶解后，再注入250~500ml5%葡萄糖溶液中，注意采用符合国家标准的一次性输液器进行静脉滴注。

3.给药差错风险 发生给药错误会对患者造成伤害，对于高警示药物尤其应严控输注速度，积极预防不良反应。例如：应用两性霉素B时，要注意控制药物浓度（以不大于0.15mg/ml为宜）和输注速度（不得超过30滴/分），避光滴注，每剂滴注时间至少6小时，若静滴过快时可引起心室颤动或心脏骤停；联合其他静脉药物时，静脉滴注前后均应用等渗葡萄糖液静滴，以避免药液滴至血管外和防止静脉炎的发生，注意避免在周围静脉和其他药物同一管路输注。可采取的措施有：锁骨下穿刺、与其他药物分开管路输注、四肢静脉交替使用、控制药物浓度和输注速度。

又如：为减少多柔比星脂质体滴注反应的风险，起始给药速率应不大于1mg/min；如果无滴注反应，以后的滴注可在60分钟完成；对有滴注反应的患者，应作调整滴注方法：总剂量的5%应在开始的15分钟缓慢滴注，如果患者可以耐受且无反应，接下来的15分钟里滴注速度可以加倍。如果仍能耐受，滴注可在接下来的一小时内完成，总滴注时间90分钟。

4.监测差错风险 化疗药具有一定毒性作用，给药期间，应密切观察患者输药后反应，警惕毒副作用。例如：两性霉素B脂质体静脉给药时，应观察患者有无不适，前2小时每小时测体温、脉搏、呼吸、血压各一次。如无毒副反应，第二日开始增加剂量，逐日递增至维持剂量。

治疗期间定期随访和监测血常规、尿常规、肝功能、肾功能、生化指标、心电图等，及时发现不良反应，调整治疗方案。例如：接受两性霉素B治疗的患者，可出现不同程度的肾功能损害，若发现血尿素氮或血肌酐值明显升高，则需减量或暂停治疗，直至肾功能恢复。

（三）脂质体的药物和传统的同类药物常见处方审核案例详解

案例 ①

【处方描述】

患者信息

性别：女；年龄：27岁；BMI：26.22

临床诊断： 隐球菌性脑膜炎

处方

药品名称	规格	用量	用法
葡萄糖注射液	5%500ml	500ml	ivgtt，qd
注射用两性霉素B脂质体	40mg	40ml	ivgtt，qd
甘露醇注射液	100ml∶20g	20g	ivgtt，qd

【处方问题】

药物之间存在相互作用：注射用两性霉素B脂质体不宜与其他药物同瓶混合输注，与甘露醇注射液配伍，具有潜在相互作用。

【处方分析】

两性霉素B脂质体是高警示药品，在《医疗机构高警示药品分级管理推荐目录（2023版）》中属于B级高警示药品。据药品说明书，需用无菌注射用水溶解，然后加入5%葡萄糖注射液稀释，使用除上述建议溶液以外的其他溶液或是有杀菌剂（即苯甲醇）存在时，药液可能出现沉淀；不要将输注液与其他药物混合。该处方中，两性霉素B脂质体呈弱碱性，甘露醇注射液pH值为4.5~6.5，两种药物联用容易产生沉淀。

【干预建议】

甘露醇应与两性霉素B脂质体分瓶输注，如果使用同一管路，两组输液之间应增加5%葡萄糖注射液100ml滴注作冲管。

案例 ❷

【处方描述】

患者信息

性别：男；年龄：33岁；BMI：25.94

临床诊断： 隐球菌性脑膜炎

处方

药品名称	规格	用量	用法
葡萄糖注射液	5%，500ml	500ml	ivgtt，qd
注射用两性霉素B脂质体	40mg	40mg	ivgtt，qd
氯化钠注射液	0.9%，250ml	250ml	ivgtt，qd
醒脑静注射液	30ml	30ml	ivgtt，qd

【处方问题】

联合用药不适宜：注射用两性霉素B脂质体与醒脑静注射液的两组输液之间，存在配伍禁忌。

【处方分析】

两性霉素B脂质体是高警示药品，在《医疗机构高警示药品分级管理推荐目录（2023版）》中属于B级高警示药品。醒脑静注射液说明书中明确标注该药不宜在同一容器中与其他药物混用。由于中药注射剂多为浓缩制剂，因此和两性霉素B联用时容易产生沉淀，沉淀可能直接进入血管，带来栓塞风险。而且，药物同一静脉通路同时输注时可能形成沉淀，导致进入体内药量降低，影响治疗效果。

【干预建议】

醒脑静应与两性霉素B脂质体分瓶输注，如果使用同一管路，两组输液之间应增加一组5%葡萄糖注射液100ml滴注作冲管。

三、阿托品注射液（规格 ≥ 5mg）

（一）阿托品注射液（规格 ≥ 5mg）概述

阿托品（Atropine）是M胆碱受体拮抗药，能解除平滑肌痉挛，抑制腺体分泌，解除迷走神经对心脏的抑制，使心率加快，瞳孔散大及升高眼压，调节麻痹，兴奋呼吸中枢。是有机磷中毒首选药物之一，也用于感染中毒性休克、改善微循环。

成人重度有机磷中毒解救措施如下。①与碘解磷定等合用时：每次静脉注射1~2mg，隔15~30分钟1次，病情稳定后，逐渐减量并改用皮下注射。②单用时，即刻静脉注射2~5mg，以后每次1~2mg，隔15~30分钟1次，根据病情逐渐减量和延长间隔时间。儿童重度有机磷中毒，静脉注射。静脉注射时，将本品2~5mg，用25%葡萄糖注射液或50%葡萄糖注射液10~20ml稀释后缓慢静脉注射，注射时间5~10分钟。婴儿或儿童按体重一次0.02mg/kg（最大剂量2mg），5~10分钟一次（根据中毒的严重性），直到皮肤潮红，干燥，瞳孔扩大，心动过速。以后每1~4小时重复此剂量，至少24小时维持阿托品作用。也可根据病情，一次0.05~0.1mg/kg，静脉注射，每10~20分钟一次，必要时5分钟一次，阿托品化后逐渐减量，延长间隔时间。

（二）阿托品注射液（规格≥5mg）用药错误风险因素及防范措施

1.药物相互作用　与尿碱化药物合用时，本品排泄延迟，作用时间和（或）毒性增加。与单胺氧化酶抑制药合用时，可加强抗M胆碱作用的副作用。

2.禁忌　青光眼及前列腺增生者、高热者禁用。对其他颠茄生物碱不耐受者，对本品也不耐受。

3.注意事项　孕妇静脉注射本品可使胎儿心动过速，使用需考虑用药利弊。本品可分泌至乳汁，并有抑制泌乳作用，哺乳期妇女慎用。

婴幼儿对本品的毒性反应极敏感，特别是痉挛性麻痹与脑损伤的小儿，反应更强，环境温度较高时，因闭汗有体温急骤升高的危险，应用时要严密观察。

老年人容易发生抗M胆碱样副作用，如排尿困难、便秘、口干（特别是男性），也易诱发未经诊断的青光眼，一经发现，应即停药。本品对老年人尤易致汗液分泌减少，影响散热。

4.不良反应　常见有口干、视物模糊、心悸、皮肤干燥潮红、排尿困难、便秘等，一般在停药后消失，不需特殊处理。

较大剂量（1~2mg）阿托品引起心率加快；扩张皮肤血管，表现为皮肤潮红、温热，面颈部尤为明显；兴奋延髓呼吸中枢，呼吸加快加深。更大剂量（2~5mg）能兴奋大脑，引起烦躁不安等；中毒剂量（10mg以上）常产生幻觉、定向障碍、运动失调、谵妄和惊厥等；严重中毒时，由兴奋转入抑制，出现昏迷、呼吸衰竭而死亡。

本品中毒特征：①颜面及皮肤潮红；②心动过速（≥120次/分）；③体温明显升高（＞39℃）；④瞳孔明显散大，常超过5mm，甚至达边缘；⑤用药前，患者神志尚清醒或昏迷，应用本品后，出现明显躁动甚至狂躁、抽搐及谵语，但逐渐转入昏睡直至昏迷。也有少数严重中毒并不出现上述表现，而是直接引起中枢抑制，即"阿托品翻转现象"。

本品的过量治疗主要为对症治疗，促进排泄及预防并发症，可给予安定类镇静、β受体拮抗剂控制心律、利尿剂促排、拟胆碱药（如新斯的明、毛果芸香碱等）拮抗阿托品毒性，必要时吸氧、物理降温、胃肠减压、大量输液等。

5.其他 我国阿托品注射液存在多种规格，较为常用的是1ml∶0.5mg和1ml∶5.0mg。前者主要用于抗休克、心律失常、麻醉前给药等，后者主要用于有机磷中毒解救。根据文献报道，误用大剂量规格是造成用药错误的原因之一。如错用5mg/ml的高剂量品规，发生不良反应的概率和导致患者伤害的风险均较大。

（三）阿托品注射液（规格≥5mg）常见处方审核案例详解

案例 ❶

【处方描述】

患者信息

性别：女；年龄：11岁

临床诊断：急性肠炎

处方

药品名称	规格	用量	用法
氯化钠注射液	0.9%，250ml	250ml	ivgtt，q12h
硫酸庆大霉素注射液	8万单位	16万单位	ivgtt，q12h
硫酸阿托品注射液	1ml∶5mg	5mg	im，st

【处方问题】

药物剂量不当：阿托品注射液用量过大。

【处方分析】

阿托品注射液（1ml：5mg）是高警示药品，在《医疗机构高警示药品分级管理推荐目录（2023版）》中属于A级高警示药品。阿托品注射液为抗胆碱药，儿科解痉用时，口服或皮下注射一次0.01mg/kg，极量0.3mg。该药物非常低的剂量即有效，用药过量可能会造成永久性损害或死亡，尤其是儿童。该处方为减轻患儿急性肠炎所致的腹痛，选用每支5.0mg，给患儿作肌内注射，用量较大，易导致本品中毒。

【干预建议】

1.修改本品处方用量。因儿童对本品敏感，应严格把握适应证与用量，避免毒副作用发生。

2.给药期间要加强观察，若出现中毒反应，及时予以给氧、物理降温、镇静、输液、解除腹胀等措施处理。

案例 ❷

【处方描述】

患者信息

性别：男；年龄：52岁

临床诊断： 急性细菌性咽炎；急性肠炎

处方

药品名称	规格	用量	用法
硫酸阿托品注射液	1ml：5mg	2ml	im，q8h
注射用青霉素钠	80万单位	80万单位	im，q8h

【处方问题】

溶媒选用不当：阿托品注射液兼当溶媒不适宜；药物剂量不当：阿托品注射液用量过大。

【处方分析】

阿托品注射液（1ml：5mg）是高警示药品，在《医疗机构高警示药品分级管理推荐目录（2023版）》中属于A级高警示药品。阿托品注射液为抗胆碱药，充当溶媒使用，不适宜。而若作解痉用药，该处方中，本品给药剂量共10mg，易导致中毒。

【干预建议】

（1）修改处方。选用灭菌注射用水作溶媒。若需解痉治疗，可给予阿托品皮下注射，每次0.5mg。

（2）给药期间要加强观察，若出现青霉素过敏反应或本品中毒反应，应及时给予对症处理措施。

四、高锰酸钾外用制剂

（一）高锰酸钾外用制剂概述

高锰酸钾外用制剂是高警示药品，在《医疗机构高警示药品分级管理推荐目录（2023版）》中属于C级高警示药品。高锰酸钾，俗称PP粉、灰锰氧，为强氧化剂，杀菌作用较过氧化氢强。具有杀菌、抑菌作用。常用作外用杀菌药，对多种细菌、真菌等致病微生物有较强的杀灭作用，其外用制剂适用于皮肤黏膜的清洗、消毒，本品的还原产物亚锰、高锰离子有收敛作用，可与皮肤、黏膜的蛋白结合成复合物，覆盖于皮肤、黏膜的受损面上，其杀菌效果易被体液干扰而迅速减弱。低浓度时本品有收敛作用，高浓度则有腐蚀作用。本品也可用于某些食物或药物中毒时的洗胃。

临床用于急性皮肤炎症或急性湿疹（特别是继发感染）时，以0.025%溶液作湿敷0.5~1小时或冲洗患处，一日重复3~5次，或以0.1%溶液清洁溃疡、脓肿或伤口。还可以0.01%~0.02%溶液对口服吗啡、阿片、马钱子碱或有机毒物等中毒时洗胃，或以0.1%溶液处理蛇咬伤口。也用0.1%溶液对水果、食具等的消毒。

（二）高锰酸钾外用制剂用药错误风险因素及防范措施

1.药物相互作用 本品与碘化物、还原剂和大多数有机物有配伍禁忌。

2.注意事项

（1）药液需现配现用。

（2）需严格掌握用药浓度，针对不同适应证采用不同浓度，过浓溶液具刺激性，会损伤皮肤。

（3）本品与某些有机物或易被氧化的物质接触可能会发生爆炸反应，应谨慎操作。

（4）口服本品稀溶液后可出现口腔及咽喉染色、咽痛、吞咽困难、腹痛、腹泻和呕吐等症状；口服本品或浓溶液可致口腔、咽喉、胃肠道和上呼吸道的水肿和坏死。

（5）吸入本品可导致咽喉痛、咳嗽和气短气促。长期吸入或服用可导致中枢神经系统症状，如嗜睡、腿软、震颤、痉挛步态和跌倒等。

（6）中毒症状除恶心、呕吐棕色样物、口腔黏膜腐蚀、水肿等，还包括胃肠出血，甚至肝肾损伤和心血管功能抑制、循环衰竭等多器官功能障碍。致死量约为5~10g，死亡原因多是咽喉水肿及心血管或多器官功能衰竭。死亡时间可延迟到中毒后1个月。误服或中毒后可对症处理，禁止催吐，活性炭及糖皮质激素、乙酰半胱氨酸疗效不确切，谨慎服用水或牛奶进行稀释。

3.不良反应

（1）本品及其高浓度溶液有腐蚀性，即使是稀溶液仍对组织有刺激性，可使皮肤发红、疼痛和有烧灼感并可染成棕色，反复多次使用亦可引起腐蚀性灼伤。

（2）本品可使皮肤、指（趾）甲着色，亦能使衣服染色。

（3）阴道用药可引起腐蚀性灼伤、严重阴道出血或阴道壁穿孔，进而导致腹膜炎。

（4）与眼睛接触可造成眼部刺激和灼伤。

4.其他　国内外均有将高锰酸钾外用制剂口服的案例。目前我国临床应用的高锰酸钾剂型包括外用片剂和外用散剂，而市售高锰酸钾外用制剂为片剂，包装、外形极易令人误解为口服药。本品一旦口服，可能造成不可逆的组织损伤。

（三）高锰酸钾外用制剂常见处方审核案例详解

【处方描述】

患者信息

性别：男；年龄：13岁

临床诊断：湿疹；皮炎

处方

药品名称	规格	用量	用法
高锰酸钾外用片	0.1g	0.1g	po，bid

【处方问题】

给药途径不适宜：高锰酸钾外用片口服用法不适宜。

【处方分析】

高锰酸钾外用片是高警示药品，在《医疗机构高警示药品分级管理推荐目录（2023版）》中属于C级高警示药品。高锰酸钾外用片仅供外用，切忌口服。水溶液易变质，故应临用前用温水配制，并立即使用；用于急性皮炎和急性湿疹时，临用前配制成1∶4000溶液，用消毒药棉或纱布润湿后敷于患处，渗出液多时，可直接将患处浸入溶液中药浴。

【干预建议】

（1）与医生沟通，修改用法成"外洗"或"外浴"。

（2）强化用药教育：禁止内服。儿童必须在成人监护下使用。应严格按用法与用量使用，避免浓度过高而损伤皮肤、黏膜。用药部位如有灼烧感、红肿等情况，应停止用药，并将局部药物洗净，必要时向医师咨询。

五、加压素（静脉注射或骨髓腔内注射）

加压素（静脉注射或骨髓腔内注射）是高警示药品，在《医疗机构高警示药品分级管理推荐目录（2023版）》中属于B级高警示药品。加压素（vasopressin，AVP），又称血管加压素或精氨酸加压素，是脑垂体后叶分泌的垂体后叶素的主要成分。目前国内加压素注射剂正处于临床试验阶段，暂未上市。

AVP药理作用快但持续时间短，应用时需注意心功能变化，可能会降低心脏指数。停止治疗后，可能会出现可逆性尿崩症，表现为多尿、少尿和高钠血症。停药后监测血清电解质、体液状态和尿量。研究表明，急诊休克抢救时，考虑到使用高剂量的肾上腺素不改善生存率或神经系统预后，还可能会引起心肺复苏后的心功能不全及心律失常，故亦推荐给予肾上腺素后，可予AVP经静脉或骨髓腔通路给药，替代肾上腺素治疗。

骨髓腔内通路输入药物的药代动力学、药效学及用药剂量与静脉用药相似。虽然具有操作成功率高、耗时短、易掌握的优势，但仍有一些潜在的并发症，如：液体外渗、蜂窝组织炎、局部脓肿、骨髓炎等感染，其他少见的并发症包括误入关节内、穿刺针断裂、骨折、脂肪栓塞等。为避免并发症的出现，应严格遵循无菌操作、密切监测穿刺部位、严格控制留置时间，一旦患者周围循环改善，则可以换用其他方式输液。

六、甲氨蝶呤（口服，非肿瘤用途）

（一）甲氨蝶呤（口服，非肿瘤用途）概述

甲氨蝶呤（methotrexate，MTX）是最早应用于临床并取得成功的抗叶酸剂。口服给药治疗时，除了可用于白血病和实体瘤，还可用于自身免疫性疾病的治疗。国内甲氨蝶呤口服制剂为片剂，最常见的规格是2.5mg。

MTX可抑制DNA、RNA及蛋白质合成，具有很强的免疫抑制和抗炎作用。

MTX原为抗肿瘤药，经剂量、用法调整后用作免疫抑制药。主要用于类风湿关节炎、银屑病关节炎、红斑性狼疮、脊柱关节病的周围关节炎、多肌炎、皮肌炎、多发性肉芽肿等自身免疫性疾病。间歇疗法可治疗多发性肉芽肿，起效较皮质激素、烷化剂或硫唑嘌呤迅速，故急性患者应首选本药。用于皮质激素无效的多肌炎、皮肌炎均见肌力改善、皮疹消退。据报道甲氨蝶呤特别适用于顽固的进行性多发性肌炎和顽固的进行性眼色素层炎，治疗1~2周后可使麻痹或失明的患者恢复一定的功能。其作用机制不明，可能与其抗炎作用有关。

应用免疫抑制量的甲氨蝶呤后24小时内再给适量的甲酰四氢叶酸，可对抗甲氨蝶呤的毒性，但几乎不影响其免疫抑制作用。

（二）甲氨蝶呤（口服，非肿瘤用途）用药错误风险因素及防范措施

1.药物相互作用 当本品在蛋白质结合位点上被其他药物所替代时，将产生潜在的药物毒性，这些药物包括：水杨酸盐、非甾体类抗炎药、磺胺、苯妥英。口服抗生素如四环素、氯霉素和不能吸收的广谱抗生素可能通过抑制肠道菌群或通过细菌抑制药物代谢，从而降低本品肠道吸收或干扰肝肠循环。青霉素和磺胺类可能降低本品肾清除率。丙磺舒能减少肾小管的转运功能，因此，本品与丙磺舒合用时应密切监测。

2.禁忌 禁用于肾功能已受损害、妊娠期和哺乳期妇女、营养不良、肝肾功能不全或伴有血液病者，如白细胞、血小板减少、贫血及骨髓抑制。

3.注意事项 用药期间应严格检查血常规。肝、肾功能不全患者慎用。大剂量用药时注意补液、碱化尿液及亚叶酸钙的应用。

4.**不良反应**　常见白细胞和血小板减少、骨髓抑制、口腔炎、恶心呕吐、腹泻、皮疹、肝肾功能损伤、脱发、肺炎、肺纤维化、吸收不良、骨质疏松、色素沉着等，妊娠早期可致畸胎。少数患者有月经延迟及生殖功能减退。还可引起的神经系统症状（如疲乏、头晕、意识障碍、嗜睡、抽搐、惊厥等），影响驾驶及操作机械；可导致光敏反应，用药期间避免无防护下过度地接受阳光或太阳灯的照射；可引起血尿酸水平升高，痛风或高尿酸血症患者使用时应增加抗痛风药的剂量；用药期间应避免饮酒或含酒精的饮料。

5.**其他**　近年国外药品监管部门多次发布消息，提醒甲氨蝶呤片治疗类风湿关节炎等疾病时因错误改变给药频率导致中毒，甚至死亡的情况。2017年，原国家食品药品监督管理总局曾发布了一期《药品不良反应信息通报——关注甲氨蝶呤片的误用风险》，为使广大医务人员和患者了解该药品的误用风险。

（三）甲氨蝶呤（口服，非肿瘤用途）常见处方审核案例详解

案例 ❶

【处方描述】

患者信息

性别：男；年龄：48岁

临床诊断：类风湿关节炎；乙肝感染

处方

药品名称	规格	用量	用法
甲氨蝶呤片	2.5mg	10mg	po，qd

【处方问题】

给药频次不当：甲氨蝶呤片给药频次不适宜，导致给药剂量过大。

【处方分析】

甲氨蝶呤（非肿瘤用途）是高警示药品，在《医疗机构高警示药品分级管理推荐目录（2023版）》中属于C级高警示药品。MTX是高警示药品。应用MTX的用药要求严格，用量用法必须合理，以免造成严重不良后果。治疗类风湿关节炎时，MTX口服初始量一次7.5mg/wk；可酌情加量，处方中MTX一

周累积给药剂量达70mg。此外，接受MTX治疗可能加重活动性乙肝感染患者的肝损伤，还可能诱发乙肝病毒表面抗原阳性患者的乙型肝炎暴发，甚至死亡。因此，可将乙型肝炎感染视为相对禁忌证。对于此类患者，应慎重使用MTX，确需使用者在用药过程中除了监测肝功能外，应同时注意监测乙肝病毒DNA拷贝数，$> 1 \times 10^3$/ml者禁用MTX，肝、肾功能不全或年龄>50岁的乙肝病毒表面抗原阳性患者应避免应用MTX。

【干预建议】

1.与医生沟通，修改处方：给药频次应为每周一次给药。

2.用药教育：患者一旦自行过量服药，无论是否出现症状，或症状轻重，均建议及时就医。当遇到MTX过量时，应尽快给予亚叶酸钙、水化、碳酸氢钠碱化尿液等措施。还需注意，监测肝功能、乙肝病毒的病毒载量、MTX水平等。

案例 ❷

【处方描述】

患者信息

性别：女；年龄：31岁；备孕

临床诊断：银屑病

处方

药品名称	规格	用量	用法
甲氨蝶呤片	2.5mg	5mg	po, qd

【处方问题】

给药剂量不当：甲氨蝶呤片给药剂量不适宜。

【处方分析】

甲氨蝶呤（非肿瘤用途）是高警示药品，在《医疗机构高警示药品分级管理推荐目录（2023版）》中属于C级高警示药品。MTX是高警示药品。MTX针对不同疾病，不同的年龄人群有不同用法。口服给药是治疗银屑病最常用的方式，对于成年人，起始剂量为每周5~15mg，若疗效不佳，可每2~4周增加2.5mg，对剂量调整反应时间可能需要4~8周；最大剂量不宜>每周25mg；当病情缓解并得到控制1~2月后，可缓慢减量作维持治疗，剂量一般为每周

2.5~7.5mg。处方中MTX周剂量达到35mg，剂量偏大。

妊娠期应禁用MTX，如必须使用，用药前应停止妊娠；患者计划受孕，前期均须停用MTX至少3个月，最好是6个月。如果备孕前3个月内使用过小剂量MTX治疗的女性患者，则应在孕前和整个孕期补充叶酸（5mg/d）。

【干预建议】

（1）与医生沟通，修改处方，调整治疗方案。如果确需MTX治疗，应该停止备孕。

（2）MTX用药期间应做好避孕，并定期检查血常规、肝、肾功能；出现MTX毒性，考虑减量，必要时停药。

七、硫酸镁注射液

（一）硫酸镁注射液概述

硫酸镁是临床常用的一种镁盐制剂，在妇产科、儿科等科室常有使用，不同给药途径呈现不同的药理作用——外用可消炎，口服可导泻利胆，注射可降血压、防子痫。本品通过注射给药，可提高细胞外液中镁离子浓度，减少乙酰胆碱释放，抑制肌肉收缩，产生镇静、解痉、松弛骨骼肌的作用，也能降低颅内压。过量镁离子可直接舒张周围血管平滑肌，从而使血管扩张，血压下降，对子痫有治疗和预防作用。可直接抑制子宫平滑肌动作电位，抑制子宫平滑肌收缩，使宫缩频率减少，强度减弱，可治疗早产。妊娠及哺乳期妇女应用硫酸镁详见第四章高警示药品在特殊人群中应用。本品还可用于惊厥、尿毒症、破伤风、高血压脑病及急性肾性高血压危象等。

（二）硫酸镁注射液用药错误风险因素及防范措施

1.药物相互作用　与硫酸镁注射液配伍禁忌的药物有硫酸多黏菌素B、硫酸链霉素、葡萄糖酸钙、盐酸多巴酚丁胺、盐酸普鲁卡因、四环素、青霉素和萘夫西林（乙氧萘青霉素）等。

2.禁忌　心脏传导阻滞、心肌损害、严重肾功能不全（内生肌酐清除率每分钟低于20ml）的患者及对本品过敏者禁用。

3.注意事项　因心肺毒性、呼吸抑制是本品最严重的副作用，用药前应了解患者心肺状况，有心肺疾病史的患者应慎用或不用。肾功能不全可导致镁排泄减少，易发生蓄积中毒，应监测血镁浓度。

静脉注射易引起呼吸抑制和低血压，滴注过快时有血压降低及呼吸暂停风险，应注意用量及给药速度，观察血压、定时做膝腱反射检查，测定呼吸次数，观察排尿量，抽血查血镁浓度。如出现膝腱反射明显减弱或消失或呼吸次数每分钟少于14~16次，每小时尿量少于25~30ml或24小时少于600ml，应及时停药。必要时胸部X线摄片，以便及早发现肺水肿。因静脉注射较为危险，应由有经验医生掌握使用，注射须缓慢，如有中毒现象（如呼吸肌麻痹等），缓慢（5~10min）静脉推注10%葡萄糖酸钙10ml以行解救。

4.不良反应

（1）引起高镁血症，尤其是肾功能不全时，易发生血镁积聚。一般血镁浓度超过2mmol/L时，出现皮肤潮红、口渴、心悸、血压下降、腱反射消失、呼吸抑制、心律失常等。血镁浓度达5mmol/L时，出现肌肉兴奋性受抑制，感觉反应迟钝，膝腱反射消失，呼吸受抑制；血镁浓度达6mmol/L时，可发生呼吸停止和心律失常，心脏传导阻滞；浓度进一步升高，可使心脏停搏。

（2）静脉注射硫酸镁可引起潮热、出汗、口干等症状，快速静脉注射时可引起恶心、呕吐、心慌、头晕，个别出现眼球震颤，减慢注射速度则症状消失。

（3）新生儿高镁血症，表现为肌张力低，吸吮力差，不活跃，哭声不响亮等，少数有呼吸抑制现象。

（4）少数妊娠期妇女出现肺水肿。

（5）极少数血钙降低，出现低钙血症。

（6）连续使用硫酸镁，可引起便秘，部分患者可出现麻痹性肠梗阻，停药后好转。

5.其他　硫酸镁注射液浓度为25%，外用硫酸镁溶液为50%。两药虽成分相似，但浓度、剂型、作用均不同。若使用错误，将危及生命。

（三）硫酸镁注射液常见处方审核案例详解

案例 ①

【处方描述】

（1）患者信息

性别：女；年龄：32岁

临床诊断：惊厥，急性坏死性胰腺炎，低钙血症

处方

药品名称	规格	用量	用法
葡萄糖注射液	5%，500ml	500ml	ivgtt，st
硫酸镁注射液	10ml：2.5g	2.5g	ivgtt，st
葡萄糖酸钙注射液	10ml：1g	1g	ivgtt，st

【处方问题】

联合用药不适宜：硫酸镁注射液与葡萄糖酸钙注射液之间存在配伍禁忌。

【处方分析】

硫酸镁注射液是高警示药品，在《医疗机构高警示药品分级管理推荐目录（2023版）》中属于A级高警示药品。急性坏死性胰腺炎患者可出现阶段性的血镁、血钙下降。处方中应用硫酸镁注射液一方面起抗惊厥作用，另一方面提升血镁，而同瓶输注的还有葡萄糖酸钙，其目的是治疗补充血钙。但硫酸镁与葡萄糖酸钙之间可形成微晶沉淀，两者存在配伍禁忌，不宜同瓶输注。

【干预建议】

建议医生修改处方，硫酸镁注射液与葡萄糖酸钙注射液分组分管进行缓慢输注。此外，提醒医生，极少数患者在使用硫酸镁后，血钙会降低，存在加重低血钙症的风险。

案例 ❷

【处方描述】

患者信息

性别：女；年龄：26岁

临床诊断：轻度低镁血症

处方

药品名称	规格	用量	用法
葡萄糖注射液	5%，500ml	500ml	ivgtt，bid
硫酸镁注射液	10ml：2.5g	2.5g	ivgtt，bid

【处方问题】

给药剂量不适宜：硫酸镁注射液日用量过大。

【处方分析】

硫酸镁注射液是高警示药品，在《医疗机构高警示药品分级管理推荐目录（2023版）》中属于A级高警示药品。正常血浆镁浓度介于0.8~1.05mmol/L，血浆镁低于0.75mmol/L为低镁血症。血清镁离子的有效治疗浓度为1.8~3.0mmoL/L，当血镁＞3.5mmol/L即可出现中毒症状。

轻度镁缺乏，25%硫酸镁注射液1g，深部肌内注射，或溶于5%葡萄糖注射液500ml中静脉滴注，每日总量为2g。处方中，硫酸镁日用量达到5g，易导致血镁过高而中毒。

【干预建议】

建议医生修改硫酸镁注射液用量，控制在日用量≤2g，并且密切观察呼吸等生命体征。一旦出现镁中毒，及时停用硫酸镁并缓慢（5~10min）静脉推注10%葡萄糖酸钙10ml。

八、凝血酶冻干粉

（一）凝血酶冻干粉概述

凝血酶冻干粉（Thrombin），为牛血或猪血中提取的凝血酶原，经激活而得的供口服或局部止血用凝血酶的无菌冻干制品。本品促使纤维蛋白原转化为纤维蛋白，应用于创口，使血液凝固而止血。临床用于手术中不易结扎的小血管止血、消化道出血及外伤出血等。

（二）凝血酶冻干粉用药错误风险因素及防范措施

1.药物相互作用

（1）本品遇酸、碱、重金属发生反应而降效。

（2）为提高上消化道出血的止血效果，宜先服一定量制酸剂中和胃酸后口服本品，或同时静脉给予抑酸剂。

（3）本品还可用磷酸盐缓冲液（pH7.6）或冷牛奶溶解。如用阿拉伯胶、明胶、果糖胶、蜂蜜等配制成乳胶状溶液，可提高凝血酶的止血效果，并可适当减少本品用量。

2.禁忌　本品严禁注射。

3.注意事项

（1）如误入血管可导致血栓形成、局部坏死危及生命。

（2）本品必须直接与创面接触，才能起止血作用。

（3）本品应新鲜配制使用。

4.不良反应

（1）偶可致过敏反应，应及时停药。

（2）外科止血中应用本品曾有致低热反应的报道。

5.其他 凝血酶冻干粉局部给药用于手术中不易结扎的小血管止血、消化道出血及外伤出血等。凝血酶冻干粉的包装看上去就像注射用粉剂，包装上也写了严禁注射。国内也出现多起误将凝血酶冻干粉静脉注射的案例。

我国上市药品中有一种静脉给药的药品，通用名为"注射用血凝酶"，两种药品名称相近，临床上均为止血药，给药途径却大相径庭。严禁注射的"凝血酶"与可以注射的"血凝酶"只是字的顺序不同，极易混淆。

（三）凝血酶冻干粉常见处方审核案例详解

案例 ❶

【处方描述】

患者信息

性别：男；年龄：42岁

临床诊断：酒精中毒；胃出血

处方

药品名称	规格	用量	用法
凝血酶冻干粉	2000单位	2000单位	ivgtt，qd

【处方问题】

给药途径不当：凝血酶冻干粉以静脉滴注给药不适宜。

【处方分析】

凝血酶冻干粉是高警示药品，在《医疗机构高警示药品分级管理推荐目录（2023版）》中属于B级高警示药品。凝血酶冻干粉，为局部止血药，不能够静脉注射，是因为其主要成分中的凝血酶可以使血小板聚集，从而在血管中形成血栓，堵塞血管，造成局部组织的缺血甚至坏死。

【干预建议】

（1）与医生沟通，修改药品给药方式，改为口服或局部灌注。

（2）药师应严格依据说明书内容进行调配及宣教。

九、硝普钠注射液

（一）硝普钠注射液概述

硝普钠的主要药理作用是舒张血管平滑肌，扩张外周动脉和静脉。硝普钠对静脉的活性高于动脉，静脉扩张可促进外周血液汇集，减少静脉血回流至心脏，从而降低左心室舒张末期压力和肺毛细血管楔压（前负荷）；小动脉扩张可降低全身血管阻力、动脉收缩压和平均动脉压（后负荷）；冠状动脉也会发生扩张。

临床用于：①血压急症，如高血压危象、高血压脑病、恶性高血压、嗜铬细胞瘤手术前后阵发性高血压等的紧急降压，也可用于外科麻醉期间进行控制性降压；②用于急性心力衰竭，包括急性肺水肿。亦用于急性心肌梗死或瓣膜（二尖瓣或主动脉瓣）关闭不全时的急性心力衰竭。

（二）硝普钠注射液用药风险错误因素及防范措施

1.输注速度 成人常用的起始速度为0.5μg/（kg·min），根据治疗反应以0.5μg/（kg·min）递增调整，常用剂量为3μg/（kg·min），极量为10μg/（kg·min）；小儿按体重1.4μg/（kg·min），根据效应逐渐调整用量。

硝普钠的降压作用在起效和失效方面非常迅速，输注速度的微小变化可能会导致血压较大变化；输注速度的短暂过快可导致过度低血压，有时会低至危及重要器官灌注水平。因此在需要上调滴速以达到期望血压前，应在当前输注速度下观察5分钟以确认疗效。建议使用输液泵，静脉慢速给药，切不可直接推注。使用过程中必须持续监测血压，建议在监护室内使用，尤其是老年患者。

2.溶媒与浓度 根据所需浓度，将含有50mg硝普钠的硝普钠注射液在250~1000ml的5%葡萄糖注射液中稀释。配制好的硝普钠溶液不宜加入其他药品。硝普钠溶液可与痕量污染物发生反应而失去活性。这些反应的产物通常会导致溶液颜色变为蓝色、绿色或红色，或比初始未发生反应的浅褐色硝普钠溶液更亮。如果溶液变色或有可见异物，应弃用。

3.避光使用 硝普钠溶液对光敏感，溶液稳定性较差，需要临用新配，使用时应对稀释溶液使用遮光袋、铝箔或其他不透明材料遮盖，但不需要覆盖输液滴管或输液软管。

4.使用疗程 硝普钠治疗如果超过72小时，应监测血浆中氰化物以及硫氰酸盐的浓度，氰化物不超过3μmol/ml，硫氰酸盐不超过100μg/ml。长期快速输注后可能会产生硫氰酸盐毒性反应，尤其是肾功能受损患者。因此肾功能受损患者需长期使用硝普钠时，应每天监测硫氰酸盐的血药浓度，及时调整剂量或改用其他降压药替代，避免出现蓄积中毒现象。

5.不良反应 主要有低血压、氰化物或硫氰酸盐中毒、高铁血红蛋白血症。

（1）低血压 血压降低过快过剧，出现眩晕、大汗、头痛、肌肉颤搐、神经紧张或焦虑，烦躁、腹痛、反射性心动过速或心律失常、恶心、心悸、不安、干呕和胸骨后不适。低血压症状的发生与给药速度有关，与给药总量关系不大。当输注速度减慢或停止时，这些症状会很快消失，且继续（或恢复）缓慢输注时不会再次出现。

麻醉中控制降压时突然停用本品，尤其血药浓度较高而突然停药时，可能发生反跳性血压升高。

（2）氰化物或与硫氰酸盐中毒 硝普钠的毒性反应来自其代谢产物氰化物和硫氰酸盐，氰化物是中间代谢物，硫氰酸盐为最终代谢产物，如果氰化物不能正常地转换为硫氰酸盐，会造成氰化物血浓度升高，即使硫氰酸盐的血浓度正常也可会出现中毒反应。氰化物中毒或超量时，可出现反射消失、昏迷、心音遥远、低血压、脉搏消失、皮肤粉红色、呼吸浅、瞳孔散大等症状。应停止给药并对症治疗。

通过输注硫代硫酸盐来加速消除氰化物时，硫氰酸盐的产量会明显增加。硫氰酸盐在1mmol/L（60mg/l）的血清水平下具有轻微神经毒性（耳鸣，瞳孔缩小，反射亢进）；当血清水平高出3~4倍（200mg/l）时，硫氰酸盐毒性会危及生命。硫氰酸盐中毒或超量时，可出现运动失调、视力模糊、谵妄、眩晕、头痛、意识丧失、恶心、呕吐、耳鸣、气短。长时间输注硝普钠后，稳态硫氰酸盐水平随着输注速度的增加而升高，累积半衰期为3~4天。为保持稳态硫氰酸盐水平低于1mmol/l，长时间输注硝普钠不应超过3μg/（kg·min）；无尿患者的限度仅为1μg/（kg·min）。长时间输注速度高于上述速度时，应每天监测硫氰酸盐水平。

（3）高铁血红蛋白血症 硝普钠输注可导致血红蛋白螯合为高铁血红蛋白。临床上显著的高铁血红蛋白血症（>10%）在接受硝普钠治疗的患者中很少见。对于硝普钠用药大于10mg/kg的患者来说，即使有足够的心输出量和足够的动脉PO_2，若仍表现出氧输送受损迹象时，应考虑高铁血红蛋白血症诊断。高铁血红蛋白血通常呈巧克力棕色，暴露在空气中时颜色不会变化。

（4）其他不良反应　包括心血管系统的心动过缓，心电图改变，心动过速；内分泌系统的甲状腺功能减退症；消化系统的肠梗阻；血液系统的血小板聚集功能降低；神经系统的颅内压增高；其他如输液部位潮红，静脉条纹，输液部位刺激等。

6.联合用药　硝普钠与其他降压药同用可使血压剧降；与多巴酚丁胺同用，可使心排血量增多而毛细血管嵌压降低；与拟交感胺类同用，会减弱硝普钠的降压作用；与磷酸二酯酶5抑制剂同用，会增强硝普钠的降压作用。

7.其他疾病的影响

（1）脑血管或冠状动脉供血不足，对低血压的耐受性降低。

（2）麻醉中控制性降压时，如有贫血或低血容量应先予纠正再给药。

（3）脑病或其他颅内压增高时，扩张脑血管可能进一步增高颅内压。

（4）肝、肾功能损害时，硝普钠可能会加重肝、肾损害。

（5）甲状腺功能过低时，硝普钠的代谢物硫氰酸盐可抑制碘的摄取和结合，可能会加重原病情。

（6）肺功能不全时，硝普钠可能会加重低氧血症。

（7）维生素B_{12}缺乏时，使用硝普钠可能会加重病情。

（三）硝普钠注射液常见处方审核案例详解

【处方描述】

患者信息

性别：男；年龄：68岁；体重：60kg

血压：230/120 mmHg

临床诊断：高血压危象

处方

药品名称	规格	用量	用法
硝普钠注射液	50mg	100mg	ivgtt，qd
5%葡萄糖注射液	250ml	250ml	ivgtt，qd

滴注速度为2ml/min。

【处方问题】

用法用量不适宜：硝普钠注射液的用量不适宜。

【处方分析】

硝普钠注射液是高警示药品，在《医疗机构高警示药品分级管理推荐目录（2023版）》中属于A级高警示药品。

硝普钠注射液药品说明书中用法用量项下：输注速度为0.5~10μg/（kg·min），根据治疗反应以0.5μg/（kg·min）递增调整，常用剂量为3μg/（kg·min）。患者体重60kg，计算硝普钠的常用剂量为180μg/min，给药剂量范围为30~600μg/min。处方以硝普钠注射液100mg溶于5%葡萄糖注射液250ml中，滴注速度2ml/min，滴注速度过快，血压骤降，容易诱发心律失常，甚至导致不可逆的缺血性损伤或死亡。实际给药量为800μg/min，高于给药极量，为超剂量用药，患者血压骤降诱发心律失常的风险极大。

【干预建议】

根据药品说明书用量调整给药剂量，将硝普钠注射液50mg溶于5%葡萄糖注射液250ml中，以30μg/min为起始剂量，再根据患者的治疗反应递增调整，以降低患者因血压下降过快诱发心律失常的风险。

十、异丙嗪（静脉注射）

（一）异丙嗪（静脉注射）概述

异丙嗪是吩噻嗪类抗组胺药，也可用于镇吐、抗晕动以及镇静催眠。其主要药理作用及机制为：①抗组胺作用，组织释放的组胺竞争H_1受体，能拮抗组胺对胃肠道、气管、支气管或细支气管平滑肌的收缩或挛缩，解除组胺对支气管平滑肌的致痉和充血作用；②止吐作用，可能与抑制了延髓的催吐化学感受区有关；③抗晕动症，可能通过中枢性抗胆碱性能，作用于前庭和呕吐中枢及中脑髓质感受器，阻断前庭核区胆碱能突触迷路冲动的兴奋；④镇静催眠作用，可能与间接降低脑干网状上行激活系统的应激性有关。

盐酸异丙嗪注射液临床用于：①皮肤黏膜的过敏，如长期的、季节性的过敏性鼻炎、血管运动性鼻炎、过敏性结膜炎、荨麻疹、血管神经性水肿、对血液或血浆制品的过敏反应及皮肤划痕症等；②晕动病，防治晕车、晕船、晕飞机；③用于麻醉和手术前后的辅助治疗，包括镇静、催眠、镇痛、止吐；

④用于防治放射病性或药源性恶心、呕吐。

盐酸异丙嗪注射液一般肌内注射，根据不同适应证，成人用量为：①抗过敏，一次25mg，必要时2小时后重复，严重时25~50mg，最高不超过100mg，特殊紧急情况下可用灭菌注射用水稀释至0.25%缓慢静脉注射；②止吐，一次12.5~25mg，必要时每4小时重复一次；③镇静催眠，一次25~50mg。小儿常用量根据按体重或体表面积换算：①抗过敏，0.125mg/kg或3.75mg/m^2，每4~6小时一次；②抗眩晕，睡前按需给予，0.25~0.5mg/kg或7.5~15mg/m^2，或一次6.25~12.5mg，每日三次；③止吐，0.25~0.5mg/kg或7.5~15mg/m^2，必要时每4~6小时重复，或每次12.5~25mg，必要时每4~6小时重复；④镇静催眠，必要时0.5~1mg/kg或每次12.5~25mg。

（二）异丙嗪（静脉注射）用药风险错误因素及防范措施

1.给药途径 盐酸异丙嗪注射液说明书建议给药途径为肌内注射；禁止皮下注射，因为它可能导致组织坏死；任何情况下都不应通过动脉内注射给药，因为可能会发生严重的动脉痉挛和坏疽；只有在特殊紧急情况下（仅限于其受益明显高于风险的患者），可用灭菌注射用水稀释至0.25%，缓慢静脉注射。静脉给药时水浓度不超过25mg/ml，给药速度不超过25mg/min。如在静脉注射时出现疼痛，应立即停止注射，以评估可能的动脉注射或血管周围渗出。

2.配伍禁忌 盐酸异丙嗪注射液不宜与氨茶碱混合注射。

3.相互作用 盐酸异丙嗪注射液与部分药物存在相互作用。

（1）盐酸异丙嗪注射液干扰糖耐量、妊娠尿检结果，在葡萄糖耐量试验中可显示葡萄糖耐量增加，干扰尿妊娠免疫试验使结果呈假阳性或假阴性。

（2）盐酸异丙嗪注射液与乙醇或其他中枢神经抑制剂，特别是麻醉药、巴比妥类、单胺氧化酶抑制剂或三环类抗抑郁药同用时，可增加异丙嗪或（和）这些药物的效应，需要调整剂量。

（3）盐酸异丙嗪注射液与抗胆碱类药物同用时，尤其是阿托品类，能增强异丙嗪的抗毒蕈碱样效应。

（4）盐酸异丙嗪注射液与溴苄铵、胍乙啶等降压药同用时，能增强降压效应；与肾上腺素同用时，可拮抗肾上腺素的 α 作用，使 β 作用占优势。

（5）盐酸异丙嗪注射液与顺铂、巴龙霉素及其他氨基糖苷类抗生素、水杨酸制剂和万古霉素等具有耳毒性的药物同用时，可掩盖产生的耳毒性症状。

4.不良反应 异丙嗪属吩噻嗪类衍生物，小剂量应用盐酸异丙嗪注射液时无明显副作用，但大量和长时间应用时可出现吩噻嗪类常见的副作用。

（1）较常见的有嗜睡；较少见的有视力模糊或色盲（轻度）、头晕目眩、口鼻咽干燥、耳鸣、皮疹、胃痛或胃部不适感、反应迟钝（儿童多见）、晕倒感（低血压）、恶心或呕吐（进行外科手术和/或并用其他药物时），甚至出现黄疸。

（2）增加皮肤对光的敏感性，多恶梦，易兴奋，易激动，幻觉，中毒性谵妄，儿童易发生锥体外系反应，上述反应发生率不高。

（3）心血管的不良反应很少见，可见血压增高，偶见血压轻度降低；白细胞减少、粒细胞减少症及再生不良性贫血则属少见。

5.病理生理　有以下疾病/症状的患者需谨慎选用盐酸异丙嗪注射液：急性哮喘，膀胱颈部梗阻，骨髓抑制，心血管疾病，昏迷，闭角型青光眼，肝功能不全，高血压，胃溃疡，前列腺肥大症状明显者，幽门或十二指肠梗阻，呼吸系统疾病（尤其是儿童，服用本品后痰液黏稠，影响排痰，并可抑制咳嗽反射），癫痫患者（注射给药时可增加抽搐的严重程度），黄疸，各种肝病以及肾功能衰竭，Reye综合征（异丙嗪所致的锥体外系症状易与Reye综合征混淆）。此外，应用盐酸异丙嗪注射液时，需特别注意患者有无肠梗阻症状，以及是否存在药物的过量、中毒等问题，因为该类症状或体征可被异丙嗪的镇吐作用所掩盖。

（三）异丙嗪（静脉注射）常见处方审核案例详解

【处方描述】

患者信息

性别：男；年龄：53岁

临床诊断：非小细胞肺癌

处方

药品名称	规格	用量	用法
盐酸异丙嗪注射液	50mg	50mg	iv，qd
地塞米松注射液	5mg	20mg	iv，qd

30分钟后给予紫杉醇注射液化疗

【处方问题】

给药途径不适宜：盐酸异丙嗪注射液给药途径不适宜。

【处方分析】

异丙嗪（静脉注射）是高警示药品，在《医疗机构高警示药品分级管理推荐目录（2023版）》中属于B级高警示药品。盐酸异丙嗪注射液说明书建议给药途径为肌内注射，只有在特殊紧急情况下（仅限于其受益明显高于风险的患者）用灭菌注射用水稀释至0.25%，缓慢静脉注射。为了预防发生严重的过敏反应，接受化疗药紫杉醇注射液治疗的所有患者先进行预防用药，即化疗前30~60分钟左右静脉滴注地塞米松20mg，静脉注射/深部肌内注射苯海拉明或同类药50mg，以及静脉滴注西咪替丁300mg或雷尼替丁50mg。医嘱使用盐酸异丙嗪注射液是预防紫杉醇的严重过敏反应，不属于特殊紧急情况，且静脉注射盐酸异丙嗪注射液对血管内皮及周围组织有高度腐蚀性，患者的风险远高于受益，故盐酸异丙嗪注射液应选择肌内注射的给药方式，以降低不良反应的发生概率。

【干预建议】

盐酸异丙嗪注射液改用肌内注射的给药方式，以降低不良反应的发生几率，保障患者的用药安全。

参考文献

［1］陈新谦，金有豫，汤光等.陈新谦新编药物学［M］.18版.北京：人民卫生出版社，2018.

［2］中国抗癌协会肿瘤营养专业委员会.镇痛药物不良反应专家共识［J］.肿瘤代谢与营养电子杂志，2021，8（2）：139-143.

［3］中华医学会临床药学分会，中国药学会医院药学专业委员会，中华医学会肾脏病学分会.碘对比剂诱导的急性肾损伤防治的专家共识［J］.中华肾脏病杂志，2022，38（3）：265-288.

［4］马柯.糖皮质激素在疼痛微创介入治疗中的应用——中国专家共识［J］.中国疼痛医学杂志，2017，23（06）：401-404.

［5］中华医学会心血管病学分会，中国生物医学工程学会心律分会.抗心律失常药物临床应用中国专家共识［J］.中华心血管病杂志，2023，51（3）：256-269.

［6］云南省药事管理及临床药学质量控制中心.云南省高浓度氯化钾注射液临床使用与管理专家共识［J］.中国药房，2021，32（2）：129–132.

［7］中华医学会心血管病学分会，中国生物医学工程学会心律分会.抗心律失常药物临床应用中国专家共识［J］.中华心血管病杂志，2023，51（3）：256–269.

［8］中华医学会肠外肠内营养学分会.肠外营养安全输注专家共识［J］.中华护理杂志，2022，57（12）：1421–1426.

［9］中国老年保健医学研究会老龄健康服务与标准化分会.中国老年人用药管理评估技术应用共识（草案）［J］.中国老年保健医学，2019，17（4）：16–19.

［10］中华医学会心电生理和起搏分会，中国医师协会心律学专业委员会.2020室性心律失常中国专家共识（2016共识升级版）［J］.中华心律失常学杂志，2022，26（2）：21.

［11］郑英丽，丁征.抗凝（栓）门诊标准操作规程专家共识［J］.中国循环杂志，2019，34（10）：944–950.

［12］中华医学会放射学分会磁共振学组，中华医学会放射学分会质量控制与安全工作委员会.钆对比剂临床安全性应用中国专家建议［J］.中华放射学杂志，2019，53（7）.

［13］中华医学会糖尿病学分会.中国老年2型糖尿病防治临床指南（2022年版）［J］.中国糖尿病杂志，2022，30（01）：2–51.

［14］中华医学会糖尿病学分会.中国2型糖尿病防治指南（2020年版）（下）［J］.中国实用内科杂志，2021，41（09）：757–784.

［15］中华医学会糖尿病学分会.中国2型糖尿病防治指南（2020年版）（上）［J］.中国实用内科杂志，2021，41（08）：668–695.

［16］黄靓，许静，陈杰.哺乳期用药处方审核实践［J］.今日药学，2021，31（3）：227–230.

［17］中华医学会重症医学分会.中国成人ICU镇痛和镇静治疗指南［J］.中华重症医学电子杂志，2018，4（2）：90–113.

［18］湖北省抗癌协会癌症康复与姑息治疗专业委员会.芬太尼透皮贴剂临床合理用药指南［J］.医药导报，2021，40（11）.

［19］中国药理学会.《严重过敏反应急救指南》推荐意见［J］.药物不良反应

杂志，2019，21（2）：85-91.

[20] The American Association of Oral and Maxillofacial Surgeons，American College of Radiology，American Dental Association，et al. Practice Guidelines for Moderate Procedural Sedation and Analgesia 2018：A Report by the American Society of Anesthesiologists Task Force on Moderate Procedural Sedation and Analgesia［J］．Anesthesiology，2018，128：437-479.

[21] 梁爱文.客观认识中药注射剂［J］.中国食品药品监管，2019，（7）：34-39.

[22] 江贺春，倪伟健，伍章保.我院高警示药品管理及风险控制［J］.中国药房，2021，32（09）：1108-1113.

[23] 王怡苹，秦侃，刘芳，等.高渗葡萄糖注射液管理策略的研究［J］.中国医院药学杂志，2018，38（21）：2273-2275.

[24] 梅隆，李飒，甄健存.关注抗肿瘤类高警示药品的用药安全［J］.中国医院药学杂志，2019，39（3）：310-312.

第四章 高警示药品在特殊人群中应用概况

第一节 高警示药品在老年人中应用

一、老年人使用高警示药品概况

根据我国《老年人权益保障法》第2条规定老年人的年龄起点标准是60周岁。随着社会老龄化的加深，中国老年人占人口比例逐渐升高，2021年5月11日，第七次全国人口普查结果显示，中国60岁及以上人口为26402万人，占18.70%，其中，65岁及以上人口为19064万人，占13.50%。我国已进入老年化社会。

部分老年人患有多种疾病，治疗中常需使用高警示药物，不良反应/事件发生概率高于其他年龄群体。根据全国药品不良反应监测网络的报告，2022年共收《药品不良反应/事件报告表》202.3万份，其中32.5%为65岁以上老年人；2022年化学药品、生物制品不良反应/事件报告中，65岁以上老年人报告占32.6%。

老年人使用高警示药品时，医务人员应对药品使用全流程进行持续关注和管理：权衡利弊确定是否使用高警示药品，选择最合适的药物，制定适宜的给药计划和剂量，监测药物有效性和毒性，以及对患者进行用药教育。

老年人使用高警示药品发生时，不良反应发生率和病死率均较高，常见不良反应除皮疹、胃肠道反应等一般症状外，多见精神症状、跌倒、骨折、大小便失禁、长期卧床、血栓等严重不良事件，可能进一步加重原患疾病，丧失生活能力，影响老年人生活质量。所以，老年人使用高警示药品要充分权衡、遵循个体化及最佳受益原则，确保用药合理性。

二、老年人健康用药评价标准

目前，国际上并没有通用的高警示药品在老年人中用药不适当的评价标准，医师及药师通常根据临床经验，参考老年人健康用药的辅助工具进行评价。判断老年患者潜在性不适当用药（potentially inappropriate medication，PIM）的标准中，目前广泛应用的有Beers标准（2019版）和老年人不适当处方筛查工具（screening tool of older persons prescriptions，STOPP），老年人处方遗漏筛查工具（screening tool to alert to right treatment，START）。临床多以Beers标准作为老年人合理用药的评价依据。2014至2016年，首都医科大学宣武医院牵头，联合解放军总医院、北京医院和我国老年临床医学和临床药学专家，在借鉴多个国家和地区老年人PIM判断标准的基础上，参考22家医院60岁以上老年患者的用药数据，初步研制出《中国老年人疾病状态下潜在不适当用药初级判断标准》和《中国老年人潜在不适当用药目录》。2017年经各领域专家进一步修订后，发布了《中国老年人潜在不适当用药判断标准》。

PIM目录的制定，有助于降低处方风险，为开展老年人合理用药监测提供技术支持，并最终降低老年人用药风险，减少伤害和医疗费用。目前，老年人PIM目录与高警示药品并不完全一致，已有专家提议，希望将风险强度高的PIM药品纳入高警示药品范畴。

三、老年人合理使用高警示药品

（一）老年人使用高警示药品存在的问题及改进措施

因为高警示药品所批准的剂量可能并不适合老年人。由于药动学和药效学存在年龄相关性变化，故老年人使用高警示药品时应特别谨慎。应注意以下事项：定期审查是否需要调整药物治疗方案；停止使用不必要的高警示药品；必要时采用非药物替代策略或使用更安全的替代药物；使用尽可能低的有效剂量的高警示药品。

老年人使用高警示药品时，须特别注意药品剂量。随着年龄增长，身体脂肪、骨骼肌比例变化，导致分布容积改变。加之老年人肾脏功能下降，药物清除率可能降低。所以老年人使用高警示药品后，通常会药物储库增大、药物清除率降低、药物的半衰期延长、血浆药物浓度升高。因此，应定期监测检验相关指标。

（二）老年人使用高警示药品的用药监护

部分注射剂型高警示药品的渗透压较高，使用时如发生外渗，可能导致皮肤肿胀、疼痛、皮下出血等反应，患者有刺痛及灼烧感，严重的导致组织在8~10小时后变性坏死。医务人员应对老年患者进行用药教育和指导，静脉注射时获得老年患者的理解和主动配合，在注射时尽量不要活动，避免针头偏移，防止药物外渗。注射中及注射后，医务人员应仔细观察和询问患者，防止不良反应出现，并在发现药物外渗时及时处理。

药师应了解和掌握老年人的初始状况、病情和治疗过程，熟悉可能产生的不良反应，分析患者的内在因素（性别、疾病、药物不良反应史等）对药动学及药效学的影响，预测治疗过程中可能出现的不良反应。临床药师应根据老年人的药物治疗方案，调整药学监护重点，对于潜在不良反应风险较大的高警示药品应经常与临床沟通、密切监测，必要时建议调整治疗方案。

医院要建立并完善高警示药品在老年患者临床使用中的安全管理体系，部署高警示药品不良反应监测系统，及时发现并解决高警示药品在临床使用中的问题。

第二节　高警示药品在儿童中应用

一、儿童使用高警示药品概况

儿童用药是指14岁（含）以下未成年人使用的专用药品。儿童作为一个相对特殊的群体，机体脏器和组织结构的生理功能发育尚未完全，免疫力低下，药物代谢酶分泌不足或缺少，血浆蛋白结合能力差，对水、电解质的代谢功能较差，故对药物的吸收、分布、代谢和排泄等与成人不同，对药物的敏感性和耐受性与成人相差较远，因此临床用药时应了解儿童发育时期的生理、病理特点及体质特征，在医师指导下合理用药。

2021年国家药品不良反应监测网络共收到来自医疗机构196.2万份14岁以下儿童患者相关的《药品不良反应/事件报告》占8.4%。2021年化学药品、生物制品不良反应/事件报告中，14岁以下儿童患者的报告占8.6%。2021年中药不良反应/事件报告中，14岁以下儿童患者占5.7%。

二、儿童应用高警示药品的案例

（一）儿童应用高警示药品案例

2013年，来自13个国家的34个专家组成评审委员会启动了制定儿童患者高警示药品目录的项目。最终14种药物和4类药物达到75%的通过率。这

14种药物分别是：胺碘酮、地高辛、多巴胺、肾上腺素、芬太尼、庆大霉素、肝素、胰岛素、吗啡、去甲肾上腺素、苯妥英钠、钾、异丙酚和他克莫司。

4类药物分别是：化疗药物、免疫抑制药、脂质/全静脉营养、阿片类。

2015年一所法国儿童大学医院进行了一项研究，研究的目的是制定该机构自己的儿童高警示药品目录，以便于确定儿童高警示药品使用的安全措施。该研究基于：①文献检索；②卫生保健专业人员包括医师、护士长、护士、药师的调查；③药物指导专业委员会出台了自己机构的高警示药品目录。基于上述方法该机构创建了高警示药品目录，包括27类药物和63种常见药物。该机构高警示药品目录中的一些药物没有被文献检索加以鉴别，包括神经-肌肉松弛药、抗疟疾药、抗病毒药、抗反转录病毒药、静脉用对乙酰氨基酚。

孙世光等在高警示药品说明书中儿童用药信息的研究分析了高警示药品说明书中无儿童用药信息的原因：一是由于药品说明书编写于药品上市前，其更新和完善常滞后于医学研究，造成了说明书中用药信息缺乏；二是基于医学伦理学方面的考虑，儿童不能作为药品临床试验的对象，导致儿童用药的临床试验少，因此，绝大多数新药上市时，都缺乏儿童用药的相关资料。为此，研究建议在儿童中开展临床试验以补充说明书缺陷，针对儿童群体用药的特殊性，开展循证药学研究，在临床药物使用中加大对药品不良反应数据的收集及对药物有效性的循证医学评价，广泛收集儿童用药信息作为可靠参考资料，以弥补说明书中儿童用药信息的不足，以支持正确的医疗行为，确保儿童用药安全、有效。

2017年，王春祥等发表了关于中国儿童高警示药品目录的文章，为儿童用药安全提供借鉴和参考。该目录以美国、荷兰和西班牙儿童高警示药品目录为基础，参考国内外儿童严重ADR文献报道，北京市、广东省、安徽省、湖南省和全军ADR监测中心儿童严重不良反应报告，合理用药国际网络（INRUD）临床安全用药监测网用药错误数据库中儿童用药错误报告，以及"医院处方分析合作项目"收集到的处方资料，建立中国儿童高警示药品初始目录。采用德尔菲法对初始目录进行专家论证，共遴选出17大类55种（类）药物纳入中国儿童高警示药品目录，每种药物附有1~4个风险点和1~4条建议。初步建立的中国儿童高警示药品目录可作为促进儿童合理用药、降低儿童用药风险的工具。中国儿童高警示药品目录详见表4-2-1。

表4-2-1　中国儿童高警示药品目录（55种/类）

药物名称	风险点	建议
解热镇痛抗炎药		
1.对乙酰氨基酚	肝损伤	避免重复用药，严格控制给药剂量
2.复方氨林巴比妥	①粒细胞缺乏症；②溶血性贫血、血小板减少性紫癜及再生障碍性贫血；③剥脱性皮炎及中毒性表皮坏死松解症	使用时权衡利弊，严格控制给药剂量
抗感染药物		
3.庆大霉素	①使用过量导致听力下降，严重者听神经变性和萎缩，导致不可逆耳聋、耳鸣；②剥脱性皮炎及中毒性表皮坏死松解症	儿童慎用，必须使用时需权衡利弊，严格控制给药剂量，密切监测血药浓度
4.万古霉素	①肾毒性；②耳毒性	在感染专科医生指导下应用，严格掌握适应证，密切监测血药浓度
5.青霉素类	交叉过敏反应，过敏性休克	用前询问过敏史并做皮肤敏感试验，严格控制给药剂量，抢救药品处于备用状态
6.克林霉素	①剥脱性皮炎；②肝、肾功能异常	①监测肝肾功能；②出生4周内婴儿禁用
7.利巴韦林	溶血性贫血、血红蛋白降低及粒细胞减少	严格掌握适应证，使用前权衡利弊
8.阿糖腺苷	①消化道反应和中枢神经系统反应，超量使用时反应加重；②易与阿糖胞苷名称混淆，导致用药错误	①避免重复用药；②严格掌握适应证和给药剂量
9.更昔洛韦	①肝损伤；②白细胞减少（粒细胞减少）及血小板减少等血常规值变化	①使用前权衡利弊；②严格掌握适应证；③仅供静脉滴注，不可肌内注射、快速给药或静脉注射；④用药期间定期监测血常规
呼吸系统用药		
10.氨茶碱	超剂量可致急性中毒，出现烦躁不安、大汗甚至休克、死亡	严格控制给药剂量
心血管系统用药		
11.胺碘酮	①心动过缓；②低血压	严格控制给药速度和剂量
12.地高辛	治疗窗窄，新生儿耐受性不稳定，易中毒	严格控制给药剂量，监测血药浓度，严防用药错误
13.普萘洛尔	心动过缓	严格控制给药速度和剂量
14.硝普钠	过量使用易引起低血压，肾功能不全患儿易致氰化物中毒	严格控制给药剂量和给药速度，需慢速静脉滴注，不可静脉注射

药物名称	风险点	建议
15.多巴胺	①药液渗出会造成局部组织坏死；②超剂量可造成心律失常、高血压、血流灌注不足	严格控制给药剂量、浓度、滴速，防止药液渗出，严防用药错误
16.肾上腺素	超剂量或肌内注射误入血管易致高血压	严格控制给药速度和剂量，严防用药错误
17.去甲肾上腺素	超剂量可出现高血压或不可逆性休克	严格控制给药剂量，严防用药错误
18.多巴酚丁胺	超剂量易导致高血压、心律失常	严格控制给药剂量，严防用药错误
19.去氧肾上腺素	超剂量易导致高血压、心律失常	严格控制给药剂量，严防用药错误
20.可乐定	超剂量易导致低血压、循环衰竭	严格控制给药剂量，严防用药错误
神经系统用药		
21.苯巴比妥	超剂量易导致呼吸暂停、低血压及呼吸抑制	严格控制给药剂量
22.氯硝西泮	超剂量易导致呼吸抑制	严格控制给药剂量
23.咪达唑仑	①超剂量可导致昏迷；②新生儿使用易致尿潴留	严格控制给药剂量，防止新生儿尿潴留
24.水合氯醛	超剂量易导致呼吸抑制、心律失常、死亡	严格控制给药剂量，严防用药错误
25.苯妥英钠	治疗窗窄，超剂量易中毒，系肝药酶诱导剂	监测血药浓度，严防毒性反应；注意对血糖和甲状腺功能的影响及配伍药物相互作用
26.卡马西平	①系肝药酶诱导剂，可致配伍药物作用效果改变；②严重中枢神经系统反应；③Stevens-Johnson综合征、中毒性表皮坏死松解症	①询问过敏史；②警惕药物相互作用；③监测血药浓度；④定期监测血常规、血尿素氮、肝功能及甲状腺功能等
27.奥卡西平	①Stevens-Johnson综合征、中毒性表皮坏死松解症；②低钠血症	①询问过敏史；②从小剂量开始服用，缓慢慎重加量
精神药物		
28.氟哌啶醇	①锥体外系反应；②心律失常、心肌损伤	严格控制给药剂量，严密监测不良反应
内分泌系统用药		
29.加压素	①超剂量可增加水钠潴留和低钠血症；②严重变态反应	严格控制给药剂量
30.胰岛素	超剂量导致低血糖、昏迷、死亡或神经损害	①仔细检查核对药品名称；②严格控制给药剂量，严防用药错误

续表

药物名称	风险点	建议
麻醉药与麻醉辅助用药		
31.丙泊酚	超剂量可致低血压、呼吸抑制	严格控制给药剂量和速度
32.芬太尼	静脉注射超剂量可致呼吸抑制、低血压	①严格控制给药剂量和速度；②停用14日后，方可应用单胺氧化酶抑制剂（如异烟肼）
33.吗啡	①口服剂量和静脉给药剂量混淆；②超剂量易导致呼吸抑制	严格控制给药剂量
34.维库溴胺	超剂量致呼吸衰竭、心搏骤停	严格控制给药剂量
血液系统用药		
35.肝素	①出血；②肝功不全者长期使用有形成血栓的倾向	严格控制给药剂量，查对浓度
36.维生素K	①可能发生严重过敏反应，超剂量尤甚；②静脉滴注过快可致死；③新生儿应用本品后可能出现高胆红素血症、黄疸和溶血性贫血	①严格控制给药剂量和速度；②新生儿慎用
泌尿系统用药		
37.呋塞米	①与氨基糖苷类合用增加肾毒性；②超剂量更易导致电解质紊乱、心律失常	①新生儿慎用；②给药时注意低剂量使用并延长给药间隔
糖类、盐类与酸碱平衡调节药		
38.氯化钾	超剂量导致心律失常、心脏骤停	严格控制给药剂量和浓度
39.高渗葡萄糖注射液（20%或以上）	补液过快、过多，可致心悸、心律失常，甚至急性左心衰竭	①严格执行浓度核对；②严格控制给药剂量和速度
40.浓氯化钠注射液	①给药速度过快过多可导致血压升高、头痛、头晕；②体重增加，出现水肿；③心率加速、胸闷、呼吸困难，肺部哮鸣音	严格控制补液量和速度
41.硫酸镁	①呼吸抑制、肌张力低；②新生儿高镁血症	严格控制补液量和速度
42.灭菌注射用水（容量大于100ml）	静脉注射易导致溶血、低钠血症等	严格执行用药核对，严格控制给药剂量，密切监测不良反应
免疫调节药		
43.他克莫司	超剂量导致冠脉缺血、心律失常	严格控制给药剂量
44.环孢素	①肾毒性；②有致癌可能	权衡利弊，严格控制给药剂量

药物名称	风险点	建议
45.抗肿瘤药	不良反应多，致死率高	严格检查核对，避免因给药方案复杂产生的用药
生物制品		
46.破伤风抗毒素	过敏性休克	①询问既往过敏史；②用药前进行皮肤敏感试验；③用药后需观察至少30分钟方可离开
抗过敏药		
47.异丙嗪注射剂	①呼吸抑制；②易发生锥体外系反应；③易发生低血压	严格控制给药剂量，密切监测不良反应
维生素类药、矿物质与微量元素以及营养药		
48.肠外营养药	严重过敏反应，超剂量尤甚	①密切监测不良反应；②避免由误读医嘱导致超剂量用药错误
X线造影与诊断用药		
49.碘普罗胺	①发生溶血等严重过敏反应；②肾毒性	①使用时严密监测；②确保抢救措施完备
中药注射剂		
50.炎琥宁	严重过敏反应，过敏性休克致死	慎用，权衡利弊，严格掌握适应证，低剂量给药
51.细辛脑	严重过敏反应，过敏性休克致死	慎用，权衡利弊，严格掌握适应证，低剂量给药
52.清开灵	严重过敏反应，过敏性休克致死	慎用，权衡利弊，严格掌握适应证，低剂量给药
53.双黄连	严重过敏反应，过敏性休克致死	慎用，权衡利弊，严格掌握适应证，低剂量给药
54.喜炎平	严重过敏反应，过敏性休克致死	慎用，权衡利弊，严格掌握适应证，低剂量给药
55.热毒宁	严重过敏反应，过敏性休克致死	慎用，权衡利弊，严格掌握适应证，低剂量给药

目前，《中国儿童高警示药品目录》可以作为干预和评估我国儿童用药的参考目录。可降低医师处方环节的风险，为药师开展儿童合理用药监测提供技术支持，以降低儿童用药风险，减少药源性伤害。在临床使用中，应根据药物上市、撤市信息以及上市药物安全性的最新循证医学证据，定期对目录内容进行更新和补充，以保证其实用性和准确性。

三、儿童合理使用高警示药品

(一)儿童使用高警示药品存在的问题及改进措施

目前，市场上儿童专用药品的规格、剂型较少，儿童用药主要以成年人药品替代，需根据儿童体重、年龄或体表面积进行折算，主要为经验用药。如地高辛制剂，市场供应的口服制剂只有0.25mg片剂，部分患儿只能采取口服四分之一片的办法，直径只有0.5cm的药片分成4份会造成分割不精确、患儿服用剂量不准，且易污染药品，造成很大用药风险。部分药品拆成"半粒""半片"会破坏药物剂型结构，影响生物利用度和药物效应，甚至造成意外。

儿童高警示药品应根据疾病需要优先选择安全的、有儿童剂型和规格的。无儿童专用规格的药品应根据儿童体重、体表面积进行折算。对于具有耳、肾或肝毒性的药物需进行血药浓度监测，并提示医师、药师特别关注。

(二)儿童使用高警示药品的用药监护

儿童用药监护应注意儿童用药的依从性不如成人。风险和伤害均较成人大。对于无儿童适宜规格、需分剂量操作的高警示药品，应制定相应的操作规范，鼓励采用自动化分包的剂型或制备为便于儿科人群服用的混悬液、口服液、糖浆等。对于使用特殊装置药品、眼药、外用药等特殊剂型的儿童，特定慢性病需要特殊用药监护的儿童，药师应主动向儿童及其看护人提供标准化的用药教育和指导。

第三节　高警示药品在妊娠及哺乳期妇女中应用

一、妊娠及哺乳期妇女使用高警示药品概况

妊娠期及哺乳期妇女是一个特殊的群体，特殊的生理特点决定了用药的特殊性。妊娠期用药时，一方面药物可穿过胎盘屏障进入胎儿体内，产生不良影响，严重时可致畸甚至死亡。另一方面，妇女妊娠期罹患疾病，如不能及时治疗，在给母体带来损害的同时，也会影响胎儿健康。

哺乳期进行药物治疗时，几乎所有药物都能通过血浆乳汁屏障转运至乳

汁。而乳儿的生理特点使其可能对部分药物具有高度敏感性和较差的耐受性。因此，妊娠期及哺乳期妇女用药需要特别谨慎。

（一）妊娠期妇女使用高警示药品概况

人类胎儿的发育经历可分为胚胎早期、胚胎期、胎儿期三个阶段，药物对胎儿的损害情况，与用药时的胎龄密切相关，不同发展阶段的胎儿对药物的敏感性差别较大。

（1）胚胎早期（着床前期）　指受精后两周内，即末次月经的14~28天。妊娠第一周，胚胎处于卵裂和原肠形成过程。这一阶段的胚胎如受到某些药物如抗代谢药、麦角生物碱、己烯雌酚等的影响，可致妊娠终止。受精后两周内，受精卵分裂，胚泡植入完成且形成二胚层。这个时期药物对胚胎的影响是"全或无"，即药物对胚胎要么有影响，引起孕体死亡导致流产，要么没有影响可继续怀孕，一般不会导致胎儿器官畸形。在此期间，绝大多数药物都适用于"全或无"的理论，仅少数不适用于这个理论的特例药物，门诊常用药物有利巴韦林、异维A酸等，以及预防麻疹、风疹、腮腺炎的减毒活疫苗，这些药物在审核处方时应禁用。

（2）胚胎期（胚胎器官形成期）　指受精后14~56天，即停经后28~70天。在胚胎期，细胞分化迅速，发生一系列的形态变化，胚胎各器官处于发育形成阶段，细胞开始定向发育，受有害物质作用后，不易通过细胞分化的代偿来修复，极易发生形态上的异常，导致畸形发生，是致畸高度敏感期。此期若受到某些药物如乙醇、锂、苯妥英、异维A酸、沙利度胺等的作用，可出现严重的结构畸形。

（3）胎儿期　指器官形成结束（以硬腭闭合为标志）后。系指妊娠56~58天开始，直至分娩。妊娠3个月后，大部分器官已形成，致畸物对多数器官影响较弱，造成畸形的可能性相对较小，但此时胎儿仍在继续生长发育，对于某些需经较长时间分化、发育完善的器官（如生殖器官、中枢神经系统等），仍能产生影响，导致耳聋、失明、智力低下，甚至死胎。某些药物对中枢神经系统的影响可贯穿整个孕期甚至出生后。近年来，关于药物对胎儿中枢神经系统的损害有所重视。但就神经行为的研究来说，尚处于基础试验阶段，有些学者将神经行为发育障碍称为行为致畸。

产前用药，若分娩时胎儿体内药物未完全清除，胎儿娩出后可继续受到

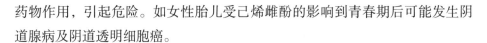

药物作用，引起危险。如女性胎儿受己烯雌酚的影响到青春期后可能发生阴道腺病及阴道透明细胞癌。

（二）哺乳期妇女使用高警示药品概况

药物的潜在影响与新生儿的肾脏和肝脏发育有关，年月龄越小，药物潜在影响越大。新生儿的神经系统仍在发育阶段，且血-脑屏障发育尚未成熟，药物易透过血-脑屏障并直接作用于较脆弱的中枢神经系统产生不良反应。此外，新生儿肝功能还未健全，肾小球滤过率低，消除药物的能力低下，故易导致经母乳吸收的药物在新生儿体内蓄积，新生儿易发生毒性反应；另外，新生儿胃酸的分泌可能破坏许多药物，因而这些药物在血浆中不易被检出，从而增加了哺乳期用药对新生儿的潜在危害。吸吮次数频繁、持续时间长的婴儿相对于吸吮次数少、持续时间短的婴儿更容易受母体经常用药的影响。

二、妊娠及哺乳期妇女应用高警示药品的案例

（一）妊娠期妇女应用高警示药品案例（妊娠期妇女健康用药评价标准）

1.沙利度胺在妊娠妇女中应用案例　沙利度胺是高警示药品，在《医疗机构高警示药品分级管理推荐目录（2023版）》中属于C级高警示药品。沙利度胺（又称反应停，酞胺哌啶酮）属镇静药物，最早用于缓解妊娠期妇女的清晨乏力、恶心等症状，但部分服用此药的妊娠期妇女产下畸形胎儿（海豹婴），引起世界闻名的"沙利度胺事件"。因此，世界上多数国家严格限制了该药的应用，尤其禁用于妊娠期妇女。

2.硫酸镁在妊娠妇女中应用案例　25%硫酸镁注射液是高警示药品，在《医疗机构高警示药品分级管理推荐目录（2023版）》中属于A级高警示药品。硫酸镁作为保胎药物沿用至今，除抑制子宫收缩外，亦可用于预防新生儿脑瘫及妊娠子痫。自20世纪80年代起，有报道指出，延长使用硫酸镁可能导致新生儿骨骼异常，美国FDA于2013年将硫酸镁用于妊娠期的使用安全等级从B级降为D级，其原因是"妊娠期妇女延长使用硫酸镁保胎可能导致新生儿骨骼异常改变"，推测保胎使用的硫酸镁通过胎盘进入胎儿体内，通过一系列机制影响其骨骼发育。

3.缩宫素在妊娠妇女中应用案例 缩宫素（静脉用）是高警示药品，在《医疗机构高警示药品分级管理推荐目录（2023版）》中属于B级高警示药品。缩宫素是促进子宫收缩、减少产后出血的一线药物，关于缩宫素的使用中不良事件的发生屡有报道。有数据显示，美国产科医疗赔付中约50%的赔付是由缩宫素的使用引起的，一项对围生期妇女使用缩宫素的安全性调查中指出，引发药品不良事件的主要原因与缩宫素的使用剂量有关，对于大部分的择期剖宫产，缩宫素0.5~3U的用量已经足够，但目前普遍的使用量高于理论值。大剂量地使用缩宫素可使子宫出现强直性收缩，引起胎儿宫内窒息，甚至出现子宫破裂。2003年，缩宫素被美国ISMP列入高警示药品目录。因此，在使用缩宫素时应注意以下两点：①严格掌握剂量及滴速。根据宫缩和胎心情况及时调整滴速，以免产生子宫强直性收缩；②严格掌握禁忌证，凡产道异常、胎位不正、头盆不称、前置胎盘、多胎妊娠、三次以上妊娠的经产妇及有剖宫产史者均属禁忌。

4.常用高警示药品在妊娠妇女中应用案例 随着剖腹产和无痛人工流产的广泛应用，孕妇的全身麻醉药物的使用量逐渐上升，如利多卡因和氯胺酮。抽样调查结果显示：妇产科常用的高警示药品还包括拉贝洛尔和乌拉地尔一类的肾上腺素受体拮抗药；抗凝血药物如肝素；治疗糖尿病合并妊娠的胰岛素类药物胰岛素等。

孙世光等对妇产科高风险人群高警示药品使用与管理进行了分析研究，结合美国ISMP更新的高警示药品目录，总结出妇产科专科用药及常用高警示药品品种（表4-3-2）。

表4-3-2 妇产科常用高警示药品品种

序号	高警示药品类别	用药原因	代表药
1	肾上腺素受体拮抗药	妊娠高血压	哌唑嗪，拉贝洛尔、乌拉地尔
2	静脉或吸入用全麻药	无痛人流、剖宫产全身麻醉	利多卡因、胺碘酮
3	抗凝血药	生长限制及胎盘功能欠佳高脂血症、妊娠期高血压伴胎儿	肝素
4	胰岛素类药	糖尿病合并妊娠、妊娠糖尿病	胰岛素
5	特定高警示药品	妊娠期高血压	硫酸镁、硝普钠

中国妇幼保健协会药事管理专业委员会编写组于2020年制定了《妇幼专科医院高警示药品安全管理与使用专家共识》。并针对妇幼专科医院的用药特点，收集全国16家妇幼专科医院现有的高警示药品目录、管理制度、使用规

范及标识，应用德尔菲法建立药品遴选标准，制作了妇幼专科医院高警示药品目录，同时，建立起高警示药品管理制度、使用规范及统一标识。

妇幼专科医院高警示药品总目录见表4-3-3，妇幼专科医院高警示药品总目录见表4-3-4。

表4-3-3　妇幼专科医院高警示药品总目录

序号	药品种类	分级
1	麻醉药（吸入或静脉给药）	A级
2	硬膜外或鞘内注射药	B级
3	中度镇静药（静脉注射），小儿用中度镇静药（口服、鼻喷）	B级
4	镇痛药或阿片类药物（静脉注射、经皮或口服给药）	注射剂B级，经皮或口服制剂C级
5	造影剂（静脉注射）	B级
6	化疗药物（注射、口服）	注射剂B级，口服制剂C级

表4-3-4　妇幼专科医院高警示药品专目录

序号	药品种类	分级
1	高浓度电解质（浓度>0.9%的高渗氯化钠注射液、浓氯化钾注射液、硫酸镁注射液、氯化钙和葡萄糖酸钙注射液）	A级
2	高渗葡萄糖注射液（浓度≥20%）	A级
3	体积≥100ml的灭菌注射用水（供注射、吸入或冲洗用）	A级
4	肾上腺素受体激动药（静脉注射）	A级
5	肾上腺素受体拮抗药（静脉注射）	A级
6	强心药（静脉注射）	A级
7	抗心律失常药（静脉注射）	A级
8	胰岛素（皮下注射或静脉注射）	A级
9	对育龄人群有生殖毒性的药品	A级
10	终止妊娠药物	静脉注射制剂A级，非静脉注射制剂B级
11	茶碱类药物（静脉注射）	B级
12	肠外营养制剂	B级
13	抗血栓药（包括抗凝药物、Xa因子拮抗剂、直接凝血酶抑制剂和糖蛋白Ⅱb/Ⅲa抑制剂）	B级
14	脂质体药物（如两性霉素B脂质体）和传统的同类药物（如两性霉素B去氧胆酸盐）	B级
15	口服降糖药神经-肌肉阻滞剂	B级
16	其他药物（中药注射剂、高锰酸钾外用制剂、止血类药物等）	B级

（二）哺乳期妇女应用高警示药品案例（哺乳期妇女健康用药评价标准）

临床上常采用美国教授Thomas W.Hale提出的哺乳期药物危险L分级系统，L_1级（最安全）、L_2级（较安全）、L_3级（中等安全）、L_4级（可能危险）、L_5级（禁忌），这一分级为药师在临床指导用药以及审核处方参考提供了参考，具体含义见表3-3-5。

表4-3-5　Hale教授哺乳期用药危险等级

等级	特点
L_1级（最安全）	许多哺乳期妇女服药后没有观察到对婴儿的副作用会增加。在哺乳期妇女的对照研究中没有证实对婴儿有危险，可能对喂哺婴儿的危害甚微，或者该药物婴儿不能口服吸收利用
L_2级（较安全）	在有限数量的哺乳期妇女用药研究中没有证据显示副作用增加，或哺乳期妇女使用该种药物有危险性的证据很少
L_3级（中等安全）	没有在哺乳期妇女进行对照研究，但喂哺婴儿出现不良反应的危害性可能存在；或对照研究仅显示有很轻微的非致命性副作用。本类药物只有在权衡对婴幼儿的利大于弊后方可应用。没有发表相关数据的新药自动划分至该级别，无论其安全与否
L_4级（可能危险）	对哺乳婴儿或母乳的危害性有明确的证据。但哺乳期妇女用药后益处大于对婴儿的伤害。例如母亲处于危及生命的疾病情况下，而其他较安全的药物不能使用或无效
L_5级（禁忌）	对哺乳期妇女的研究已证实对婴儿有明显的危害或该类药物对婴儿产生明显损害的风险性高。哺乳期妇女应用这类药物显然是无益的。该类药物禁用于哺乳期妇女

三、妊娠及哺乳期妇女合理使用高警示药品

（一）妊娠及哺乳期妇女使用高警示药品存在的问题及改进措施

鉴于妊娠及哺乳期妇女用药的特殊性，药品生产企业应在高警示药品说明书中单独标识，并对超剂量使用可能产生的后果进行重点提示。

目前医院对妊娠及哺乳期妇女的高警示药品管理尚无统一的管理规定。因此，建议医院建立高警示药品管理小组，由资深药学专家担任组长。小组负责对临床医师、药师及护士进行药品使用知识培训；对妊娠及哺乳期患者进行用药指导和教育；定期监督高警示药品使用情况，审查处方合理性、用药规范性等，确保药品使用安全。

（二）妊娠及哺乳期妇女使用高警示药品的用药监护

1.妊娠期患者用药　药师应在妊娠及哺乳期妇女使用高警示药品前，做好处方审核工作，检查用药剂量是否超量、给药途径是否正确、是否存在药物相互作用，做好用药交代和用药教育。根据妊娠患者病情需要，权衡利益与风险。审核处方时应注意以下问题。

（1）宜选用多年临床验证无致畸作用且对妊娠期妇女所患疾病最有效的药物。

（2）妊娠早期用药时应非常慎重，尤其避免敏感期（胚胎器官形成期）用药，非急性疾病可暂缓用药。

（3）用药时需明确孕周，严格掌握剂量，及时停药。

（4）能用小剂量药物就避免用大剂量药物。

（5）能局部用药时不采用全身用药方式。

（6）能用一种药物则避免多药联合应用，尽量避免使用尚未确定对胎儿有无不良影响的新药。

（7）尽可能选用单方制剂，不用复合制剂，以免增加致畸风险。

2.哺乳期患者用药　药师应结合患者疾病情况，选择合适药物，审核处方时应注意以下问题。

（1）明确母体疾病是否需要药物治疗，宜选用多年临床验证对哺乳期妇女所患疾病最有效的药物。

（2）尽量使用不分泌或少分泌入乳汁中的药物，选择相对婴儿剂量<10%药物，选择疗效好、半衰期短、毒副作用小药物，即选择L1和L2级别的药物。

（3）哺乳期妇女患病期间，如一定需要使用药物，且不明确该药物对婴儿的安全性，应暂停喂奶。

（4）尽可能选择有儿童制剂的药品，且尽可能选用剂量较小的药品。

（5）推荐局部用药。

（6）尽量选择单一药物，避免多药联合用药，尽量避免使用尚未确定对新生儿有无不良影响的药物。

药师是推动合理用药的关键角色，应协助医师在正确的时机为患者提供正确的药物和正确的剂量，掌握各药物间的配伍禁忌，能解决药物治疗中遇到的各种问题。药师具有丰富的药品知识，应积极参与临床治疗，为医师提供新的专业思考角度，能在很大程度上协助医院防范药品不良事件的发生。

护士是患者使用药物的最终环节，是药物治疗的直接实施者。加强护理人员尤其是妇产科护理人员对高警示药品的相关知识与操作培训，可有效地降低药品不良事件的发生率。

建立了妊娠及哺乳期妇女高警示药品安全管理与使用专家共识，起草了适用于妊娠及哺乳期妇女高警示药品的管理制度、使用规范及统一标识，可以从各个环节加强高警示药品的管理，使之更符合妊娠及哺乳期妇女药品管理的实际，有助于降低妊娠及哺乳期妇女用药风险，减少药源性伤害。

参考文献

［1］肖坚，黄娅敏，刘可可，等.美国老年医学会2019版潜在不适当用药的Beers标准解读［J］.药物流行病学杂志，2019，28（5）：341-350.

［2］王春祥，王晓玲，李晓玲，等.中国儿童高警示药品目录的初步研制［J］.药物不良反应杂志，2017，19（1）：10-16.

［3］陈杰，弓晓皎，陈攀，等.妊娠期用药处方审核实践［J］.医药导报，2020，39（9）：1221-1225.

［4］中国老年保健医学研究会老龄健康服务与标准化分会.中国老年人用药管理评估技术应用共识（草案）［J］.中国老年保健医学，2019，17（4）：16-19.

［5］中国妇幼保健协会药事管理专业委员会编写组.妇幼专科医院高警示药品安全管理与使用专家共识［J］.药学服务与研究，2020，20（4）：255-260.

模拟试卷一

（一）单选题（每题1分，共50分）

1.《中国高警示药品推荐目录（2019版）》中收录的药品品种有（　　）

A. 24　　　　　　　　　　　　B. 22

C. 14　　　　　　　　　　　　D. 13

2.下列不属于高警示药品遴选原则的是（　　）

A.药理作用显著，治疗窗较窄，用药错误易造成严重后果

B.使用频率高的药品

C.易发生药物相互作用或易与其他药品发生混淆

D.给药方法复杂或特殊途径给药，需要专门监测

3.下列属于高警示药品用药错误风险因素中的管理因素的是（　　）

A.各环节未做到有效的审查核对

B.未建立或落实高警示药品相关管理制度

C.缺乏针对高警示药品的约束环节

D.高警示药品出现用药错误信号时系统未能有效拦截

4.高警示药品用药错误类型中的用药指导错误指的是（　　）

A.给药时使用的程序或技术不当

B.患者未按要求进行给药

C.处方开具时的给药途径不当

D.医师、药师、护士指导患者用药不正确或未指导

5.药师将5%氯化钙错调为10%氯化钾，静脉给药后致患儿死亡，这属于以下哪种高警示药品用药错误类型（　　）

A.调剂错误　　　　　　　　　　B.药物配置错误

C.处方错误　　　　　　　　　　D.给药技术错误

6.医师处方奥沙利铂加入5%葡萄糖注射液，配制时错加成0.9%氯化钠注射液，这属于以下哪种高警示药品用药错误类型（　　）

A.调剂错误　　　　　　　　　　B.药物配置错误

C.处方错误　　　　　　　　　　D.给药技术错误

7.复方甲氧那明胶囊的成分不包括（   ）

A.盐酸甲氧那明   B.马来酸氯苯那敏

C.氨茶碱   D.溴己新

8.下列哪种不是产能营养素（   ）

A.蛋白质   B.脂肪

C.碳水化合物   D.矿物质

9.老年糖尿病患者，肾小球滤过率<30ml/（min/1.73m^2）时，避免选用下列哪种高警示药品治疗（   ）

A.二甲双胍   B.吡格列酮

C.西格列汀   D.利格列汀

10.依据Beers标准，老年患者在下列哪些情况存在药物–药物相互作用（   ）

A.阿片类药物合用加巴喷丁或普加巴林

B.苯妥英钠合用复方磺胺甲噁唑

C.茶碱联合环丙沙星使用

D.以上都是

11.老年患者使用ARB，说法不正确的是（   ）

A.发生血管性水肿病史患者   B.服用ACEI干咳患者

C.血肌酐水平>3mg/dl者   D.禁用于双侧重度肾动脉狭窄

12.老年人在使用下列的高警示药品中，容易导致失眠的药物是（   ）

A.去氧肾上腺素   B.去甲肾上腺素

C.肾上腺素   D.地西泮

13.美国FDA于2013年将硫酸镁用于妊娠期的使用安全等级从B级降为（   ）

A.C级   B.D级

C.E级   D.X级

14.以下哪个不是阿片酊不良反应（   ）

A.便秘   B.老年人排尿困难

C.促使胃肠道平滑肌松弛   D.腹泻

15.以下药品不可以给予鞘内注射的是（   ）

A.长春新碱   B.阿糖胞苷

C.甲氨蝶呤   D.地塞米松

16.紫杉醇白蛋白一般每次推荐剂量和静脉注射液时间（ ）

A. 260mg/m²，30分钟，   B. 135~175mg/m²，3小时

C. 135~175mg/m²，30分钟   D. 260mg/m²，3小时

17.以下哪种情况不适宜使用高渗葡萄糖注射液（ ）

A.低血糖   B.高钾血症

C.糖尿病   D.补充能量

18.以下哪个不是胺碘酮最常见的严重不良反应（ ）

A.甲状腺功能   B.肝毒性

C.肺毒性   D.头痛

19.依诺肝素钠注射液给药途径是（ ）

A.静脉滴注   B.肌内注射

C.皮下注射   D.皮内注射

20.有关新型口服抗凝药物（NOACs）与华法林或者肝素相互转换的说法错误的是（ ）

A. NOACs转华法林转换：不用和华法林重叠一段时间，根据INR值情况
   停用NOACs

B.华法林转NOACs：根据INR值推迟或启动NOACs

C. NOACs转肝素类药物：一般可12小时后（每日2次NOACs）或者24小
   时后（每日1次NOACs）开始使用肝素类药物

D.肝素类药物转NOACs：应在下一次预定给药时间前0~2小时开始服用
   NOACs

21.以下哪种降糖药物中，最容易引起低血糖的是（ ）

A.格列本脲   B.阿卡波糖

C.利格列汀   D.吡格列酮

22.以下哪种药物最适合心力衰竭合并糖尿病患者（ ）

A.吡格列酮   B.罗格列酮

C.卡格列汀   D.达格列净

23.下列关于胰岛素描述，错误的是（ ）

A.胰岛素过量可引起低血糖

B.混悬型胰岛素注射液可用于静脉注射

C.注射门冬胰岛素10分钟内必须进食

D.甘精胰岛素不能用于抢救糖尿病酮症酸中毒

24.局麻药可分为酯类和酰胺类，属于酯类的是（　　）

A.利多卡因　　　　　　　　　　B.普鲁卡因

C.甲哌卡因　　　　　　　　　　D.罗哌卡因

25.美国食品药品管理局（FDA）根据药品对胎儿的危害性，将药物分为：A、B、C、D、X级。其中哪一级符合以下描述：在动物或人的研究中证实或人类用药的经验表明，药物对胎儿有危害性，且孕妇应用这类药物明显是无益的。本类药物禁用于妊娠或将妊娠的患者（　　）

A.A级　　　　　　　　　　　　B.B级

C.D级　　　　　　　　　　　　D.X级

26.美国FDA的妊娠期药物安全索引分类中属于毒性分级为A级的药物为（　　）

A.正常剂量的维生素A　　　　　B.氨苄西林

C.阿昔洛韦　　　　　　　　　　D.氨基糖苷类药物

27.下列关于钆喷酸葡胺描述，错误的是（　　）

A.适用于中枢神经（脑脊髓）、腹、盆腔、四肢等人体脏器和组织的磁共振成像

B.16岁以上的儿童在进行中枢神经系统、颅外组织及躯体的磁共振成像时，可使用本品

C.可用于婴幼儿磁共振成像

D.可代替X线含碘对比剂，用于不能使用者

28.下列关于曲马多描述，错误的是（　　）

A.抗癫痫药卡马西平可降低曲马多的血药浓度，减弱其镇痛作用

B.苯二氮䓬类药可减弱其镇痛作用，合用时应调整剂量

C.不能与单胺氧化酶抑制药合用

D.适用于中、重度急、慢性疼痛，如手术、创伤、分娩及晚期癌症疼痛等

29.按作用特点，普通胰岛素属于哪种胰岛素，起效时间是（　　）

A.短效胰岛素，5~10分　　　　B.短效胰岛素，10~15分

C.短效胰岛素，30分钟　　　　D.中效胰岛素，30分钟

30.以下哪项不是盐酸异丙嗪注射液的适应证（　　）

A.各种过敏性疾病　　　　　　　B.眩晕

C.妊娠呕吐　　　　　　　　　　　　D.镇静催眠

31.注射用三氧化二砷用药后出现多发性神经炎和多发性神经根炎症状的时间通常是(　　)

　　A.10~14天　　　　　　　　　　B.10~15天

　　C.10~20天　　　　　　　　　　D.10~25天

32.中国第一个中药注射剂品种是(　　)

　　A.鱼腥草注射液　　　　　　　　B.板蓝根注射液

　　C.穿心莲注射液　　　　　　　　D.柴胡注射液

33.属于清开灵注射液适应证的是(　　)

　　A.高血压　　　　　　　　　　　B.子宫肌瘤

　　C.急性肝炎　　　　　　　　　　D.心脏病

34.下列关于双黄连注射液的表述错误的是(　　)

　　A.清热解毒，化痰通络，醒神开窍

　　B.用于外感风热引起的发热、咳嗽、咽痛

　　C.适用于病毒以及细菌感染的上呼吸道感染、肺炎、咽炎等

　　D.清热解毒，清宣风热

35.黄芪注射液适用于(　　)

　　A.心气虚损　　　　　　　　　　B.肝火上亢

　　C.阴虚阳亢　　　　　　　　　　D.表实邪盛

36.肾康注射液中药组成的君药是(　　)

　　A.大黄　　　　　　　　　　　　B.丹参

　　C.红花　　　　　　　　　　　　D.黄芪

37.宜选0.9%氯化钠注射液为溶媒的是(　　)

　　A.舒血宁注射液　　　　　　　　B.丹参注射液

　　C.参麦注射液　　　　　　　　　D.清开灵注射液

38.下列注射液中要求阴凉避光保存的是(　　)

　　A.参麦注射液　　　　　　　　　B.参附注射液

　　C.参芪扶正注射液　　　　　　　D.红花注射液

39.用于治疗苯二氮䓬类药物中毒的特殊解毒剂是(　　)

　　A.氟马西尼　　　　　　　　　　B.乙氟胺

　　C.纳洛酮　　　　　　　　　　　D.亚硝酸钠

40.关于使用镇静催眠药的用药指导，错误的是（　　）

A.使用最低有效剂量

B.连续用药，每天坚持服用

C.短期给药，常规治疗不超过3~4周

D.缓慢减药，逐渐停药，防止反跳现象

41.下列属于高警示药品中的高浓度电解质有（　　）

A.10%氯化钾注射液　　　　　　　B.复方氯化钠注射液

C.5%葡萄糖溶液　　　　　　　　　D.10%葡萄糖注射液

42.过敏性休克抢救时，下列肾上腺素的最推荐给药方式是（　　）

A.皮下注射　　　　　　　　　　　B.皮内注射

C.肌内注射　　　　　　　　　　　D.静脉滴注

43.以下哪些药品中，属高警示药品的外用制剂（　　）

A.25%硫酸镁注射液　　　　　　　B.高锰酸钾

C.阿卡波糖　　　　　　　　　　　D.甲硝唑

44.浓氯化钾注射液的正确给药方法是（　　）

A.直接静脉注射　　　　　　　　　B.稀释后静脉滴注

C.直接肌内注射　　　　　　　　　D.鞘内注射给药

45.氯化钾静脉滴注的浓度不得超过（　　）

A.0.1%　　　　　　　　　　　　　B.0.3%

C.0.6%　　　　　　　　　　　　　D.0.9%

46.患者出现先兆子痫，急救时应首选的药物是（　　）

A.硫酸镁注射液　　　　　　　　　B.甲氧氯普胺注射液

C.葡萄糖酸钙注射液　　　　　　　D.尼莫地平注射液

47.对于血管加压素的描述，错误的是（　　）

A.慎用于心功能不全、高血压、肾功能不全、哮喘、癫痫及偏头痛等患者

B.提高患有血管舒张性休克的成年人的血压

C.主要用于手术、外伤、昏迷等情况时短期、临时使用

D.治疗尿崩症时应静脉给药

48.与下列药物合用，不会增加舒芬太尼血药浓度的是（　　）

A.红霉素　　　　　　　　　　　　B.酮康唑

C.利托那韦　　　　　　　　　　　D.阿司匹林

49.应用拉贝洛尔如出现瘙痒，尿色深，持续性厌食，黄疸，右上腹压痛或无法解释的"流感样"症状，应作何处理？（　　）

　　A.停用即可，无需特殊处理

　　B.检查肾脏功能，有可能出现了肾功能损害

　　C.检查肝脏功能，有可能出现了肝功能损害

　　D.检查肺脏功能，可能出现了肺功能损害

50.下列属于去极化型肌松药的是（　　）

　　A.筒箭毒　　　　　　　　　　B.泮库溴铵

　　C.氯化琥珀胆碱　　　　　　　D.阿曲库铵

（二）多选题（每题2分，共20分）

1.高警示药品管理工作组成员应包括（　　）领域的高级技术职务人员

　　A.医学　　　　　　　　　　　B.药学

　　C.检验学　　　　　　　　　　D.医疗管理

2.高警示药品专用标识可用于下列哪些场景（　　）

　　A.药品储存处　　　　　　　　B.电子处方系统

　　C.医嘱处理系统　　　　　　　D.处方调配系统

3.老年人使用茶碱的潜在用药风险有（　　）

　　A.心房扑动　　　　　　　　　B.心动过速

　　C.癫痫　　　　　　　　　　　D.恶心与腹泻

4.以下哪些是妊娠期的高警示药（　　）

　　A.异维A酸　　　　　　　　　B.缩宫素

　　C.阿托伐他汀　　　　　　　　D.艾司唑仑

5.以下哪个紫杉醇类药物需要预处理（　　）

　　A.紫杉醇注射液　　　　　　　B.注射用紫杉醇脂质体

　　C.多西他赛　　　　　　　　　D.紫杉醇白蛋白

6.吗啡的禁忌证是（　　）

　　A.分娩止痛　　　　　　　　　B.哺乳期妇女止痛

　　C.支气管哮喘　　　　　　　　D.肺源性心脏病

7.静脉注射两性霉素B的不适宜溶媒是（　　）

　　A.0.9%氯化钠注射液　　　　　B.5%葡萄糖注射液

　　C.50%葡萄糖注射液　　　　　D.复发氯化钠注射液

8.治疗过敏性休克，使用肾上腺素的给药方式是（　　）

A.皮下注射 　　　　　　　　　　B.皮内注射

C.肌内注射 　　　　　　　　　　D.静脉滴注

9.下列描述高锰酸钾外用片的副作用，正确的是（　　）

A.皮肤灼伤

B.误服，胃肠道刺激

C.皮肤灼伤后，应停止用药，并将局部药物洗净

D.指（趾）甲脱落

10.甲氨蝶呤副作用有（　　）

A.胃肠道反应 　　　　　　　　　B.骨髓抑制

C.肝肾功能损伤 　　　　　　　　D.口腔溃疡

（三）案例题（每题3分，共30分）

1.患者，男性，28岁，身高173cm，体重54kg。因晚期胃癌伴腹膜、淋巴结转移，近期进食不佳，无糖尿病，入院治疗，输注TNA如下：

药品名称	规格	剂量	用法
结构脂肪乳注射液（$C_{6~24}$）	250ml：50g	250ml	ivggt，qd
5%葡萄糖注射液	100ml：5g	500ml	ivggt，qd
50%葡萄糖注射液	20ml：10g	150ml	ivggt，qd
10%氯化钾注射液	10ml：1.0g	30ml	ivggt，qd
注射用12种复合维生素	1支	1支	ivggt，qd
复方氨基酸注射液（18AA-Ⅳ）	250ml：8.70g	250ml	ivggt，qd
丙氨酰谷氨酰胺注射液	100ml：20g	100ml	ivggt，qd

问：本医嘱是否合理，并详细说明。

2.患者，女性，20天，因发烧、咳嗽于急诊科就诊，临床诊断：急性上呼吸道感染。开具处方如下：

药品名称	规格	用量	用法
庆大霉素注射液	2ml：8万单位	0.7ml	ivggt，bid
0.9%氯化钠注射液	100ml	100ml	ivggt，bid
蛇胆陈皮口服液	10ml	10ml	po，bid

问：本处方是否合理，并详细说明。

3.患者，男性，60岁，既往高血压，冠心病，主因"突发头晕，心悸2小时"入院，心电图：心房纤颤，给予胺碘酮注射液治疗。医嘱如下：

药品名称	规格	用量	用法
盐酸胺碘酮注射液	150mg	150mg	ivggt，立即
0.9%氯化钠注射液	100ml	100ml	ivggt，立即

问：本医嘱是否合理，并详细说明

4.患者，女性，65岁，应"突发右侧肢体无力"入院，既往糖尿病，入院查肾功能eGFR=45 ml/（min·1.73m^2），即时进行头部磁共振检查，医嘱如下：

药品名称	规格	用量	用法
阿司匹林肠溶片	0.1g	0.1g	po，qd
阿托伐他汀钙片	20mg	20mg	po，qd
硫酸氢氯吡格雷片	75mg	75mg	po，qd
盐酸二甲双胍片	0.25g	0.5g	po，bid
阿卡波糖片	0.1g	0.1g	po，tid

问：本医嘱是否合理，并详细说明。

5.患者，男性，65岁，因原发性肝癌疼痛，处方如下：

药品名称	规格	用量	用法
盐酸吗啡缓释片	30mg×10片	30mg	po，bid

给予盐酸吗啡缓释片后，患者出现恶心、呕吐、便秘症状。

问：试对患者的症状进行分析，以及提供一些应对建议。

6.患者，男性，70岁，因胸闷1天入院，入院诊断为胸痛查因，既往有冠心病，2型糖尿病；中医辨证心脉痹阻证。开具处方如下：

药品名称	规格	用量	用法
苦碟子注射液	10ml	20ml	ivgtt，qd
葡萄糖氯化钠注射液	500ml	500ml	ivgtt，qd

问：本处方是否合理，并详细说明。

7.患者，女性，65岁，因肝区持续性疼痛1天伴发热入院，入院诊断为肝脓肿；中医辨证肝胆湿热证。开具处方如下：

药品名称	规格	用量	用法
血必净注射液	10ml	50ml	ivgtt，qd
热毒宁注射液	10ml	20ml	ivgtt，qd
0.9%氯化钠注射液	100ml	100ml	ivgtt，qd

问：本处方是否合理，并详细说明。

8.患者，女性，51岁，高血压病史2年，1年前出现关节晨僵、手关节及膝关节疼痛，诊断为类风湿关节炎。半年前症状加重，采用了联合用药方案。近日患者出现眼睛视物模糊，经检查排除疾病因素，前来询问药师是否因服药引起。患者用药如下：

药品名称	规格	用量	用法
甲氨蝶呤片	5mg	10mg	po，qw
硫酸羟氯喹片	0.1g	0.2g	po，bid
双氯芬酸钠缓释片	75mg	75mg	po，qd
白芍总苷胶囊	0.3g	0.6g	po，bid
苯磺酸氨氯地平片	5mg	5mg	po，qd

问：根据患者用药情况，引起该患者视物模糊的药物可能是哪种？

9.患者，男性，70岁，患前列腺增生，因腹痛来院就医，诊断急性胃肠炎。医嘱用药如下：

药品名称	规格	用量	用法
硫酸阿托品注射液	1ml：5mg	5mg	im，st
诺氟沙星片	0.2g×9粒	0.2g	po，tid

问：本医嘱是否存在问题，请详细说明？

10.患者，男性，30岁，右手拇指长一硬物，诊断为扁平疣，在门诊行激光术治疗，药品开具如下：

药品名称	规格	用量	用法
盐酸甲哌卡因注射液	1.8ml，54mg	1.8ml	iv

问：本处方是否合理，并详细说明。

模拟试卷二

（一）单选题（每题1分，共50分）

1.《中国高警示药品推荐目录（2019版）》中收录的药品种类有（   ）

A. 24　　　　　　　　　　　　B. 22

C. 14　　　　　　　　　　　　D. 13

2.遴选高警示药品目录时，一般采用（   ）进行反复的意见征询，以便得到基于理论、实践经验的群决策

A.问卷　　　　　　　　　　　B.会议座谈

C.现场采访　　　　　　　　　D.德尔菲法

3.下列属于高警示药品用药错误风险因素中的药品因素的是（   ）

A.信息系统对高警示药品未进行风险提醒

B.音似、形似的药品

C.患者自行使用高警示药品前用药教育不充分

D.缺乏针对高警示药品的约束环节

4.高警示药品用药错误类型中的给药技术错误指的是（   ）

A.给药时使用的程序或技术不当

B.患者未按要求进行给药

C.处方开具时的给药途径不当

D.医师、药师、护士指导患者用药不正确或未指导

5.长春新碱因鞘内注射，造成患者严重神经损害致死，这属于以下哪种高警示药品用药错误类型（   ）

A.调剂错误　　　　　　　　　B.药物配置错误

C.处方错误　　　　　　　　　D.给药技术错误

6.医师处方混淆阿糖胞苷、阿糖腺苷，致多例患儿用药后发生不良反应，这属于以下哪种高警示药品用药错误类型（   ）

A.调剂错误　　　　　　　　　B.药物配置错误

C.处方错误　　　　　　　　　D.给药技术错误

7.灭菌注射用水的pH值为（   ）

A. 5.0~6.0　　　　　　　　　B. 5.0~7.0

C. 6.0~7.0　　　　　　　　　D. 7.0~8.0

8.以下不属于茶碱的使用途径的是（　　）

A.缓慢静脉注射　　　　　　　　　B.口服

C.快速静脉注射　　　　　　　　　D.静脉滴注

9.以下不是全肠外营养物质的是（　　）

A.葡萄糖　　　　　　　　　　　　B.脂肪乳

C.氨基酸　　　　　　　　　　　　D.抗菌药物

10.依据STOPP标准，下列哪些情况老年患者应避免使用非甾体抗炎药（　　）

A.消化性溃疡　　　　　　　　　　B.肾功能不全

C.心力衰竭　　　　　　　　　　　D.以上都是

11.依据Beers标准，口服非COX选择性非甾体抗炎药，以下哪些人群消化道出血或消化道溃疡风险增高（　　）

A.年龄>75岁　　　　　　　　　　B.口服抗凝药或抗血小板药物

C.口服或肠外注射皮质类固醇　　　D.以上都是

12.2017年发布《中国老年人潜在不适当用药判断标准》共纳入（　　）大类（　　）种（类）药物？

A.13；72　　　　　　　　　　　　B.12；84

C.13；84　　　　　　　　　　　　D.12；72

13.对乙酰氨基酚在儿童用药中的风险点为（　　）

A.肝损伤　　　　　　　　　　　　B.耳毒性

C.肾损伤　　　　　　　　　　　　D.过敏性休克

14.缩宫素作为高警示药品的原因（　　）

A.大剂量使用　　　　　　　　　　B.小剂量使用

C.产生致畸性　　　　　　　　　　D.引起高血压

15.阿片酊的极量为（　　）

A.一次2ml，一日6ml　　　　　　B.一次2ml，一日8ml

C.一次3ml，一日6ml　　　　　　D.一次3ml，一日8ml

16.紫杉醇注射液预处理需要三联用药，以下哪个不属于预处理的用药（　　）

A.苯海拉明　　　　　　　　　　　B.奥美拉唑

C.西咪替丁　　　　　　　　　　　D.地塞米松

17.环磷酰胺/异环磷酰胺需要预处理理由是（　　）

A.过敏反应　　　　　　　　　　　B.心脏毒性

C.膀胱出血 D.急性胆碱能综合征

18.以下哪种葡萄糖注射液不属于高警示药品（ ）

A.5%葡萄糖注射液 B.20%葡萄糖注射液

C.25%葡萄糖注射液 D.50%葡萄糖注射液

19.以下哪种溶媒适合稀释盐酸胺碘酮注射液（ ）

A.大容量灭菌注射液 B.5%葡萄糖注射液

C.0.9%氯化钠注射液 D.乳酸格林钠溶液

20.利多卡因并非对所有心律失常有效，对以下哪种心律失常无效（ ）

A.急性心肌梗死后室性期前收缩和室性心动过速

B.洋地黄类中毒引起的室性心律失常

C.心脏外科手术及心导管引起的室性心律失常

D.室上性心律失常

21.华法林最佳抗凝强度INR为（ ）

A.2.5~3.5 B.2.0~3.5

C.3.5~4.5 D.2~3

22.有关患者在造影和全身麻醉术前关于二甲双胍的使用说法错误的是（ ）

A.肾功能 eGFR＞60ml/（min·1.73m²）患者，造影和全身麻醉术在检查前
或者检查时无须停服二甲双胍

B.肾功能 eGFR＞60ml/（min·1.73m²）患者，造影和全身麻醉术在检查完
成后至少48小时后且仅再次检查肾功能无恶化的情况下可以恢复服用

C.肾功能 eGFR45–59ml/（min·1.73m²）患者，造影和全身麻醉术前48小
时必须停服二甲双胍

D.肾功能 eGFR45–59ml/（min·1.73m²）患者，造影和全身麻醉术检查后
至少48小时后仅再次检查肾功能在无恶化的情况下可以恢复服用

23.患者，男，40岁，诊断为2型糖尿病4年，已换用胰岛素控制血糖。
下列情况中容易出现低血糖的是（ ）

A.因疼痛使用吗啡 B.因胃痛服用法莫替丁

C.服用噻嗪类利尿药 D.中等至大量饮酒

24.下列关于普鲁卡因描述，错误的是（ ）

A.用量过大或用浓溶液快速注入血管时，引起惊厥，可静脉注射异戊巴
比妥解救

B. 可与葡萄糖液配伍使用

C. 腰麻时常出现血压下降，可在麻醉前肌内注射麻黄碱

D. 不能渗入皮肤黏膜，外用无效

25. 普鲁卡因不能用于以下哪种麻醉（　　）

A. 浸润麻醉 　　　　　　　　　　B. 蛛网膜下腔麻醉

C. 硬膜外麻醉 　　　　　　　　　D. 表面麻醉

26. 妊娠期哪一阶段是药物致畸最敏感的时期（　　）

A. 受精至18天左右 　　　　　　　B. 临产

C. 受精后3~12周 　　　　　　　　D. 妊娠4个月至足月

27. 下列关于复方泛影葡胺描述，错误的是（　　）

A. 可用于冠状动脉造影

B. 可用于碘过敏者

C. 禁用于肝肾功能减退、活动性肺结核、多发性脊髓瘤及甲状腺功能亢
　进患者

D. 可通过胎盘并分布到胎儿组织中，对胎儿不利

28. 下列关于吗啡描述，错误的是（　　）

A. 可用于创伤、手术、烧伤等引起的剧痛 　B. 可用于心肌梗死

C. 可用于心源性哮喘 　　　　　　　　　　D. 可用于不明原因的疼痛

29. 阿片类镇痛药物的不良反应不包括（　　）

A. 便秘 　　　　　　　　　　　　B. 呕吐

C. 癫痫 　　　　　　　　　　　　D. 呼吸抑制

30. 下列描述中，哪一项不是胰岛素的不良反应（　　）

A. 低血糖 　　　　　　　　　　　B. 过敏反应

C. 酮症酸中毒 　　　　　　　　　D. 胰岛素抵抗

31. 治疗心衰使用扩张血管药硝普钠注射液时，除监测血压、心率以外，
还应注意（　　）

A. 避免与强心药同用 　　　　　　B. 避免与利尿药同用

C. 鼓励进食富钾食品，避免低钾 　D. 静脉滴注时应避光

32. 中药注射剂的理论指导是（　　）

A. 中医药理论 　　　　　　　　　B. 西医药理论

C. 中医理论 　　　　　　　　　　D. 西医理论

33.关于中药注射剂的优势特点表述错误的是（　　）

A.药效迅速，作用可靠　　　　　　　B.适用于不宜口服的药物

C.适用于不宜口服给药的患者　　　　D.不可以穴位注射

34.清开灵注射液静脉滴注速度成年人以（　　）滴/分钟为宜

A.20~30　　　　　　　　　　　　　B.30~60

C.15~30　　　　　　　　　　　　　D.50~70

35.痰热清注射液适用于（　　）

A.风寒犯肺　　　　　　　　　　　　B.燥邪犯肺

C.痰热阻肺　　　　　　　　　　　　D.痰浊阻肺

36.下列属于舒肝宁注射液的中药成分是（　　）

A.黄连　　　　　　　　　　　　　　B.黄芪

C.黄芩　　　　　　　　　　　　　　D.大黄

37.宜选5%葡萄糖注射液为溶媒的是（　　）

A.双黄连注射液　　　　　　　　　　B.灯盏花素注射液

C.舒血宁注射液　　　　　　　　　　D.清开灵注射液

38.灯盏细辛注射液适宜的稀释溶媒为（　　）

A.5%葡萄糖氯化钠注射液　　　　　　B.0.9%氯化钠注射液

C.5%葡萄糖注射液　　　　　　　　　D.10%葡萄糖注射液

39.地西泮术前用药属于（　　）

A.镇静催眠　　　　　　　　　　　　B.镇痛

C.抗胆碱　　　　　　　　　　　　　D.抗组胺

40.静脉滴注两性霉素B 50mg，时间应控制在（　　）

A.0.5小时以上　　　　　　　　　　B.1小时以上

C.4小时以上　　　　　　　　　　　D.6小时以上

41.下面关于缩宫素对子宫平滑作用的描述中，错误的是（　　）

A.妊娠早期子宫对缩宫素的敏感性较低

B.妊娠后期子宫对缩宫素的敏感性增强

C.临产时子宫对缩宫素的敏感性最高

D.小量缩宫素对宫底和宫颈平滑肌均收缩

42.使用浓氯化钾注射液，钾浓度不超过3.4g/L补钾速度一般不超过（　　），每日补钾量为3~4.5g

A. 0.75g/h
B. 1.5g/h
C. 1.0g/h
D. 0.5g/h

43. 浓氯化钾注射液副作用不包括（　　）

A. 心率变快
B. 呼吸困难
C. 心肌传导阻滞
D. 心跳停止

44. 甲氨蝶呤过量可致的症状，不包括（　　）

A. 致命的毒性症状有厌食，进行性体重减轻
B. 血性腹泻
C. 白细胞减少
D. 血尿酸下降

45. 药物相互作用对药动学的影响中，不宜与阿托品合用的药物是（　　）

A. 抗酸药
B. 氢氯噻嗪
C. 多潘立酮
D. 水合氯醛

46. 以下可用于急性湿疹治疗的高警示药品是（　　）

A. 高锰酸钾外用片
B. 克霉唑栓
C. 阿达帕林凝胶
D. 复方苯甲酸酊

47. 有关凝血酶冻干粉的描述，错误的是（　　）

A. 应用于创口
B. 可静脉注射
C. 用于手术中不易结扎的小血管止血
D. 需现配现用

48. 下列属于吸入用麻醉药的是（　　）

A. 硫喷妥钠
B. 氯胺酮
C. 依托咪酯
D. 七氟烷

49. 可能使房室传导阻滞患者症状加重的是（　　）

A. 米诺地尔
B. 肼屈嗪
C. 维拉帕米
D. 普萘洛尔

50. 水合氯醛用于小儿镇静的用法是（　　）

A. 按体重 8mg/kg 或按体表面积 250mg/m^2，最大限量为 1000mg，每日 3 次，饭后服用

B. 按体重 8mg/kg 或按体表面积 250mg/m^2，最大限量为 500mg，每日 3 次，饭后服用

C. 按体重 8mg/kg 或按体表面积 250mg/m^2，最大限量为 1000mg，每日 3 次，饭前服用

D. 按体重 8mg/kg 或按体表面积 200mg/m^2，最大限量为 500mg，每日 3 次，饭后服用

（二）多选题（每题2分，共20分）

1.遴选高警示药品目录时，可以从哪里收集信息数据（　　）

A.相关文献　　　　　　　　　　　　B.以往公布的高警示药品目录

C.用药错误报告系统　　　　　　　　D.药品不良反应检测报告系统

2.以下属于高警示药品用药错误风险因素的是（　　）

A.设备因素　　　　　　　　　　　　B.制度因素

C.环境因素　　　　　　　　　　　　D.人员因素

3.以下哪些浓度在茶碱的治疗窗中（　　）

A. $6\mu g/ml$ 　　　　　　　　　　　B. $10\mu g/ml$

C. $15\mu g/ml$ 　　　　　　　　　　D. $22\mu g/ml$

4.老年人在使用过程中，存在消化道出血、溃疡的潜在用药风险的解热、镇痛、抗炎与抗风湿药物有（　　）

A.吲哚美辛　　　　　　　　　　　　B.布洛芬

C.双氯芬酸　　　　　　　　　　　　D.依托考昔

5.庆大霉素在儿童中使用的风险点有（　　）

A.使用过量导致听力下降，严重者听神经变性和萎缩，导致不可逆耳聋、耳鸣

B.中毒性表皮坏死松解症

C.剥脱性皮炎

D.消化道反应和中枢神经系统反应，超量使用时反应加重

6.非肠道和口服化疗药常见的用药错误风险因素有（　　）

A.给药剂量和给药途径　　　　　　　B.化疗药预处理

C.给药调剂　　　　　　　　　　　　D.给药技术

7.注射胰岛素前，除认真核对患者外，还应核对（　　）

A.胰岛素注射笔与胰岛素是否相匹配　B.胰岛素的类型、性状、有效期

C.胰岛素注射剂量　　　　　　　　　D.注射时间

8.中药注射剂不良事件包括（　　）

A.由于药品质量缺陷导致损害的事件

B.由于合格药品使用过错导致损害的事件

C.合格药品在按说明书正常使用的情况下发生的过敏反应等

D.治疗过程中出现的不良临床事件，与药品不一定有因果关系

9.关于应用镇静催眠药物时需要监护的事项，正确的是（　　）

A.镇静催眠药长期使用易产生耐药性及依赖性，因此，应间隔用药，避免长期用药

B.服用镇静催眠药期间应注意避免驾车、操纵机器和高空作业

C.在服用镇静催眠药期间不宜饮酒

D.需确定患者是否对该类药过敏，一旦出现皮疹等，应立即停药

10.浓氯化钾注射液严禁直接（　　）

A.口服   B.静脉注射

C.静脉滴注   D.静脉泵入

（三）案例题（每题3分，共30分）

1.患者，男性，75岁，因"慢性阻塞性肺疾病；慢性呼吸衰竭；慢性肾功能不全"入院治疗，医嘱如下：

药品名称	规格	用量	用法
多索茶碱注射液	10ml：0.1g	200mg	ivgtt，bid
0.9%氯化钠溶液	100ml/袋	100ml	ivgtt，bid

问：本医嘱是否合理，并详细说明。

2.患者，女性，21岁，因妊娠期（孕21W+）合并痤疮于门诊皮肤科就诊。临床诊断：孕21W+，痤疮。开具处方如下：

药品名称	规格	用量	用法
异维A酸软膏	10g：5mg	30g	外用，bid
维生素B₆片	100片	10mg	po，tid

问：本处方是否合理，并详细说明。

3.患者，女性，26岁，因喉咙疼痛于呼吸科就诊，临床诊断：急性扁桃体炎；哺乳期。开具处方如下：

药品名称	规格	用量	用法
复方磺胺甲噁唑片	28片	5mg	po，bid

问：本处方是否合理，并详细说明。

4.患者，女性，69岁，因"左下肢疼痛1周余"入院，既往病史人工瓣膜置换术，目前考虑"下肢深静脉血栓"，医嘱如下：

药品名称	规格	用量	用法
利伐沙班片	10mg	20mg	po，qd

问：本医嘱是否合理，并详细说明。

5.患者，男性，60岁，口干，多饮，多尿，体重下降6个月，空腹血糖10.2mmol/L，餐后2小时血糖16.7mmol/L。入院治疗，医嘱如下：

药品名称	规格	用量	用法
甘精胰岛素注射液	3ml：300U	10U	ih，qd

问：按医嘱执行后，夜间患者出现心慌、手抖、出冷汗、饥饿感属于何现象？该如何预防？

6.患者，女性，61岁，因右上腹痛3日入院，诊断为胆囊结石。既往有糖尿病病史，长期服用二甲双胍控制血糖。为进一步了解结石的大小、位置等，拟作CT增强扫描，医嘱如下：

药品名称	规格	用量	用法
碘海醇注射液	100ml：30g	60ml	iv
注射用地塞米松磷酸钠	10mg	10mg	iv

问：对于上述患者，在行CT增强扫描前应提醒患者的特殊注意事项是什么？

7.患者，女性，54岁，患风湿性二尖瓣闭锁不全多年，用地高辛和氢氯噻嗪维持疗效，但近日呼吸困难加重，夜间频繁发作，心慌，两肺满肺野湿性啰音，经检查左室舒张期充盈压明显升高，遂加处方如下：

药品名称	规格	用量	用法
注射用硝普钠	50mg	50mg	ivgtt，qd
5%葡萄糖注射液	100ml	100ml	ivgtt，qd

问：本处方是否合理，并详细说明。

8.患者，女性，61岁，因中风昏迷1天入院，入院诊断为脑卒中；中医辨证瘀阻脑络证。开具处方如下：

药品名称	规格	用量	用法
醒脑静注射液	10ml	40ml	ivgtt，qd
0.9%氯化钠注射液	500ml	500ml	ivgtt，qd

问：本处方是否合理，并详细说明。

9.患者，女性，57岁，诊断卵巢癌5月余，一般状况良好，排除化疗禁忌。医嘱如下：

药品名称	规格	用量	用法
地塞米松磷酸钠注射液	1ml：5mg	10mg	iv，化疗前30分钟
盐酸苯海拉明注射液	1ml：20mg	40mg	iv，化疗前30分钟
西咪替丁注射液	2ml：0.2g	300mg	iv，化疗前30分钟
氯化钠注射液	0.9%，250ml	250ml	ivggt，st
注射用紫杉醇脂质体	30mg	260mg	ivggt，st

问：本医嘱是否存在问题，请详细说明？

10.患者，女性，69岁，诊断为消化道出血、心律失常、快速房颤。医嘱如下：

药品名称	规格	用量	用法
葡萄糖注射液	5%，250ml	250ml	ivggt，st
氯化钾注射液	1g：10ml	10ml	ivggt，st
门冬氨酸钾镁注射液	1ml：45.2mg：40mg	20ml	ivggt，st

问：本医嘱是否存在问题，请详细说明？

模拟试卷一参考答案

（一）单选题

1.D　解析：《中国高警示药品推荐目录（2019版）》共收录22类13种高警示药品。

2.B　解析：高警示药品遴选原则为：①药理作用显著，治疗窗较窄，用药错误易造成严重后果；②药品不良反应发生频率高且严重；③给药方法复杂或特殊途径给药，需要专门监测；④易发生药物相互作用或易与其他药品发生混淆；⑤其他易发生用药错误或发生用药错误后易导致严重不良后果。

3.B　解析：高警示药品用药错误风险因素中的管理因素指的是未建立或落实高警示药品相关管理制度；缺乏针对高警示药品的监管措施；使用高警示药品时警示机制不充分。

4.D　解析：高警示药品用药错误类型中，给药时使用的程序或技术不当属于给药技术错误；患者未按要求进行给药属于用药依从性错误；处方开具时的给药途径不当属于处方错误；医师、药师、护士指导患者用药不正确或未指导属于用药指导错误。

5.A　解析：将5%氯化钙错调为10%氯化钾属于高警示药品用药错误类型中的调剂错误。

6.B　解析：配制奥沙利铂注射液时，错将0.9%氯化钠注射液当成5%葡萄糖注射液加入，属于高警示药品用药错误类型中的药物配置错误。

7.D　解析：复方甲氧那明胶囊为复方制剂，每粒胶囊中含盐酸甲氧那明12.5mg、那可丁7mg、氨茶碱25mg、马来酸氯苯那敏2mg。

8.D　解析：产能营养素即"热源原"，是指在人每天摄取的所有营养素中，在体内可以产生能量的营养素，包括脂类、蛋白质、碳水化合物。矿物质不属于产生能量的营养素。

9.A　解析：根据《中国糖尿病肾脏病基层管理指南》如果肾小球滤过率＜30ml/min，二甲双胍禁用；胰岛素增敏剂，吡格列酮可用；列汀类、西格列汀、沙格列汀、阿格列汀可以用，但要减量；利格列汀可用，无需调整剂量。

10.D　解析：依据Beers标准，阿片类药物合用加巴喷丁或普加巴林，都能增加用药过量的风险。苯妥英钠合用复方磺胺甲噁唑时，会使苯妥英钠中毒风险增加。茶碱联合环丙沙星使用，能增加茶碱毒性风险。华法林与环丙沙星或大环内酯类药物（不包括阿奇霉素）或复方磺胺甲噁唑联用，都会增加出血风险。

11.B　**解析：**根据《中国老年高血压管理指南2019》服用ARB，发生血管性水肿病史的患者禁用，血肌酐水平>3mg/dl者禁用，严重双侧肾动脉狭窄患者增加急性肾衰风险。对于服用ACEI干咳患者可用ARB。

12.A　**解析：**去氧肾上腺素能中枢神经系统兴奋作用，导致失眠。

13.B　**解析：**美国FDA于2013年将硫酸镁用于妊娠期的使用安全等级从B级降为D级。其原因是"妊娠期妇女延长使用硫酸镁保胎可能导致新生儿骨骼异常改变"，推测保胎使用的硫酸镁通过胎盘进入胎儿体内，通过一系列机制影响其骨骼发育。

14.D　**解析：**根据阿片酊药品说明书，阿片酊不良反应最常见的合并症为便秘，老年人还可有排尿困难，除吗啡因素外，因内含罂粟碱和那可丁促进胃肠道平滑肌松弛而加剧上述不良反应。

15.A　**解析：**长春新碱说明书只能静脉注射，如果长春新碱误行鞘内注射，可导致不可逆的神经损害包括脑脊髓病、肢体瘫痪、感觉平面缺失等，甚至死亡，故长春新碱不可以鞘内注射液。

16.A　**解析：**根据紫杉醇白蛋白说明书一般每次推荐剂量$260mg/m^2$，静脉滴注30分钟，每3周给药一次；或者$100\sim150mg/m^2$，第1天、8天、15天给药，周期28天。

17.C　**解析：**高渗葡萄糖注射液临床作用主要有：①补充能量；②全静脉营养疗法；③低血糖症；④饥饿性酮症；⑤失水；⑥高钾血症；⑦组织脱水。糖尿病使用高渗葡萄糖注射液，可能引起糖尿病酮症酸中毒，故不适宜使用。

18.D　**解析：**根据胺碘酮说明书以及文献资料显示胺碘酮可引起肺毒性、肝毒性、甲状腺功能异常等。

19.C　**解析：**根据依诺肝素钠注射液说明书禁止肌内注射，否则造成局部血肿，静脉滴注更加容易引起出血，皮内注射也不适宜，只宜皮下注射。

20.A　**解析：**根据《抗凝（栓）门诊标准操作规程专家共识》等资料显示新型口服抗凝药物（NOACs）转华法林期间可能出现抗凝不充分情况，故需要重叠一段时间，根据INR值情况停用NOACs。

21.A　解析：由于格列本脲主要的作用机制刺激胰岛B细胞分泌胰岛素，最大不良反应是引起低血糖反应。阿卡波糖、利格列汀和吡格列酮降糖机制与格列本脲不同，单独使用时，引起低血糖反应比较低。

22.D　解析：吡格列酮、罗格列酮可引起水肿及体重增加，引起充血性心力衰竭风险；卡格列汀可能会产生胰腺炎、心衰、关节痛等症状，因此均不适宜心力衰竭合并糖尿病患者。达格列净是钠-葡萄糖共转运蛋白-2抑制剂，主要通过与葡萄糖竞争性结合转运蛋白，有效抑制肾脏近曲小管SGLT-2的活性，减少肾小管上皮细胞对葡萄糖的重吸收，增加尿中葡萄糖的排泄，从而达到降低血糖的目的，主要容易引起生殖感染，目前文献资料显示钠-葡萄糖共转运蛋白-2抑制剂有利于心力衰竭治疗。

23.B　解析：混悬型胰岛素注射液禁用于静脉注射，只有可溶性胰岛素如短效胰岛素、门冬胰岛素等可静脉给药。

24.B　解析：利多卡因、甲哌卡因、罗哌卡因均属于酰胺类局麻药。

25.D　解析：对胎儿危害等级为X级的药物，在动物或人的研究中证实或人类用药的经验表明，药物对胎儿有危害性，且妊娠期妇女应用这类药物明显是无益的，应禁用于妊娠或将妊娠的患者。

26.A　解析：在正常范围量的维生素A是A类药物，大剂量的维生素A，每日剂量2万IU，即可致畸，而成为X类药物。

27.C　解析：因本品主要经肾脏消除，婴幼儿的肾功能尚未发育成熟，故禁用。

28.B　解析：曲马多与安定类药合用可增强其镇痛作用，因此需减量。

29.C　解析：普通胰岛素属于短效胰岛素，动物胰岛素皮下注射，0.5~1小时起效；人胰岛素皮下注射，0.5小时内起效，不同部位皮下注射的吸收差别很大。静脉注射后10~30分钟起效。

30. C　解析：盐酸异丙嗪注射液临床用于：①皮肤黏膜的过敏，如长期的、季节性的过敏性鼻炎，血管运动性鼻炎，过敏性结膜炎，荨麻疹，血管神经性水肿，对血液或血浆制品的过敏反应，皮肤划痕症；②晕动病，防治晕车、晕船、晕飞机；③用于麻醉和手术前后的辅助治疗，包括镇静、催眠、镇痛、止吐；④用于防治放射病性或药源性恶心、呕吐。

31. C　解析：注射用三氧化二砷的其中一项不良反应是神经系统损害，

在用药后10~20天左右出现多发生性神经炎和多发性神经根炎症。患者四肢疼痛、麻木，感觉由过敏或异常发展到痛、温、触觉的迟钝、消失，甚至感觉性共济失调。

32.D **解析：** 1941年，以柴胡为原料供肌内注射的第一支中药注射液研制成功，被正式命名为"柴胡注射液"，打破了中药无注射剂的历史，在战火纷飞的年代，为抗日军民的战地救治和身体健康做出了不可磨灭的贡献。

33.C **解析：** 清开灵注射液功能清热解毒、化痰通络、醒神开窍，用于热病、神昏、中风偏瘫、神志不清；急性肝炎、上呼吸道感染、肺炎、脑血栓形成、脑出血见上述证候者。

34.A **解析：** 双黄连注射液功能清热解毒，清宣风热，用于外感风热引起的发热、咳嗽、咽痛。适用于病毒及细菌感染的上呼吸道感染、肺炎、扁桃体炎、咽炎等。

35.A **解析：** 黄芪注射液功能益气养元，扶正祛邪，养心通脉，健脾利湿，用于心气虚损、血脉瘀阻之病毒性心肌炎、心功能不全及脾虚湿困之肝炎。

36.A **解析：** 肾康注射液的成分为大黄、丹参、红花、黄芪。功能降逆泄浊、益气活血、通腑利湿。

37.D **解析：** 舒血宁注射液用5%葡萄糖注射液稀释250ml或500ml后使用；丹参注射液静脉注射用50%葡萄糖注射液20ml稀释后使用，静脉滴注用5%葡萄糖注射液100~500ml稀释后使用；参麦注射液用5%葡萄糖注射液250~500ml稀释后使用；清开灵注射液以10%葡萄糖注射液200ml或氯化钠注射液100ml稀释后使用。

38.C **解析：** 参麦注射液密封，遮光（10~30℃）贮藏；参附注射液密封，遮光贮藏；参芪扶正注射液避光，密封保存；红花注射液密封，遮光。

39.A **解析：** 氟马西尼为有选择性的苯二氮䓬类拮抗药。其化学结构与苯二氮䓬类近似，作用于中枢的苯二氮䓬（BZD）受体，能拮抗受体而无BZD样作用。

40.B **解析：** 镇静催眠药对中枢神经系统都有抑制作用，其催眠和镇静并没有明确的界限，只有量的差别。长期应用可产生耐受性和成瘾性，应防止滥用。

41.A **解析：** 10%氯化钾注射液被列入《中国药学会医院药学专业委员

会高警示药品推荐目录（2019版）》。

42.C　解析：肾上腺素是过敏性休克的首选药物，首选股外侧肌内注射；对特定患者可静脉注射或持续静脉输注。除了严重过敏性休克的情况，可考虑皮下注射。

43.B　解析：临床常用的硫酸镁注射液浓度为25%，而外用的硫酸镁浓度为50%；高锰酸钾具有强氧化性，一般经配制后作外用；阿卡波糖为口服降糖药；甲硝唑为口服抗菌药物。

44.B　解析：高浓度氯化钾注射液使用时不能直接静脉注射，需经稀释后静脉滴注，否则会引起患者心脏停搏，甚至导致其死亡。

45.B　解析：经外周静脉补钾，浓度不应超过3g/L（0.3%或40mmol/L），一般情况下建议以说明书推荐溶媒进行稀释。

46.A　解析：硫酸镁注射液可作为抗惊厥药，用于妊娠高血压，用以降低血压，治疗先兆子痫和子痫。

47.D　解析：血管加压素用于治疗尿崩症时禁止静脉给药。

48.D　解析：舒芬太尼主要由细胞色素的同工酶CYP3A4代谢，CYP3A4抑制剂，如红霉素、酮康唑和利托那韦会抑制舒芬太尼的代谢从而延长呼吸抑制作用。

49.C　解析：拉贝洛尔说明书注意事项：对于服用拉贝洛尔的患者，定期测定合适的肝实验室检查将是适当的。肝功能不全的首发症状/体征（例如瘙痒，尿色深，持续性厌食，黄疸，右上腹压痛或无法解释的"流感样"症状）应进行适当的实验室检查。

50.C　解析：筒箭毒、泮库溴铵和阿曲库铵属于非去极化型肌肉松弛药，氯化琥珀胆碱属于去极化型肌肉松弛药。

（二）多选题

1.ABD　解析：高警示药品管理工作组应由具有高级技术职务的医学、药学、护理学及医疗管理人员共同组建。

2.ABCD　解析：高警示药品专用标识可粘贴于药品储存处，嵌入电子处方系统、医嘱处理系统和处方调配系统中。

3.ABCD　解析：根据《中国老年人潜在不适当用药判断标准》茶碱用药风险有：①心脏不良反应（心房纤维化、心房扑动和心动过速等）；②神经系统不良反应（癫痫、失眠、易激惹）；③恶心及腹泻（剂量相关性）。

4.ABCD　解析：异维A酸、缩宫素、阿托伐他汀、艾司唑仑为常见对胎儿危害等级为X级的药物。

5.ABC　解析：紫杉醇注射液因加入聚氧乙基代蓖麻油-无水乙醇配置而成，其中聚氧乙基代蓖麻油可以使机体产生IgE，并黏附在肥大细胞和嗜碱性粒细胞上，释放出生物活性介质。紫杉醇脂质体为卵磷脂和胆固醇一定比例形成的细胞膜磷脂双分子结构脂质体包载紫杉醇，但其仍然会激活嗜碱性粒细胞、IgE和IgG介导的免疫机制，多西他赛的助溶剂是聚山梨酯，可引起过敏反应。紫杉醇白蛋白可能与其不含聚氧乙烯蓖麻油，同时血中游离的紫杉醇含量较低有关，不需预处理。

6.ABCD　解析：吗啡可抑制呼吸中枢，降低呼吸中枢对二氧化碳的敏感性。对呼吸抑制的程度与使用吗啡的剂量平行，过大剂量可致呼吸衰竭而死亡。因此，呼吸功能不全的患者禁用。此外，吗啡禁用于妊娠期妇女、哺乳期妇女、新生儿和婴儿。

7.ACD　解析：两性霉素说明书要求用葡萄糖注射液（GS）配制，静脉滴注或鞘内给药，均先以灭菌注射用水10ml配制本品50mg，或5ml配制25mg，然后用5%GS稀释（不可用氯化钠注射液，因可产生沉淀）。稀释用GS的pH值应在4.2以上，避免两性霉素B在酸性较强的药液中易降解。

8.ACD　解析：肾上腺素是过敏性休克的首选药物，首选股外侧肌内注射；对特定患者可静脉注射或持续静脉输注。除了严重过敏性休克的情况，可考虑皮下注射。

9.ABC　解析：高锰酸钾外用片为强氧化剂，仅供外用，切忌口服，应严格按用法与用量使用。如浓度过高或反复多次使用，易使皮肤着色，可损伤皮肤和黏膜，以致腐蚀性灼伤。

10.ABCD　解析：甲氨蝶呤不良反应包括：胃肠道反应、骨髓抑制、肝肾损害、口腔溃疡、脱发、皮炎、色素沉着及药物性肺炎等症状。

（三）案例题

1.本医嘱为溶媒不适宜医嘱，丙氨酰谷氨酰胺注射液和氨基酸配比不适宜。（1分）

丙氨酰谷氨酰胺注射液是一种高浓度溶液，不可直接输注。在输注前，必须与可配伍的氨基酸溶液或含有氨基酸的输液相混合，然后与载体溶液一起输注。1体积的本品至少与5体积的载体溶液混合，混合液中本品的最大浓度不应超过3.5%；通过丙氨酰谷氨酰胺注射液供给的氨基酸量不应超过全部氨基酸供给量的20%。因此20g的丙氨酰谷氨酰胺应加入复方氨基酸500ml。而且，由于丙氨酰谷氨酰胺为高浓度溶液，载体体积不足以使溶液渗透压较高，可能对血管造成刺激。（2分）

2.本处方为用药不适宜处方，庆大霉素注射液为遴选药物不适宜。（1分）

庆大霉素属于氨基糖苷类，在儿科中应慎用。尤其早产儿及新生儿，因其肾脏组织尚未发育完全，使本类药物的半衰期延长，易在体内蓄积而产生毒性反应。新生儿患者急性上呼吸道感染，建议选择青霉素或头孢类抗菌药物。（2分）

3.本医嘱存在配伍禁忌，盐酸胺碘酮注射液溶媒不适宜。（1分）

盐酸胺碘酮注射液pH为2.5~4.5呈酸性。胺碘酮含碘，一般含碘物质化学性质不太稳定，在碱性环境中易发生降解，而偏酸性的环境可以在一定程度上抑制胺碘酮上二碘取代物降解。其次，生理盐水的溶质主要是氯化钠，氯化钠中的氯离子可以与胺碘酮苯环上的碘产生化合反应，导致碘在液体中形成一些沉淀聚集，液体中的沉淀物输到体内有可能会产生不良反应。故临床使用胺碘酮注射液时应使用5%葡萄糖配制。（2分）

4.其他用药不适宜：二甲双胍给药时机不适宜。（1分）

二甲双胍在造影和全身麻醉术前，肾功能eGFR>60ml/（min·1.73m²）患者，造影和全身麻醉术在检查完成后至少48小时后且仅再次检查肾功能无恶化的情况下可以恢复服用。肾功能eGFR 45~59ml/（min·1.73m²）患者，造影和全身麻醉术前48小时必须停服二甲双胍。肾功能eGFR 45~59ml/（min·1.73m²）患者，造影和全身麻醉术检查后至少48小时后仅再次检查肾功能在无恶化的情况下可以恢复服用。故二甲双胍应暂时停服。（2分）

5.便秘是吗啡等阿片类药物最常见的不良反应，不仅出现于用药的初期，而且长期不能耐受，持续存在于应用吗啡等阿片类药物的全过程。（1分）

吗啡制剂能兴奋延髓催吐化学感受器，所以也容易引起恶心呕吐。对于吗啡引起的便秘、腹胀、腹痛有时也会加重恶心呕吐。（1分）

对于这类不良反应，可以建议患者多饮水、多食用纤维素丰富的食物、鼓励适当的活动，若便秘不改善，可服用一些通便的药物，并指导患者养成排便习惯。对于出现恶心呕吐的患者，可以给予甲氧氯普胺、维生素B₆、多潘立酮、氯丙嗪等药物预防，对于严重呕吐患者也可选用昂丹司琼或格雷司琼等止吐治疗(1分)。

6.本处方为不适宜处方,苦碟子注射液选用的溶媒不适宜(1分)。

苦碟子注射液药品说明书【用法用量】中明确规定"静脉滴注,一次10~40ml,用0.9%氯化钠注射液或5%葡萄糖注射液稀释至250~500ml后应用",本处方中苦碟子注射液选用的溶媒为葡萄糖氯化钠注射液,目前暂时无相关循证证据可选用葡萄糖氯化钠注射液为溶媒,中药注射液不良反应发生率较高,建议严格按照药品说明书的用法用量使用,避免不良反应发生。(2分)

7.本处方为不适宜处方,热毒宁注射液选用不适宜,血必净注射液与热毒宁注射液联合用药不适宜,血必净注射液给药频次不适宜(1分)。

热毒宁注射液功能清热、疏风、解毒,用于外感风热所致感冒、咳嗽、上呼吸道感染、急性支气管炎,与患者的中西医诊断均不相符,且中药注射剂不良反应发生率较高,严禁混合用药,严禁与其他药物在同一容器内混合使用。血必净注射液药品说明书【用法用量】中"全身炎症反应综合征:50ml加0.9%氯化钠注射液100ml静脉滴注,一天2次,病情重者一天3次",本处方中血必净注射液给药频次为一日1次,建议按照药品说明书的用法用量使用。(2分)

8.可能引起该患者视物模糊的药物

(1)硫酸羟氯喹片:睫状体调节障碍,少数发生视网膜病变。(1.5分)

(2)双氯芬酸钠缓释片:十分罕见的视觉缺陷、视物模糊、复视。(1.5分)

9.本医嘱为选用药品不适宜,阿托品选用不适宜。(1分)

该患者为70岁老人,患前列腺增生,多伴发排尿困难,而阿托品可松弛泌尿道平滑肌,会加重上述症状,可考虑改用山莨菪碱,后者对胃肠道平滑肌解痉作用选择性高,较安全可靠。(2分)

10.盐酸甲哌卡因注射液为复方制剂,每支1.8ml,含盐酸甲哌卡因36mg,肾上腺素 0.018 mg,主要用于口腔及牙科治疗中的局部浸润麻醉(神经传导阻滞型)。本品含有1:100000肾上腺素,可能引起高血压和糖尿病患者局部坏疽。同时应注意注射时回吸确保没有注射入血管,否则可能导致心动过速、心动过缓、血压过低引起的心血管损伤可能导致休克、心律不齐(室性期前收缩和室颤)、传导障碍(房室传导阻滞),这些不良反应可能导致心搏骤停。建议更换药品,可选择利多卡因注射液于手术部位注射麻醉。(2分)

模拟试卷二参考答案

（一）单选题

1.B　解析：《中国高警示药品推荐目录（2019版）》共收录22类13种高警示药品。

2.D　解析：遴选高警示药品目录时，一般采用德尔菲法进行反复的意见征询，以便得到基于理论、实践经验的群决策。

3.B　解析：高警示药品用药错误风险因素中的药品因素指的是音似、形似药品；用法用量特殊或复杂，用药依从性差；特殊的药品装置或剂型，操作不当；药品贮藏条件特殊。

4.A　解析：高警示药品用药错误类型中，给药时使用的程序或技术不当属于给药技术错误；患者未按要求进行给药属于用药依从性错误；处方开具时的给药途径不当属于处方错误；医师、药师、护士指导患者用药不正确或未指导属于用药指导错误。

5.D　解析：长春新碱鞘内注射属于高警示药品用药错误类型中的给药技术错误。

6.C　解析：处方开具混淆阿糖胞苷、阿糖腺苷属于高警示药品用药错误类型中的处方错误。

7.B　解析：灭菌注射用水弱酸性，pH值为5.0~7.0。

8.C　解析：茶碱类药物若静脉注射速度过快，短时间内血药浓度迅速升高，引起腺苷受体拮抗，兴奋中枢神经，可导致惊厥、心律失常、严重低血压或心脏停搏。

9.D　解析：全肠外营养是将机体所需三大营养物质（葡萄糖、脂肪乳和氨基酸）与电解质、维生素、微量元素等其他营养素，根据患者病情按一定剂量和比例混合后配制于营养袋中的一种静脉输液。抗菌药物非上述营养物质或营养素。

10.D　解析：依据STOPP标准，消化性溃疡使用非甾体药物加剧原发溃疡，导致新溃疡，应避免长期使用，仅在其他药物疗效不佳且同时服用胃黏膜保护剂时才可使用谨慎使用。肾功能不全者使用非甾体抗炎药，由于水钠潴留，加重或导致肾衰竭，应避免使用。心力衰竭使用非甾体抗炎药，由于液体潴留，加重心力衰竭，应避免使用。

11.D　**解析：**依据Beers标准，口服非环氧合酶选择性非甾体抗炎药阿司匹林>3256mg/d、双氯芬酸、二氟尼柳、依托度酸、非诺洛芬、布洛芬、酮洛芬、甲氯灭酸、甲芬那酸、美洛昔康、萘丁美酮、萘普生、奥沙普秦、吡罗昔康、舒林酸、托美汀在高风险人群（>75岁或口服或肠外注射皮质类固醇、抗凝血药或抗血小板药物）中消化道出血或消化性溃疡病的风险增加。

12.A　**解析：**2017年发布《中国老年人潜在不适当用药判断标准》共纳入13大类，72种（类）药物。

13.A　**解析：**根据《中国儿童高警示药品目录》对乙酰氨基酚在儿童用药中风险点为肝损伤。

14.A　**解析：**大剂量地使用缩宫素可使子宫出现强直性收缩，引起胎儿宫内窒息，甚至出现子宫破裂。2003年，缩宫素被美国ISMP列入高警示药品目录。

15.A　**解析：**根据阿片酊药品说明书，阿片酊极量为一次2ml，一日6ml。

16.B　**解析：**根据紫杉醇注射液说明书常用于预处理的有三类药物地塞米松；苯海拉明或异丙嗪；西咪替丁或雷尼替丁。

17.C　**解析：**环磷酰胺/异环磷酰胺代谢产物为丙烯醛刺激膀胱黏膜造成出血性膀胱炎，主要表现为尿频、尿急、尿痛、少尿、血尿和蛋白尿。

18.A　**解析：**根据《中国高警示药品推荐目录（2019版）》高渗葡萄糖注射液（20%或以上）属于高警示药品，在《医疗机构高警示药品分级管理推荐目录（2023版）》中属于A级高警示药品。

19.B　**解析：**根据盐酸胺碘酮注射液说明书适合溶媒只有5%葡萄糖注射液。盐酸胺碘酮pH 2.5~4.0，胺碘酮为苯环上二碘取代物，一般来说碘取代物不稳定，容易发生自发脱碘降解变质，偏酸的环境可抑制胺碘酮的降解。0.9%氯化钠注射液和乳酸格林钠溶液偏酸性，大容量灭菌注射液不宜静脉滴注，5%葡萄糖注射液酸碱度较适合盐酸胺碘酮注射液要求，故宜选择溶媒5%葡萄糖注射液。

20.D　**解析：**根据利多卡因说明书适应证急性心肌梗死后室性期前收缩和室性心动过速，洋地黄类中毒、心脏外科手术及心导管引起的室性心律失常有效，但对室上性心律失常无效。

21.D　**解析：**根据《华法林临床应用中国专家共识（2013年版）》华法林最佳抗凝强度INR2~3。

22.A　**解析：**根据《二甲双胍临床应用专家共识（2018年版）》二甲双胍在造影和全身麻醉术前，肾功能eGFR＞60ml/（min·1.73m²）患者，造影和全身麻醉术在检查完成后至少48小时后且仅再次检查肾功能无恶化的情况下可以恢复服用。肾功能eGFR 45~59ml/（min·1.73m²）患者，造影和全身麻醉术前48小时必须停服二甲双胍。肾功能eGFR 45~59ml/（min·1.73m²）患者，造影和全身麻醉术检查后至少48小时后仅再次检查肾功能在无恶化的情况下可以恢复服用。

23.D　**解析：**乙醇可加强胰岛素的作用，与胰岛素同用增加低血糖风险。

24.B　**解析：**普鲁卡因不宜与葡萄糖液配伍，因可使其局麻作用降低。

25.D　**解析：**普鲁卡因对皮肤、黏膜穿透力弱，不适于表面麻醉。

26.C　**解析：**受精后3~12周为胚胎期（胚胎器官形成期），细胞分化迅速，发生一系列的形态变化，胚胎各器官处于发育形成阶段，细胞开始定向发育，受有害物质作用后，不易通过细胞分化的代偿来修复，极易发生形态上的异常，导致畸形发生，是致畸高度敏感期。

27.B　**解析：**复方泛影葡胺和其他含碘对比剂可引起过敏反应，并有交叉过敏现象，在应用前应做碘过敏试验。

28.D　**解析：**吗啡禁用于不明原因的疼痛，以防掩盖症状，贻误诊治。

29.C　**解析：**阿片类镇痛药物的不良反应不包括癫痫。

30.C　**解析：**酮症酸中毒不属于胰岛素的不良反应。

31.D　**解析：**硝普钠溶液对光敏感，使用时应对稀释溶液使用遮光袋，铝箔或其他不透明材料遮盖以避光，但是不需要覆盖输液滴管或输液软管。

32.A　**解析：**根据《中成药临床应用指导原则》，中药注射剂应在中医药理论指导下，辨证用药。

33.D　**解析：**中药注射剂起效迅速，便于昏迷、急症、重症、不能吞咽或消化系统障碍患者使用，是临床需求与近代科学技术发展相结合的产物。

34.C　**解析：**清开灵注射液说明书【注意事项】项下规定：建议滴速小于40滴/分，一般控制在15~30滴/分。

35.C　**解析：**痰热清注射液功能清热、化痰、解毒，用于风温肺热病痰热阻肺证，症见发热、咳嗽、咯痰不爽、咽喉肿痛、口渴、舌红、苔黄；肺炎早期、急性支气管炎、慢性支气管炎急性发作以及上呼吸道感染属上述证候者。

36.C　**解析**：舒肝宁注射液的成分为茵陈提取物、栀子提取物、黄芩苷、板蓝根提取物、灵芝提取物。

37.C　**解析**：双黄连注射液用氯化钠注射液250~500ml稀释后使用，灯盏花素注射液用500ml10%葡萄糖注射液稀释后使用，舒血宁注射液用5%葡萄糖注射液稀释250ml或500ml后使用，清开灵注射液用10%葡萄糖注射液200ml或氯化钠注射液100ml稀释后使用。

38.B　**解析**：灯盏细辛注射液用0.9%氯化钠注射液250~500ml稀释后缓慢滴注。

39.A　**解析**：地西泮属中枢神经系统抑制药，有镇静催眠作用。

40.D　**解析**：应用两性霉素B时，要注意控制药物浓度（以不大于0.15mg/ml为宜）和输注速度（不得超过30滴/分），宜避光滴注，每剂滴注时间至少6小时，若静滴过快时可引起心室颤动或心脏骤停。

41.D　**解析**：本品小剂量可增强子宫的节律性收缩，大剂量能引起强直性收缩，使子宫肌层内血管受压迫而起止血作用。子宫平滑肌对缩宫素的敏感性与体内雌激素和孕激素水平有密切关系。雌激素可提高敏感性，孕激素则降低此敏感性；在妊娠早期，孕激素水平高，敏感性低，妊娠后期雌激素水平高，敏感性高。

42.A　**解析**：经外周静脉补钾速度一般不应超过0.75g/h（10mmol/h）；但对于需要快速补钾或需严格限制液体输入量的严重低钾血症患者，应选择中心静脉通路，用微量泵泵入，补钾速度可提高至1~1.5g/h（13.3~20mmol/h），同时应注意监测患者血钾浓度，当血钾浓度≥3.5mmol/L时，需减慢输注速度。

43.A　**解析**：氯化钾注射速度过快，有可能产生不良反应有：心肌张力减弱，出现心动过缓、心音减弱、心律失常、心跳停止，患者可以出现心慌、胸闷的症状；出现神经-肌肉的症状，如出现四肢以及口周感觉麻木，出现肌肉乏力，严重者还有可能会出现呼吸肌受到抑制而发生窒息。

44.D　**解析**：甲氨蝶呤过量可引起胃肠道反应、骨髓抑制、血清丙氨酸氨基转移酶（ALT）升高，或药物性肝炎，小量持久应用可致肝硬变、肾脏损害、脱发、皮炎、色素沉着及药物性肺炎等症状。妊娠早期使用可致畸胎，少数病人有月经延迟及生殖功能减退，但不包括血尿酸下降。

45.C　解析：多潘立酮片对人体胃肠蠕动形成促进。阿托品对人体胃肠蠕动形成抑制。如果两种药物同时服用，则会因其相反作用导致患者出现腹痛的问题。所以，如果病情需要服用抗胆碱类药物进行止痛时，必须要禁用多潘立酮片。

46.A　解析：克霉唑栓适应证为用于念珠菌性外阴阴道病。阿达帕林凝胶适应证为本品适用于以粉刺、丘疹和脓疱为主要表现的寻常型痤疮的皮肤治疗；亦可用于治疗面部、胸和背部的痤疮。复方苯甲酸酊适应证为浅表真菌感染，特别是对体癣，股癣，手、足癣效果较好。高锰酸钾外用片属于高警示药品，可用于急性湿疹。

47.B　解析：凝血酶冻干粉局部给药用于手术中不易结扎的小血管止血、消化道出血及外伤出血等，严禁注射。

48.D　解析：硫喷妥钠、氯胺酮和依托咪酯属于注射给药，七氟烷属于吸入用麻醉药。

49.D　解析：普萘洛尔为非选择性竞争抑制肾上腺素 β 受体拮抗剂。心脏上的 β_1、β_2 受体，拮抗交感神经兴奋和儿茶酚胺作用，降低心脏的收缩力与收缩速度，通过传导系统的传导速度减慢，使心脏对运动和刺激反应减弱，降低心肌耗氧量，增加运动耐量。

50.B　解析：水合氯醛小儿用法用量：镇静，一次按体重 8 mg/kg 或按体表面积 250 mg/m²，最大限量为 500 mg，每日 3 次，饭后服用。

（二）多选题

1.ABCD　解析：遴选高警示药品目录时，收集信息数据的渠道有检阅药品不良反应、用药错误等不良事件信息资料库，搜索相关文献及调查报道，参考以往公布的高警示药品目录等。

2.ACD　解析：高警示药品用药错误风险因素包括管理因素、流程因素、环境因素、设备因素、人员因素、药品因素。

3.ABC　解析：茶碱类中的茶碱的治疗窗窄（5~20μg/ml），有效血药浓度与中毒血药浓度非常接近，如茶碱血药浓度超过20μg/ml时，毒副反应发生率明显增加，可出现心动过速、心律失常；血清中茶碱超过40μg/ml，可发生发热、脱水、惊厥、心悸等症状，严重的甚至引起呼吸、心跳停止致死。

4.BCD　解析：根据《中国老年人潜在不适当用药判断标准》吲哚美辛、

布洛芬、双氯芬酸、依托考昔存在消化道出血、溃疡风险。

5.ABC **解析**：根据中国儿童高警示药品目录（55种/类）庆大霉素风险点为：①使用过量导致听力下降，严重者听神经变性和萎缩，导致不可逆耳聋、耳鸣；②剥脱性皮炎及中毒性表皮坏死松解症。

6.ABCD **解析**：非肠道和口服化疗药对肿瘤细胞攻击作用同时也对正常细胞产生影响，主要在给药剂量、化疗药预处理、给药途径、输注方式和药品调剂等环节容易发生用药错误。

7.ABCD **解析**：胰岛素属于高警示药品，在《医疗机构高警示药品分级管理推荐目录（2023版）》中属于A级高警示药品。注射胰岛素前，除认真核对患者外，还应核对胰岛素注射笔与胰岛素是否相匹配，胰岛素的类型、性状、有效期，胰岛素注射剂量，注射时间等。

8.ABCD **解析**：药品不良事件是指药物治疗过程中出现的不良临床事件，它不一定与该药有因果关系。它包括药品标准缺陷、药品质量问题、药品不良反应、用药失误以及药品滥用。

9.BCD **解析**：镇静催眠药长期使用易产生耐药性及依赖性，因此，应交替用药，尽量避免长期使用一种药。选项A中"应间隔用药，避免长期用药"的描述不恰当。

10.BCD **解析**：高浓度氯化钾注射液使用时不能直接静脉注射，需经稀释后静脉滴注，否则会引起患者心脏停搏，甚至导致其死亡。

（三）案例题

1.本医嘱为用药不适宜医嘱，其多索茶碱注射液遴选不适宜。（1分）

患者为高龄老人且合并多种基础疾病，心排血量及有效血容量减少，抗利尿激素分泌增加，使用茶碱类药物易导致水钠潴留。且其肾功能不全，易致茶碱类药物清除率下降，药物在体内蓄积，使血药浓度升高，易诱发神经系统毒性症状。（2分）

2.本处方为用药不适宜处方，异维A酸软膏遴选药物不适宜。（1分）

异维A酸是维生素A的异构体，属于皮肤科用药，早孕期使用胎儿流产高，存活者畸形率增加26倍（与沙利度胺相当）。典型受累器官包括颅面（腭裂、颅面骨发育不全等，通常为双侧不对称）、心脏（主动脉主干畸形、流出道异常）、中枢神经系统（脑积水）及甲状腺等。育龄妇女或其配偶使用异维

A酸期间及使用前后3个月内应严格避孕，且用药期间及停药后3个月不得献血。（2分）

3.本处方为用药不适宜处方，复方磺胺甲噁唑片为遴选药物不适宜。（1分）

磺胺药可自乳汁分泌，乳汁中浓度可达母体需要浓度的50%~100%。磺胺可与胆红素竞争在白蛋白上的结合部位，而新生儿葡萄糖醛酸转换系统未发育完善，从乳汁中摄入磺胺类药物可使游离胆红素浓度升高，有引起黄疸、胆红素脑病的危险。在G6PD缺乏的新生儿中，还有引起溶血的危险。故哺乳期妇女不应用磺胺类药物。患者急性扁桃体炎，又恰逢哺乳期，建议选择青霉素或头孢类抗菌药物。

4.本医嘱为用药不适宜医嘱，利伐沙班片遴选不适宜。（1分）

患者既往有人工瓣膜置换术，利伐沙班不应用于人工瓣膜置换术的患者的血栓预防。目前没有数据支持利伐沙班可为这一患者人群提供充分抗凝作用，故不推荐将利伐沙班应用于该患者，建议更换华法林。（2分）

5.低血糖反应（1分）。

预防措施：定时定量进餐，遇食欲减退及时告知医护人员，不可随意更改药量，严格掌握运动注意事项，定时监测血糖，不适随诊。一旦确诊为低血糖，就要及时通过食物来补充能量，适当的口服葡萄糖、巧克力、糖水和糖果等食物。出现低血糖休克时，应静脉注射葡萄糖注射液。（2分）。

6.使用对比剂可导致短暂的肾功能不全，使服用双胍类的糖尿病患者发生乳酸性酸中毒（1分）。

作为预防，在使用对比剂前48小时，应停服双胍类降糖药，只有在肾功能稳定后，再恢复服用降糖药（2分）。

7.本处方为不适宜处方，注射用硝普钠用法不适宜（1分）。

注射用硝普钠药品说明书【用法用量】中"用前将本品50mg溶解于5ml5%葡萄糖注射液中，再稀释至250~1000ml 5%葡萄糖注射液中，在避光输液瓶中静脉滴注"，本处方中注射用硝普钠直接用以5%葡萄糖注射液100ml溶解，可能会出现溶液浓度不均匀导致的血压骤降，且选用的溶媒体积仅100ml，增加不良反应发生的风险，建议严格按照药品说明书的用法用量使用，避免不良反应发生。（2分）

8.本处方为不适宜处方，醒脑静注射液超剂量使用（1分）。

醒脑静注射液药品说明书【用法用量】中明确规定"静脉滴注一次10~20ml，用5%~10%葡萄糖注射液或氯化钠注射液250~500ml稀释后滴注"，本处方中醒脑静注射液的用量为40ml，两倍于药品说明书剂量，为超剂量使用。（2分）

9.本医嘱为用药存在配伍禁忌，注射用紫杉醇脂质体与氯化钠注射液配伍不适宜。（1分）

注射用紫杉醇脂质体只能用5%葡萄糖注射液溶解和稀释，不可用生理盐水或其他溶液溶解、稀释，以免发生脂质体聚集。（2分）

10.本医嘱为重复用药，氯化钾注射液和门冬氨酸钾镁注射液均补钾，导致补钾量过大。（1分）

10ml氯化钾注射液含13.4mmol钾，20ml门冬氨酸钾镁注射液含206.6mmol钾。根据《云南省高浓度氯化钾注射液临床使用与管理专家共识（2020）》，经外周静脉补钾，浓度不应超过40mmol/L；根据氯化钾说明书要求，浓度不应超过45mmol/L。该医嘱中两种含钾的药品同时应用，钾的浓度远超上述要求。（2分）